Norbert Nedopil

Unter Mitwirkung von
Gregor Groß, Matthias Hollweg, Cornelis Stadtland,
Susanne Stübner, Thomas Wolf

Prognosen in der Forensischen Psychiatrie – Ein Handbuch für die Praxis

PABST SCIENCE PUBLISHERS
Lengerich, Berlin, Bremen, Miami,
Riga, Viernheim, Wien, Zagreb

Bibliografische Information der Deutschen Nationalbibliothek
Die Deutsche Nationalbibliothek verzeichnet diese Publikation in der Deutschen Nationalbibliografie; detaillierte bibliografische Daten sind im Internet über <http://dnb.ddb.de> abrufbar.

Prof. Dr. Norbert Nedopil
Klinik und Poliklinik für Psychiatrie und Psychotherapie – Innenstadt, Abt. Forensische Psychiatrie, Klinikum der Universität München, Nußbaumstr. 7, 80336 München, Tel. ++ 49 (0) 89-5160-0, Fax ++ 49 (0) 89-5160-3398, E-mail: norbert.nedopil@med.uni-muenchen.de

Druck: KM Druck, D-64823 Groß Umstadt

ISBN 3-89967-216-X

Vorwort

Prognosebegutachtungen gewinnen in der Praxis der Forensischen Psychiatrie zunehmend an Bedeutung. Seit 1996 wurden in Deutschland vier Gesetzesänderungen verabschiedet, die über den bis zu diesem Zeitpunkt erforderlichen Umfang hinaus sachverständige Prognosen erfordern. Weitere Gesetzesänderungen, die gerichtliche oder behördliche Entscheidungen von Prognosebegutachtungen abhängig machen, sind in Vorbereitung. Die Zahl der Anforderungen für derartige Begutachtungen ist in den letzten Jahren dramatisch gewachsen. Während in der Abteilung des Autors in den Jahren bis 1984 zwei bis drei Prognosegutachten im Jahr erstattet wurden und diese Chefsache waren, werden heute hier jährlich bis zu 30 Prognosegutachten angefordert, die nicht mehr nur von den erfahrensten Mitarbeitern bearbeitet werden können.
Auf der anderen Seite ist das Wissen um Risikofaktoren bei psychisch kranken Rechtsbrechern und bei anderen Straftätern gewachsen. Prognoseseminare und andere Weiterbildungsveranstaltungen versuchen dieses Wissen, z.T. aber auch eigene Überzeugungen und z.T auch mit durchaus kommerziellen Interessen an den Mann zu bringen. Kritisches oder selbstkritisches Hinterfragen prognostischer Möglichkeiten, Methoden und Fähigkeiten, die das Bild der internationalen Literatur Ende des zwanzigsten Jahrhunderts prägten und die wesentlich dazu beitrugen, Prognosen in der forensischen Psychiatrie auf eine empirische Grundlage zu stellen, ihre Methodik transparent zu machen und ihre Grenzen aufzuzeigen, sind vielfach in den Hintergrund getreten. Für die Auftraggeber, aber auch für jene, die von solchen Prognosen betroffen sind, und nicht zuletzt für die Prognostiker selbst werden sowohl die juristischen Rahmenbedingungen, in welchen Prognosen abgegeben werden müssen, als auch die Methoden, mit welchen Prognosen erarbeitet werden können und im Einzelfall erarbeitet werden sollten, noch die Grenzen der Aussagefähigkeit psychiatrischer Gefährlichkeits- oder Rückfallprognosen immer weniger durchschaubar. Letztendlich bleibt nämlich die Erkenntnis von John Monahan aus dem Jahr 1981 bestehen, dass die gutachtenden Humanwissenschaftler Risikofaktoren auflisten und Risikoeinschätzungen für bekannte Bedingungen und begrenzte Zeiträume abgeben können, dass sie aber die von den Gerichten geforder-

te „unbegrenzte" Prognose mit Methoden der empirischen Wissenschaft nicht abgeben können. Es bleibt dabei, dass Freiheitsentzug nicht deswegen erfolgt, weil wir die Rückfallgefahr im Einzelfall vorhersagen können, sondern weil wir oft nicht die Ungefährlichkeit des Begutachteten prognostizieren können.

Dieser Situation sollten sich Gutachter und Entscheidungsträger bewusst sein. Aus Sicht des Autors bedeutet dies nicht, dass Prognosegutachten nicht erstattet werden sollten. Die empirische Forschung hat nämlich auch gezeigt, dass Prognosen einen effektiveren und auch humaneren Umgang mit dem Klientel der Forensischen Psychiatrie ermöglichen und potentielle Opfer besser schützen als der Verzicht auf Prognosen und dass in der Prognostik ausgebildete Psychiater zuverlässigere Prognosen abgeben können als andere mit Straftätern und Rechtsbrechern befasste Berufsgruppen.

Die Frage aber bleibt, woher und in welcher Form die forensischen Psychiater ihre Ausbildung für die ihnen anvertraute Risikoeinschätzung erhalten. Auf der Suche nach der Antwort auf diese Frage wurde der Mangel an zusammenfassenden Darstellungen des heutigen Wissens zu diesem Thema offenkundig. Dieses Buch soll dazu beitragen, diesen Mangel zu beseitigen. Es soll Grundlagen schaffen, auf denen weiter aufgebaut, diskutiert und kritisiert werden kann. Es soll verständlich machen, dass Gutachten zur Prognose für die Beteiligten transparent verfasst werden können, dass sie auf empirischer Basis beruhen und die Verfahrensregeln für ihre Schlussfolgerungen offen legen müssen. Es soll aber auch die Grenzen aufzeigen, die mit Prognosen und insbesondere mit individuellen Prognosen prinzipiell verbunden sind, und deutlich machen, dass Prognosen in der Forensischen Psychiatrie nur dann Sinn machen, wenn sie aus beiden Bestandteilen, Risikoeinschätzung und dem aus der Risikoeinschätzung abgeleiteten adäquaten Risikomanagement, zusammengesetzt sind.

Die Fertigstellung dieses Buches hat viel Unterstützung erfahren. Meinen früheren und derzeitigen Mitarbeitern, die an einzelnen Kapiteln hauptverantwortlich mitgewirkt haben, gilt mein spezieller Dank. Es sind dies: Frau Dr. Stübner, Herr Dr. Groß, Herr Dr. Hollweg, und Herr Dr. Stadtland. Frau Schilbach hat die Beispielgutachten anonymisiert, Herr Dr. Mohr und Frau Dr. Saueracker haben die Manuskripte Korrektur gelesen. Ihnen gilt gleichfalls mein Dank. Eine besondere Erwähnung verdient Herr Dr. Wolf. Er hat nicht nur bereitwillig und akribisch das Manuskript auf seine Brauchbarkeit für Juristen durchgelesen, sondern er hat darüber hinaus das Kapitel 2 so intensiv überarbeitet, dass wir uns entschlossen haben dieses Kapitel gemeinsam zu verfassen. Für beides, Durchsicht und Überarbeitung des Kapitels „Rechtliche Grundlagen" bin ich ihm besonders dankbar. Nicht zuletzt möchte ich dem Verleger, Herrn Pabst, herzlich danken für seine prompte Bereitschaft, dieses Buch in seinem Verlag herauszubringen. Er hat seine Zusage gegeben, bevor noch die erste Zeile geschrieben war, und bereitwillig akzeptiert, dass der Umfang über die ursprünglich avisierten 100 Seiten angewachsen ist. Dies hatte er allerdings prognostiziert, und Prognosen von Fachleuten sollen sich ja auch in der Realität bestätigen.

München, im März 2005
Norbert Nedopil

Mitarbeiter:

Dr. med. Gregor Groß	Forensisch-Psychiatrische Abteilung des Bezirkskrankenhauses Haar
Dr. med. Matthias Hollweg	Leiter der Sozialtherapeutischen Abteilung der JVA München-Stadelheim
Dr. med. Cornelis Stadtland	Abteilung für Forensische Psychiatrie der Klinik für Psychiatrie und Psychotherapie der Ludwig-Maximilians-Universität München
Dr. med. Susanne Stübner	Abteilung für Forensische Psychiatrie der Klinik für Psychiatrie und Psychotherapie der Ludwig-Maximilians-Universität München
Dr. jur. Thomas Wolf	Vorsitzender Richter am Landgericht Marburg

Inhaltsverzeichnis

1 Definitionen ... 15

2 Rechtliche Grundlagen
Thomas Wolf und Norbert Nedopil ... 19
2.1 Allgemeine Rechtsgrundlagen ... 19
2.1.1 Allgemeiner Gegenstand des Gutachtens ... 20
2.1.2 Tatsachengrundlage des Gutachtens ... 20
2.1.3 Verhältnis von psychiatrischen zu normativen Maßstäben ... 21
2.2 Spezielle Rechtsgrundlagen ... 24
2.2.1 Die einzelnen Verfahrensschritte ... 24
2.2.1.1 Vorbereitendes Verfahren (= Ermittlungsverfahren) ... 24
2.2.1.2 Zwischenverfahren ... 25
2.2.1.3 Privatgutachten ... 25
2.2.1.4 Hauptverfahren (= Erkenntnisverfahren) ... 25
2.2.2 Die einzelnen rechtlichen Vorschriften und die sich daraus ergebenden Fragen an den Gutachter ... 26
2.2.2.1 Anordnung einer Unterbringung ... 26
2.2.2.2 Aussetzung zur Bewährung ... 29
2.2.2.3 Vorwegvollzug ... 31
2.2.3 Vollstreckungsverfahren ... 31
2.2.3.1 Änderung der Reihenfolge der Vollstreckung ... 32
2.2.3.2 Späterer Beginn der Maßregel ... 32
2.2.3.3 Änderung der Art der Maßregel ... 32
2.2.3.4 Aussetzung zur Bewährung ... 33
2.2.3.5 Beendigung der Maßregel ... 36
2.2.4 Vollzug (über das Wie der Vollstreckung) ... 37
2.2.5 Widerrufsverfahren ... 38
2.2.6 Unbefristete Führungsaufsicht ... 39
2.2.7 Eilentscheidungen ... 40
2.2.7.1 Einstweilige Unterbringung ... 40
2.2.7.2 Sicherungshaftbefehl ... 40

3 Historische Entwicklung der Risikoeinschätzung und Prognose 42

4 Theoretische Voraussetzungen für Prognoseerstellungen 48
4.1 Mathematisch-statistische Grundlagen von Prognosen 48
4.2 Statistische Analysen von Prognosestudien 54
4.2.1 Korrelation 54
4.2.2 Odds-Ratio und relatives Risiko 54
4.2.3 Receiver Operating Characteristics (ROC) 55
4.2.4 Überlebensfunktionen 57
4.3 Einzelfallbezogene Anwendung von Prognoseverfahren 58
4.4 Statische und dynamische Risikofaktoren 63

5 Basisraten für kriminelle Rückfälle – Ergebnisse einer Literaturübersicht
Gregor Groß und Norbert Nedopil 65
5.1 Allgemeine Rückfallraten 68
5.1.1 Festnahmen 69
5.1.2 Wiederverurteilungen 69
5.1.3 Erneute Strafhaft 71
5.2 Einflussfaktoren auf die Rückfallraten 72
5.2.1 Geschlecht 72
5.2.2 Alter 72
5.2.3 Verhalten in der Haftanstalt 73
5.3 Verschiedene Delikte 75
5.3.1 Gewaltdelikte 75
5.3.1.1 Erneute Festnahmen 75
5.3.1.2 Wiederverurteilung 75
5.3.1.3 Erneute Haftstrafen 76
5.3.1.4 Neue Gewalttaten nach primärer Gewalttat 77
5.3.1.5 Tötungsdelikte nach Mord 77
5.3.1.6 Infantizid/Neonatizid 80
5.3.1.7 Brandstiftung 80
5.3.1.8 Körperverletzung 80
5.3.1.9 Häusliche Gewalt 81
5.3.1.10 Raub 81
5.3.2 Sexualdelikte 83
5.3.2.1 Alle Sexualstraftäter 83

5.3.2.2 Behandelte Täter ... 84
5.3.2.3 Behandelte Sexualstraftäter, allgemeine Rückfälle ... 85
5.3.2.4 Spezifische Rückfallraten bei Sexualstraftätern ... 86
5.3.3 Unterformen der Sexualdelikte ... 89
5.3.3.1 Kindsmissbrauch ... 89
5.3.3.2 Inzesttäter ... 91
5.3.3.3 Exhibitionisten ... 92
5.3.3.4 Vergewaltiger ... 93
5.3.4 Zusammenfassung der Rückfallraten von Sexualstraftätern ... 95
5.3.5 Eigentumsdelinquenz ... 95
5.3.6 Drogendelinquenz ... 97

6 Prognoseinstrumente ... 99
6.1 Das Psychopathiekonzept und die PCL-R von *Robert D. Hare* ... 99
6.2 Violence Risk Appraisal Guide - VRAG ... 106
6.3 Sex Offender Risk Appraisal Guide (SORAG) ... 109
6.4 HCR-20 (Historical Clinical Risk) ... 109
6.5 SVR-20 (Sexual Violence Risk) ... 112
6.6 Short-Term Assessment of Risk and Treatability (START) ... 112
6.7 Kriterienliste der Fachkommissionen des Strafvollzugskonkordats der Nordwest- und Innerschweiz (Nach dem Autor benannt als sog. Dittmann-Liste) ... 114
6.8 Prognosefragebogen nach Weber und Leygraf ... 116
6.9 Level of Service Inventory-Revised (LSI-R) ... 117
6.10 Static-99 und Static-2002 ... 118
6.11 Sex Offender Need Assessment Rating und Stable Dynamic Assessment (SONAR 2000 und Stable) ... 120
6.12 Rückfallrisiko bei Sexualstraftätern (RRS) ... 122
6.13 Die Integrierte Liste der Risikovariablen (ILRV) ... 122
6.14 Zusammenschau der Prognoseinstrumente ... 125
6.15 Alter als protektiver Faktor ... 127

7 Die Beantwortung unterschiedlicher prognostischer Fragestellungen ... 131
7.1 Einweisungsprognose ... 132
7.2 Behandlungsprognosen ... 132
7.2.1 Ausgleich dynamische Risikofaktoren ... 134
7.2.2 Protektive Faktoren ... 135
7.3 Lockerungsprognosen ... 137

7.3.1 Organisatorisches Vorgehen bei Lockerungsprognosen 141
7.3.1.1 Identifizierung von Hochrisikopatienten 141
7.3.1.2 Definition von Lockerungshindernissen 143
7.4 Entlassungsprognosen 146

8 Empirische Daten 150
8.1 Ergebnisse des Münchner Prognoseprojektes
Cornelis Stadtland und Norbert Nedopil 150
8.1.1 Anzahl und Art von Rückfällen 153
8.1.2 Instrumente zur Risikoeinschätzung 155
8.1.3 Kaplan-Meier Überlebensanalysen 157
8.1.4 Die einzelnen Instrumente 159
8.1.4.1 PCL-R 159
8.1.4.2 HCR-20 159
8.1.4.3 ILRV 160
8.1.5 Das Problem der falsch Positiven 160
8.1.6 Identifizierung der Rückfallfreien 162
8.2 Empirische Daten zu Zwischenfallsanalysen und Lockerungsprognosen
Susanne Stübner und Norbert Nedopil 163
8.2.1 Zur Methodik der Zwischenfallsanalyse 164
8.2.2 Daten von Zwischenfallsanalysen 166
8.2.2.1 Allgemeine Risikofaktoren für Zwischenfälle 167
8.2.2.2 Risikoeinschätzung 172
8.2.3 Eigene Untersuchungen 173
8.2.3.1 Erfassung von Risikovariablen für Zwischenfälle im stationären Bereich 173
8.2.3.2 Lockerungsprognose 179
8.2.3.3 Risikoeinschätzung 181
8.3 Rückfälligkeit bei Sexualstraftätern
Matthias Hollweg und Norbert Nedopil 185
8.3.1 Neuere Daten 186
8.3.2. Eigene Untersuchungen 188
8.3.3 Forschungsbedarf 192

9 Anwendung der Prognoseverfahren im Einzelfall 195
9.1 Zusammenhang zwischen Prognose und Therapie im Einzelfall 198

9.2 Risikoeinschätzung bei Begutachtungen zur Sicherungsverwahrung 201

10 Inhalt von Prognosegutachten 203

11 Kasuistiken 208
11.1 Der typische Fall 208
11.2 Begutachtung zur Sicherungsverwahrung 227
11.3 Der falsch negative Fall, wenn idiographische und nomothetische Konzepte angewandt würden 249
11.4 Der falsch positive Fall 267

12 Synopsis 276

13 Anhang 281
1. Integrierte Liste der Risikovariablen 282
2. Operationalisierung der Merkmale der ILRV 284
3. Kriterienliste der Schweizer Fachkommissionen des Strafvollzugskonkordats der Nordwest- und Innerschweiz 293

14 Literatur 299

15 Sachwortregister 323

1. Definitionen

Prognostische Fragen sind in der Wissenschaft und in der Praxis häufig und beeinflussen viele Entscheidungen des täglichen Lebens, selbst wenn sich die meisten Menschen nicht bewusst sind, dass ihre Entscheidungen von Prognosen abhängen. Menschen, die sich einer ärztlichen Behandlung unterziehen, erwarten sich von der Behandlung eine Besserung ihres Gesundheitszustandes. Sie prognostizieren, dass die Behandlung eine Besserung bringen wird, und verlangen vom Arzt eine Prognose des Krankheitsverlaufs oder des Behandlungserfolgs. Menschen, die vermeiden, nachts auf einer unbeleuchteten Straße zu gehen, weil sie befürchten, dass ihnen dort etwas widerfahren könnte, prognostizieren, dass dort eine Gefahr lauert, sie geben eine positive Gefahrenprognose ab, selbst wenn die Wahrscheinlichkeit, dort Opfer eines Überfalls zu werden, nicht besonders hoch ist. Wie derartige persönliche Prognosen ausfallen, hängt von einer Vielzahl von Faktoren ab. Der Einzelne braucht meist über seine Prognoseentscheidungen keine Rechenschaft ablegen.

Im Gegensatz dazu sollten in der Wissenschaft Prognosen transparent, nachvollziehbar und reproduzierbar sein. Bei allen Unzulänglichkeiten, die mit Vorhersagen verbunden sind, sollten zwei wissenschaftliche Untersucher, welche die gleiche (prognostische) Fragestellung beantworten, zu vergleichbaren Ergebnissen kommen. Hierzu ist es zunächst erforderlich, dass die Begriffe geklärt werden, mit denen die Fachleute operieren. Von einer solchen Klärung ist man aber bei Prognosefragen in der forensischen Psychiatrie weit entfernt. Begriffe wie Kriminalprognose, Legalprognose, Sozialprognose, Rückfallprognose oder Gefährlichkeitsprognose stehen oft austauschbar nebeneinander, obwohl sie durchaus etwas Unterschiedliches bedeuten können. Um etwas Klarheit zu verschaffen, sollen die Begriffe zunächst einmal so definiert werden, wie sie in diesem Buch angewendet werden. Die unterschiedlichen Prognosebegriffe werden anhand des Wissens über schizophrene Patienten erläutert:

Die *Krankheitsprognose* beantwortet die Frage, ob und mit welcher Wahrscheinlichkeit Patienten mit bestimmten Krankheiten wieder genesen werden oder ob und mit welcher Wahrscheinlichkeit sie krank bleiben oder noch kränker werden. Bei Schizophrenen hat sich z.B. seit den Untersu-

chungen von *E. Bleuler* (*1972*) die Drittel-Regel bestätigt (*Deister & Möller,1997*), nämlich, dass ein Drittel der Ersterkrankten wieder weitestgehend genesen, ein Drittel mit einer gewissen Restsymptomatik und wiederholten Schüben leben muss und ein letztes Drittel einen chronisch fortschreitenden Verlauf nehmen wird. Daraus lässt sich für den Einzelfall schließen, dass eine Genesung weniger wahrscheinlich ist als ein Bestehenbleiben der Erkrankung.
Die *Behandlungsprognose* besagt, ob und mit welcher Wahrscheinlichkeit Symptome von Patienten mit einer bestimmten Störung durch eine Behandlung gebessert werden. Die Behandlungsprognose kann sich auf bestimmte Symptome beziehen oder auf die Störung insgesamt. Z.B. sind Halluzinationen bei schizophrenen Patienten durch klassische neuroleptische Medikation in nahezu 70 % zum Abklingen zu bringen, Negativsymptome, wie Antriebsstörungen oder sozialer Rückzug, lassen sich durch die klassischen Neuroleptika fast überhaupt nicht beeinflussen und der Krankheitsverlauf insgesamt nur sehr begrenzt (*Möller u. Deister, 2003*). In der forensischen Psychiatrie bezieht sich die Behandlungsprognose vorwiegend auf die Frage, ob weiteres kriminelles oder gefährliches Verhalten durch die Behandlung vermieden werden kann.
Die *Sozialprognose* ist der umfassendste Begriff, der im Zusammenhang mit prognostischen Fragestellungen in der forensischen Psychiatrie verwendet wird. Sie beantwortet die Frage, ob und mit welcher Wahrscheinlichkeit sich Menschen sozial integrieren und in welchem sozialen Umfeld sie sich bewegen. Die Sozialprognose bezieht sich sowohl auf die Arbeitswelt, die wirtschaftlichen und gesellschaftlichen Verhältnisse, als auch auf Konflikte oder deren Ausbleiben mit den gesellschaftlichen Normen. Das Ergebnis der Langzeituntersuchungen, dass nahezu 50% der schizophrenen Patienten nach langfristigen Verläufen wegen ausgeprägter Negativsymptomatik nicht eigenständig für sich sorgen können (z.B. *Marneros et al.,1991*), besagt, dass die Sozialprognose bei dieser Erkrankung hinsichtlich Selbstversorgung und eigenständiger Lebensführung relativ ungünstig ist. Für die Rückfallprognose in kriminelles Verhalten hat dies nur begrenzt Bedeutung.
Die *Legalprognose* beantwortet die Frage, ob und mit welcher Wahrscheinlichkeit Menschen sich in Zukunft innerhalb des gesetzlichen Rahmens konfliktfrei bewegen oder mit den Gesetzen in Konflikt geraten werden. Kriminalprognose und Legalprognose sind weitgehend identisch, der Begriff der Legalprognose ist allerdings etwas weiter, weil er auch Konflikte mit dem Gesetz umfasst, die sich nicht als Kriminalität auswirken. Eine ungünstige Legalprognose kann z.B. zu einer präventiven Unterbringung oder dem Widerruf einer Bewährung führen.

Die *Kriminalprognose* beantwortet die Frage, ob ein Mensch, eine bestimmte Gruppe von Menschen oder bestimmte Bevölkerungsanteile in Zukunft überhaupt kriminell werden - und zwar unabhängig von der Frage, ob sie bislang kriminell waren. Die empirische Feststellung aus der Arbeit von *Wallace et al. (1998)*, dass Schizophrene, die gleichzeitig einen Substanzmissbrauch betreiben, etwa zwölfmal so häufig wegen Delikten festgenommen werden wie die Vergleichsbevölkerung, lässt die Prognose zu, dass Patienten mit einer Komorbidität beider Störungen mit deutlich höherer Wahrscheinlichkeit kriminell werden als andere Menschen. Sie besagt aber z.B. nichts über die Rückfallwahrscheinlichkeit dieser Patienten mit einem weiteren Delikt.

Die *Gefährlichkeitsprognose* beantwortet die Frage, ob ein Mensch, eine bestimmte Gruppe von Menschen oder ein bestimmter Bevölkerungsanteil in Zukunft überhaupt eine Gefahr für andere darstellen werden - und zwar je nachdem, wie Gefahr definiert wird, und wiederum unabhängig von der Frage, ob sie bislang schon eine Gefahr verwirklicht haben. Üblicherweise wird unter Gefährlichkeit eine Gewalttätigkeit oder ein sexueller Übergriff verstanden. Gefährlichkeitsprognosen müssen im klinischen Alltag in der Psychiatrie häufig abgegeben werden, z.B. bei Unterbringungen auf geschlossenen Stationen oder bei Anwendungen der Unterbringungsgesetze oder PsychKGs. Die empirische Feststellung aus der Arbeit von Steadman et al. (1998), dass Schizophrene, die keinen Substanzmissbrauch betreiben, etwa sechsmal so häufig innerhalb des Jahres nach ihrer Entlassung aus einer psychiatrischen Klinik gewalttätig werden und Schizophrene, die auch einen Substanzmissbrauch betreiben, etwa neunmal so häufig wie die gesunde Vergleichspopulation, erlaubt prognostische Schlussfolgerungen über Patienten, die an Schizophrenie leiden und/oder gleichzeitig einen Substanzmissbrauch betreiben. Sie besagt aber wiederum nichts über die Rückfallwahrscheinlichkeit dieser Patienten mit einer weiteren Gewalttätigkeit.

Die *Rückfallprognose* in der forensischen Psychiatrie beantwortet die Frage, ob Menschen, die bereits Delikte begangen haben, weitere Straftaten begehen werden. Die Vergleichspopulation für Rückfallprognosen sind somit alle Straftäter. Die Definition und Erfassung des Rückfalls werden in der Wissenschaft unterschiedlich vorgenommen. Mit unterschiedlichen Begründungen werden je nach Untersuchung erneute polizeiliche Festnahmen, erneute Verurteilungen oder erneute strafrechtliche Inhaftierungen als Rückfall definiert. In Deutschland wird meist ein erneuter Eintrag in das Bundeszentralregister (BZR), welcher in der Regel einer Wiederverurteilung entspricht (Ausnahme: Widerruf einer zur Bewährung ausgesetzten Maßregel), als Rückfallkriterium verwendet. Unterschieden werden muss aber in jedem Fall zwischen einem Wiedereintrag ganz allgemein (allgemeine Rückfälligkeit, die Kriterium ist bei der *allgemeinen Rückfallprognose*) und einem Wiedereintrag wegen einer der früheren Delinquenz vergleichbaren Straftat (spezielle Rückfälligkeit und *spezielle Rückfallprognose*). Die Ergebnisse der Untersuchung von *Harris et al. (1993)*, aus der hervorgeht, dass schizophrene Rechtsbrecher nach einer Entlassung aus einer Hochsicherheitseinrichtung seltener rückfällig wurden als andere Straftäter, die in dieser Einrichtung untergebracht waren, legt nahe, dass Schizophrene eine relativ günstigere Rückfallprognose haben als andere Straftäter. Daten aus eigenen Untersuchungen (*Stadtland & Nedopil, 2004*) lassen die gleiche Schlussfolgerung zu. Sie zeigen, dass schizophrene Straftäter nur etwa ein Viertel mal so häufig mit Gewalttaten rückfällig wurden wie die Gesamtheit der untersuchten Täter.

Die Beispiele machen deutlich, dass Kriminalprognose, Gefährlichkeitsprognose und Rückfallprognose unterschiedliche Fragen beantworten und von unterschiedlichen empirischen Daten und Vergleichen auszugehen haben. Die Begriffe sind somit nicht austauschbar und sollten auch in Gutachten richtig angewandt werden. In der forensischen Psychiatrie wird in der Regel nach der Rückfallprognose gefragt, weil das Fach sich zumeist mit Menschen befasst, die bereits straffällig geworden sind.

2. Rechtliche Grundlagen

Thomas Wolf und Norbert Nedopil

2.1 Allgemeine Rechtsgrundlagen

Sachverständige werden in allen Abschnitten des Strafverfahrens herangezogen, um Prognosen abzugeben: im Ermittlungsverfahren, in dem die Polizei im Auftrag der Staatsanwaltschaft die Hauptverhandlung gegen den „Beschuldigten" vorbereitet und das mit der Anklageschrift endet, im Zwischenverfahren, in dem das Gericht über die Zulassung der Anklageschrift gegen den „Angeschuldigten" entscheidet, im Hauptverfahren (= Erkenntnisverfahren), das mit dem Urteil über den „Angeklagten" endet, während des Strafvollzuges gegen den „Gefangenen" über das „Wie" der Strafumsetzung, im Vollstreckungsverfahren, in dem der Betroffene als „Verurteilter" bezeichnet wird, über das „Ob-und-wo-weiter" der Vollstreckung, nach einer Aussetzung zur Bewährung zur Prüfung eines Widerrufs und neuerdings sogar am Ende der Führungsaufsicht, ob eine unbefristete Führungsaufsicht angeordnet werden muss.
Manche Gutachten sind gesetzlich vorgeschrieben, andere stehen im Ermessen des Gerichts. Eine Systematik lässt sich nicht erkennen; sie ergibt sich insbesondere weder aus dem Verfahrensstadium, in dem das Gutachten eingeholt wird, noch aus der Schwere des Eingriffs in das Freiheitsrecht: So muss für die Unterbringung in einer Entziehungsanstalt, die grundsätzlich auf zwei Jahre befristet ist, ein Gutachten eingeholt werden, während für die Ablehnung der Aussetzung einer lebenslangen Freiheitsstrafe zur Bewährung ein Gutachten nicht vorgeschrieben ist, obwohl sich daran viele Jahre weiterer Freiheitsentzug anschließen können.
Die allgemeinen Grundlagen der Tätigkeit des Sachverständigen sind in den §§ 72 ff. der Strafprozessordnung (StPO) geregelt; diese Vorschriften gelten für jedes gerichtlich in Auftrag gegebene Gutachten und auch im Vollstreckungsverfahren (§ 457 StPO).
Die entsprechenden Paragraphen werden in den meisten Lehrbüchern der forensischen Psychiatrie dargestellt und erläutert (z.B. Nedopil, 2000). Auf eine wörtliche Wiedergabe der hier erwähnten Gesetzesparagraphen wur-

de bewusst verzichtet, da sich die Gesetzestexte derzeit relativ rasch ändern und jedem Praktiker empfohlen wird, sich den jeweils aktuellen Gesetzestext zu besorgen. Ein Teil der Gesetze und insbesondere der aktuellen Gesetzesänderungen sind der Website des Bundesjustizministeriums (www.bmj.de) zu entnehmen. Strafgesetzbuch und Strafprozessordnung werden jedes Jahr neu als dtv Taschenbuch herausgegeben.

2.1.1 Allgemeiner Gegenstand des Gutachtens

Nach der Rechtsprechung des *Bundesverfassungsgerichts* (*BVerfG*) und des *Bundesgerichtshofes* (*BGH*) soll der Sachverständige dem Richter das erforderliche fachspezifische Wissen vermitteln, damit der Richter darauf aufbauend, aber ohne Bindungswirkung des Gutachtens, seine eigene, normative Entscheidung treffen kann. Daraus folgt, dass der Sachverständige jeweils erkennen muss (sofern sich das nicht schon aus dem Auftrag ergibt), welche Merkmale eines gesetzlichen Tatbestandes seine Fachkunde betreffen und welche die dem Gericht obliegenden normativen Konsequenzen betreffen. Dies gilt nicht nur für Schuldfähigkeitsbegutachtungen (siehe Boetticher et al., 2005), sondern auch für Prognosegutachten. Die Formulierung des Auftrags sollte den Gutachter bereits auf seine Fachkunde beschränken, was aber bedauerlicherweise oft nicht der Fall ist.

2.1.2 Tatsachengrundlage des Gutachtens

Welche Tatsachen im Allgemeinen und in besonderen Fällen ermittelt werden müssen, um ein Prognosegutachten lege artis zu erstellen, wird in den Kapiteln 3 ff., insbesondere 7, im Einzelnen dargestellt. An dieser Stelle sollen zwei juristische Fragen hervorgehoben werden:

1. Von welcher Tatsachengrundlage muss das Gutachten ausgehen, wenn wesentliche ***Fragen noch nicht geklärt*** sind, z.B. wenn der Angeklagte die Tat bestreitet? Zunächst leuchtet unmittelbar ein, dass der Sachverständige davon ausgehen muss, der Beschuldigte sei der Täter, weil man über einen Unschuldigen kein Prognosegutachten erstatten bräuchte. Die Prognose kann jedoch durch Umstände der Tatausführung und/oder durch subjektive Aspekte beim Täter während der Tat beeinflusst werden (z.B. durch die Annahme einer sexuell devianten Motivation eines Täters). Um Diskussionen, auch über die Besorgnis der Befangenheit, zu vermeiden, sollte sich der

Sachverständige den von ihm zugrunde zu legenden Sachverhalt vom Gericht schriftlich vorgeben lassen. Notfalls müssen alternative Sachverhalte unterstellt und beurteilt werden.

2. Wie ist zu verfahren, wenn die vom Sachverständigen ermittelten ***Tatsachen*** von denen ***abweichen***, die in einer rechtskräftigen ***Gerichtsentscheidung*** bereits festgestellt sind? Hierbei ist zu unterscheiden: Bestreitet ein rechtskräftig Verurteilter in der Exploration zur Prognose (z.B. für eine Aussetzungsentscheidung) seine Täterschaft, so muss sich der Gutachter an die Feststellungen des Urteils halten. Anders kann es sein, wenn der Proband nunmehr Umstände vorbringt - etwa Einzelheiten zu seinem damaligen Zustand, zum Tatvorlauf, zum eigentlichen Tatgeschehen, zu seinem Verhalten nach der Tat -, zu denen sich das Urteil nicht äußert. Verkürzungen oder Auslassungen von Informationen kommen häufig in sog. „abgekürzten Urteilen" vor, gegen die keine Rechtsmittel eingelegt wurden. Abgekürzte Urteile finden sich häufig nach Absprachen (Deals), bei denen viele Informationen zugunsten der getroffenen Entscheidungen weggelassen oder lückenhaft dargestellt werden. Es liegt auf der Hand, dass die in späteren Untersuchungen gewonnenen Informationen dann großen Einfluss auf die Prognose haben können. Juristisch ist es sehr ungewiss, wie weit das jetzt über die Prognose entscheidende Gericht frei ist, zusätzliche Umstände, die nicht im Urteil enthalten sind, auszugestalten, notfalls auch förmlich neue Beweise zu erheben. Der Sachverständige sollte auch hier Kontakt zum Gericht aufnehmen, die Fragen aus seiner Sicht klar formulieren und notfalls, wenn das Gericht ihm keine eindeutigen Vorgaben macht, alternative Beurteilungen abgeben.

2.1.3 Verhältnis von psychiatrischen zu normativen Maßstäben

Aus den nachfolgend besprochenen Vorschriften lässt sich entnehmen, dass in den Gesetzen ganz verschiedene Formulierungen verwendet werden, um die jeweiligen Prognosefragen zu beschreiben; sie werden in Tabelle 2-1 aufgezeigt, wobei sich ergibt, dass eine Systematisierung kaum möglich ist.

Angesichts dieser Vielzahl von unstrukturierten und unscharfen Merkmalen bleibt dem Sachverständigen nur, sich auf seine eigene Fachlichkeit zu besinnen und das aus seiner Sicht relevante Material zu unterbreiten. Eine Besonderheit besteht allerdings bei der Fortsetzung der Sicherungsverwahrung nach zehn Jahren (siehe Kapitel 2.2.2.1.).

Tabelle 2-1: Prognoseformeln in den relevanten Gesetzestexten

1. Bei der Anordnung von Maßregeln werden in den jeweiligen Gesetzen folgende Prognoseformeln verwendet:

§ 63 StGB	"wenn ... erhebliche rechtswidrige Taten zu erwarten sind"
§ 64 StGB	"wenn die Gefahr besteht, dass er ... erhebliche rechtswidrige Taten begehen wird"
§ 66 StGB	"wenn die Gesamtwürdigung ergibt, dass er .... für die Allgemeinheit gefährlich ist"
§ 66a StGB	"wenn nicht mit hinreichender Sicherheit festzustellen ist, ob der Täter gefährlich ist"
§ 66b StGB	"mit hoher Wahrscheinlichkeit erhebliche Straftaten"
§ 67 Abs. 4 (Entwurf)	"Resozialisierung kann derzeit nicht durch Maßregelvollzug gefördert werden"
§ 67a StGB	"wenn die Resozialisierung dadurch besser gefördert wird"
§ 67c StGB	"ob der Zweck der Maßregel die Unterbringung noch erfordert"
§ 68fStGB	"Ist zu erwarten"

2. Bei der Frage nach der Aussetzung von Strafen, Strafresten oder Maßregeln lauten die entsprechenden Formulierungen:

§ 56 StGB	"wenn zu erwarten ist, dass der Verurteilte sich schon die Verurteilung zur Warnung dienen lassen ... wird."
§ 57 StGB	"wenn dies verantwortet werden kann" (zzgl. Nennung von relevanten Parametern in § 57 Abs. 1 Satz 2 StGB)
§ 67b StGB	"wenn der Zweck der Maßregel auch dadurch erreicht werden kann"
§ 67d StGB	
Abs. 2	"wenn zu erwarten ist"
Abs. 3	"wenn nicht die Gefahr besteht“

3. Im Strafprozessrecht, welches das materielle Recht ergänzt, heißt es:

§ 246a StPO:	"über den Zustand und die Behandlungs*aussichten*"
§ 275a StPO:	"dringende Gründe für die Annahme, dass nachträgliche Sicherungsverwahrung angeordnet wird"
§ 454 Abs. 2 StPO	"ob keine Gefahr mehr besteht, dass dessen in der Tat zutage getretene Gefährlichkeit fortbesteht"
§ 463a Abs. 3, Satz 4 StPO	"ob weiterhin erhebliche rechtswidrige Taten zu erwarten sind"

4. und im Strafvollzugsrecht steht:

§ 11 StVollzG	"wenn nicht zu befürchten ist"

Prognostische Beratung und Empfehlung durch psychiatrische und psychologische Gutachter haben somit weitreichende Folgen und beeinflussen ganz maßgeblich die Weichenstellung der Angeklagten und Verurteilten. Die prognoseabhängigen Entscheidungen im Erkenntnisverfahren sind in Abb. 2-1 dargestellt.
Abbildung 2-2 zeigt die vielfältigen Weichenstellungen in den Vollzugseinrichtungen, die jeweils von Prognosen abhängen. Der durch die Pfeile charakterisierte Verschiebebahnhof wird vermutlich noch komplizierter und erfordert noch mehr prognostischen Sachverstand, wenn die Entwürfe zur Novellierung des Maßregelvollzugsrechts als Gesetz verabschiedet werden.

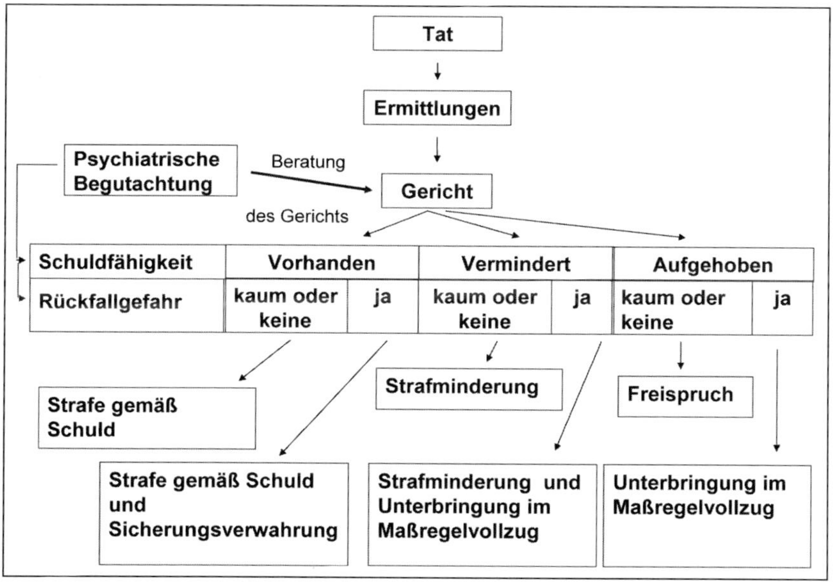

Abb. 2-1: Sachverständige Beratung des Gerichts und die Folgen für den Angeklagten

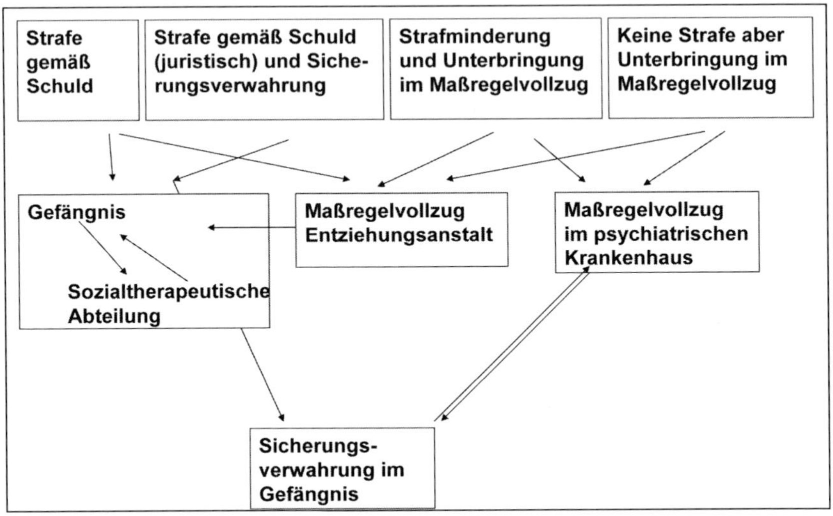

Abb. 2-2: Weichenstellung während der Unterbringung in Abhängigkeit von prognostischen Beurteilungen

2.2 Spezielle Rechtsgrundlagen

2.2.1 Die einzelnen Verfahrensschritte

2.2.1.1 Vorbereitendes Verfahren (= Ermittlungsverfahren)

Im Ermittlungsverfahren ist nach § 246a StPO ein Gutachten zur Prognose erforderlich, wenn damit zu rechnen ist, dass die Unterbringung des Beschuldigten in einer Maßregel (psychiatrisches Krankenhaus [§ 63 StGB], Entziehungsanstalt [§ 64 StGB] oder Sicherungsverwahrung [§§ 66 und 66b StGB]) angeordnet oder vorbehalten [§ 66a StGB] werden wird. Aus dem Gesetzestext ergeben sich als *allgemeine Gutachtensfragen*:

- Wie ist der Zustand?
- Wie sind die Behandlungsaussichten?

Diese allgemeinen Gutachtensfragen müssen ergänzt werden um die Fragestellung, die sich aus der in Aussicht genommenen Maßregel ergibt (siehe Kapitel 2.2.4).

Das Gutachten im Ermittlungsverfahren wird stets von der Staatsanwaltschaft in Auftrag gegeben. Die Staatsanwaltschaft ist eine weisungsgebundene Behörde, die den Vorschriften der „Richtlinien für das Strafverfahren und das Bußgeldverfahren (RiStBV)" unterliegt; Verstöße dagegen sind mit der Dienstaufsichtsbeschwerde verfolgbar. Die Nrn. 69 bis 72 RiStBV regeln im Wesentlichen, dass ein Gutachten nur eingeholt wird, wenn es unentbehrlich ist, dass grundsätzlich der Verteidiger zur Auswahl des Sachverständigen zu hören ist, dass die Sachverständigen über ihre Pflichten zu belehren sind, dass auf eine angemessene Zeit für die Erstattung zu achten ist, dass dem Sachverständigen der Auftrag genau umgrenzt erteilt werden muss und dass dies vorher mit dem Sachverständigen mündlich erörtert werden soll.

2.2.1.2 Zwischenverfahren

Nach Einreichung der Anklageschrift und bis zur Entscheidung über die Eröffnung des Hauptverfahrens findet das Zwischenverfahren statt. Prognostische Gutachten werden aus denselben Gründen wie im Ermittlungsverfahren eingeholt, etwa, weil erst das Gericht erkennt, dass eine Unterbringung in Frage kommt. Auftraggeber ist regelmäßig das Gericht. In vereinzelten Fällen kann es auch vorkommen, dass die Staatsanwaltschaft noch nachermittelt und auch in diesem Stadium ein Gutachten in Auftrag gibt.

2.2.1.3 Privatgutachten

Im Ermittlungsverfahren und im Zwischenverfahren, seltener erst im Hauptverfahren, gibt die Verteidigung gelegentlich ein Privatgutachten in Auftrag, um insbesondere unter Gesichtspunkten der Methodenkritik ein bereits vorliegendes Gutachten zu erschüttern. Nach § 220 StPO kann der Angeklagte selbst einen Sachverständigen zur Hauptverhandlung laden; wenn die Kosten dafür hinterlegt sind, ist auch diese Ladung für den Sachverständigen verpflichtend.

2.2.1.4 Hauptverfahren (= Erkenntnisverfahren)

Auch hier gelten zunächst dieselben Gründe und Umstände des Verfahrens wie im Zwischenverfahren, jedoch treten einige Besonderheiten hinzu.

Zum einen muss der Sachverständige nun sein endgültiges Votum abgeben, ob die Voraussetzungen einer Unterbringung vorliegen, zum zweiten muss er ggf. zu den Fragen Stellung nehmen, ob eine an sich indizierte Unterbringung (ausnahmsweise auch eine Strafe) zur Bewährung ausgesetzt werden kann und ob es dem Zweck der Maßregel dient, einen Teil oder die gesamte neben einer Unterbringung auszusprechende Strafe vorweg zu vollstrecken.

2.2.2 Die einzelnen rechtlichen Vorschriften und die sich daraus ergebenden Fragen an den Gutachter

Die Anordnung von Maßregeln, insbesondere die Unterbringung in einem psychiatrischen Krankenhaus nach § 63 StGB, in einer Entziehungsanstalt nach § 64 StGB und in der Sicherungsverwahrung (§ 66 ff StGB) hängt neben jeweils unterschiedlichen rechtlichen Voraussetzungen vor allem von der Rückfallprognose ab. In keinem Fall sind allerdings von den Sachverständigen die Fragen zu beantworten, ob die jeweils zu erwartenden Taten „erheblich", ob die dabei verursachten Schäden „schwer" sind, ob der Täter für die Allgemeinheit gefährlich ist oder ob die Unterbringung in einem rechtsstaatlich tragfähigen Verhältnis zu der Gefahr steht (vgl. § 62 StGB: Verhältnismäßigkeitsgrundsatz) und welches Restrisiko der Gesellschaft zugemutet werden kann.

2.2.2.1 Anordnung einer Unterbringung

Zur Unterbringung in einem ***psychiatrischen Krankenhaus*** ergeben sich aus § 63 StGB folgende *Gutachtensfragen:*

1. Hat der Angeklagte bei der Tat im Zustand der Schuldunfähigkeit (§ 20 StGB) oder der sicher feststellbaren eingeschränkten Schuldfähigkeit (§ 21 StGB) gehandelt?
2. Sind von dem Angeklagten infolge dieses (zur Schuldunfähigkeit oder verminderten Schuldfähigkeit führenden) Zustandes weitere Taten zu erwarten? Wenn ja welche?
3. Welche Folgen haben die zu erwartenden Taten für die Allgemeinheit?

Zur ***Unterbringung in einer Entziehungsanstalt*** ergeben sich aus § 64 StGB und der dazu ergangenen Entscheidung des *BVerfG* vom 16.02.1994 (BVerfGE 91, 1 ff.) folgende *Gutachtensfragen*:

1. Hat der Angeklagte einen Hang, berauschende Mittel im Übermaß zu sich zu nehmen?
2. Besteht die Gefahr, dass er infolge seines Hanges Straftaten begehen wird? Wenn ja, welcher Art?
3. Besteht eine hinreichend konkrete Aussicht, den Süchtigen durch die Behandlung in der Entziehungsanstalt zu heilen oder doch über eine gewisse Zeitspanne vor dem Rückfall in die akute Sucht zu bewahren?

Für die Unterbringung in der ***Sicherungsverwahrung*** ergeben sich aus § 66 StGB folgende *Gutachtensfragen:*

1. Hat der Täter einen Hang zu Straftaten? Wenn ja, zu welchen?
2. Welche Folgen haben die zu erwartenden, auf dem Hang beruhenden Taten für die Opfer und für die Allgemeinheit?

Für die Anordnung des ***Vorbehalts der Sicherungsverwahrung im ursprünglichen Urteil stellen sich*** nach § 66a Abs. 1 StGB folgende *Gutachtensfragen:*

1. Hat der Täter einen Hang zu Straftaten? Wenn ja, zu welchen?
2. Besteht eine bedeutsame Unsicherheit, welche Folgen die zu erwartenden, auf dem Hang beruhenden Taten haben?

Für die ***endgültige Anordnung*** der vorbehaltenen ***Sicherungsverwahrung im nachträglichen Urteil*** ergeben sich aus § 66a Abs. 2 StGB folgende *Gutachtensfragen:*

1. Ergibt die Gesamtwürdigung des Verurteilten, seiner Taten und seiner Entwicklung während des Strafvollzuges, dass von ihm Straftaten zu erwarten sind? Wenn ja, welche?

2. *derzeit mangels Grundsatzentscheidungen noch fraglich:* Handelt es sich bei den Umständen, aus denen die Erwartung von Straftaten abgeleitet wird, um Umstände, die zum Zeitpunkt des Urteils, das die Anordnung vorbehalten hat, noch nicht bekannt waren?

Zur Anordnung der ***nachträglichen Sicherungsverwahrung nach Strafverbüßung*** kommt es nach § 66b *Abs. 1* StGB auf folgende *Gutachtensfragen* an*:*

1. Hat der Verurteilte einen Hang zu Straftaten? Wenn ja, zu welchen?
2. Welche Folgen haben die zu erwartenden, auf dem Hang beruhenden Taten für die Opfer und für die Allgemeinheit?
3. Wird der Verurteilte nach voller Verbüßung der Strafe mit hoher Wahrscheinlichkeit Straftaten begehen? Wenn ja, welcher Art?
4. Ergibt sich die hohe Wahrscheinlichkeit neuer Taten aus einer Gesamtwürdigung des Verurteilten, seiner Taten und ergänzend seiner Entwicklung im Vollzug?
5. *derzeit mangels Grundsatzentscheidungen noch fraglich:* Handelt es sich bei den Umständen, aus denen die Erwartung von Straftaten abgeleitet wird, um Umstände, die zum Zeitpunkt des Urteils noch nicht bekannt waren?

Zur Anordnung der ***nachträglichen Sicherungsverwahrung nach Erledigungserklärung*** der Anordnung einer Unterbringung in einem psychiatrischen Krankenhaus wegen Wegfalls der Voraussetzungen der Unterbringung ergeben sich aus § 66b *Abs. 3* StGB folgende *Gutachtensfragen:*

1. Wird der Verurteilte nach Entlassung aus der (für erledigt erklärten) Maßregel oder (der noch zu verbüßenden) Reststrafe mit hoher Wahrscheinlichkeit Straftaten begehen? Wenn ja, welcher Art?
2. Ergibt sich die hohe Wahrscheinlichkeit neuer Taten aus einer Gesamtwürdigung des Verurteilten, seiner Taten und ergänzend seiner Entwicklung während des Vollzuges der Maßregel (d.h. der Unterbringung im psychiatrischen Krankenhaus)?

2.2.2.2 Aussetzung zur Bewährung

Prognosegutachten zur Aussetzung einer Strafe schon im Urteil sind eher selten; die für diese Aussetzung geltenden Maßstäbe sind aber für jede Art der Aussetzung bedeutsam und werden deshalb hier dargestellt. Häufiger werden Fragen nach der Prognose zur Aussetzung einer an sich indizierten Maßregel nach §§ 63, 64 StGB gestellt.

Aus ***§ 56 Abs. 1 StGB*** ergeben sich für die ***Aussetzung einer Freiheitsstrafe im Urteil*** folgende *Gutachtensfragen*:

> Ist unter Berücksichtigung
> - der Persönlichkeit des Verurteilten
> - seines Vorlebens,
> - der Umstände seiner Tat,
> - seines Verhaltens nach der Tat,
> - seiner Lebensverhältnisse und
> - der Wirkungen, die von der Aussetzung (!) für ihn zu erwarten sind,
>
> davon auszugehen, dass der Verurteilte sich schon die Verurteilung zur Warnung dienen lassen und künftig auch ohne die Einwirkung des Strafvollzuges keine Straftaten mehr begehen wird?

Aus § 67b Abs. 1 StGB stellen sich für die ***Aussetzung*** der Anordnung einer ***Unterbringung*** in einem psychiatrischen Krankenhaus oder in einer Entziehungsanstalt[1] ***im Urteil*** folgende *Gutachtensfragen:*

1. Liegen die Voraussetzungen der jeweiligen Unterbringung vor (siehe Kapitel 2.2.2.1)?
2. Kann der Zweck der Maßregel (d.h. Verhinderung von neuen Straftaten) auch durch die Aussetzung erreicht werden?
3. Welche besonderen Umstände rechtfertigen diese Erwartung?

---

[1] Sicherungsverwahrung kann im Urteil nicht zur Bewährung ausgesetzt werden, sondern erst nach zwei Dritteln der immer vorweg zu verbüßenden Strafe(n), zu deren Ende oder nach Beginn der Sicherungsverwahrung (s.u.), wobei die Unterbringung zur Bewährung ausgesetzt wird, das Gesetz aber dann nicht von Bewährungszeit, sondern von Führungsaufsicht spricht.

Die Aussetzung zur Bewährung von Strafe oder Maßregel schon im Urteil kann nicht nur aufgrund des Befundes zum Zeitpunkt des Urteils entschieden werden, sondern muss die Gestaltung der Bewährungszeit einbeziehen. Sie kann und muss in der Regel durch Auflagen und Weisungen geformt werden, zu denen die §§ 56b ff. StGB für die Strafe, die §§ 68a ff. StGB für die Maßregel eine Vielzahl von Bestimmungen treffen. Einige dieser Bestimmungen sind für die prognostische Einschätzung bedeutsam und lassen die folgenden *ergänzenden Gutachtensfragen* ableiten:

1. Welche Wirkung können haben
- die Dauer der Bewährungszeit (bei Strafe) bzw. Führungsaufsicht (bei Maßregel)
- die Unterstellung unter einen Bewährungshelfer und (zusätzlich bei Maßregel) unter die Führungsaufsichtsstelle?
- die Erteilung von Auflagen nach § 56b StGB (nur bei Strafe)?
- die Erteilung von Weisungen nach § 56c StGB (bei Strafe) oder § 68c StGB (bei Maßregel)?
- Bei der Erteilung von Weisungen gibt es einen sehr großen Spielraum, der weit über die gesetzlich ausformulierten Weisungen hinausgeht. Schranken bestehen hier allenfalls in unverhältnismäßig schweren Grundrechtseingriffen. Der Sachverständige kann durchaus beratend dazu beitragen, die individuell passenden und entsprechend dem Risikomanagement (Siehe Kapitel 9) adäquaten Weisungen zu formulieren.

2. Welche Reaktionen stehen im Fall des Scheiterns zur Verfügung?
- Bei Strafaussetzung kann ein Widerruf erfolgen, wenn eine neue Straftat begangen wurde oder wenn gegen Weisungen oder Auflagen schwerwiegend verstoßen wurde (§ 57f StGB);
- Eine Maßregelaussetzung kann zusätzlich widerrufen werden, wenn sich der psychische Zustand verschlechtert oder wenn nachträglich Umstände bekannt werden, die der Aussetzung entgegengestanden hätten (§ 68g StGB).
- Wie schnell ein Sicherungshaftbefehl (§ 453cStPO) umgesetzt werden kann, hängt davon ab, wie schnell Informationen, z.B. über eine Exazerbation einer Psychose, zum

> Gericht gelangen, wie schnell das Gericht reagieren kann, wie viel Zeit zur Verfügung steht zwischen ersten Anzeichen einer Gefährlichkeit und Verwirklichung des daraus folgenden Risikos.

2.2.2.3 *Vorwegvollzug*

Bezüglich des Vorwegvollzugs einer Strafe vor einer Maßregel wird nach § 67 Abs. 2 StGB folgende *Gutachtensfrage* gestellt:

> Wird der Zweck der Maßregel (nur §§ 63, 64 StGB) dadurch leichter erreicht, dass die Strafe oder ein Teil von ihr vor der Maßregel vollzogen wird?

Hierbei ist vom Gericht zu beachten, dass die für die Maßregel erforderliche Zeit und die Strafzeit zueinander in Beziehung gesetzt werden müssen. Wenn man vermeiden will, dass der Täter nach erfolgreichem Maßregelverlauf noch in den Strafvollzug muss, um einen Strafrest zu verbüßen, muss man wissen, dass nach § 67 Abs. 5 StGB eine neben der Maßregel verhängte Strafe ohne weitere Bedingungen schon dann ausgesetzt werden kann, wenn sie (durch U-Haft oder Anrechnung der Maßregelvollzugszeit) erst zur Hälfte als verbüßt gilt.
Eine im Urteil angeordnete Reihenfolge der Vollstreckung kann anschließend im Vollstreckungsverfahren jederzeit, auch mehrfach, geändert werden.

2.2.3 *Vollstreckungsverfahren*

Nahezu alle Entscheidungen im Vollstreckungsverfahren, welche das „Ob und Wo" der Vollstreckung betreffen, werden von der Strafvollstreckungskammer des Bezirks, in dem der Verurteilte in Freiheitsentzug ist, getroffen; Rechtsmittelgericht ist das Oberlandesgericht, eine Zuständigkeit des *BGH* gibt es nicht, wohl aber steht dem Verurteilten die Verfassungsbeschwerde zum *BVerfG* offen.
In den Fällen, in denen Maßregeln und Freiheitsstrafen aus *verschiedenen* Urteilen zur Vollstreckung anstehen, entscheidet nach § 44b der Strafvollstreckungsordnung (StVollstrO) die Staatsanwaltschaft als Vollstreckungsbehörde, in welcher Reihenfolge Maßregel und Strafe zu vollziehen sind;

die Fragen an den Sachverständigen sind aber dieselben, wie wenn das Gericht entscheiden würde.

2.2.3.1 Änderung der ***Reihenfolge*** *der Vollstreckung*

Bei einer Änderung der Vollstreckungsreihenfolge ergibt sich aus § 67 Abs. 3 StGB die *Gutachtensfrage:*

> Lassen es Umstände in der Person des Verurteilten angezeigt erscheinen, eine derzeit bestehende Reihenfolge von Maßregel und Strafe zu ändern?

Der Wechsel zwischen Strafe und Maßregel kann mehrfach hin und her erfolgen.

2.2.3.2 Späterer ***Beginn*** *der Maßregel*

§ 67c StGB regelt, dass eine Freiheitsstrafe vor einer zugleich angeordneten Maßregel vollstreckt wird; das trifft immer zu, wenn Sicherungsverwahrung angeordnet wurde, und kann der Fall sein bei Anordnungen nach §§ 63 und 64 StGB (s. § 67 Abs. 2, 3 StGB). In diesem Zusammenhang werden folgende *Gutachtensfragen* gestellt:

1. Erfordert der Zweck der Maßregel (s.o.) noch die Unterbringung?
2. Rechtfertigen besondere Umstände die Erwartung, dass der Zweck der Maßregel auch durch deren Aussetzung erreicht werden kann?

2.2.3.3 Änderung der ***Art*** *der Maßregel*

§ 67a StGB erlaubt in beschränktem Umfang den nachträglichen, auch mehrfachen Wechsel von einer Unterbringungsform in eine andere; nicht möglich ist allerdings die Überstellung aus dem psychiatrischen Krankenhaus oder der Entziehungsanstalt in die Sicherungsverwahrung (Ausnahme: Erledigung der Maßregel und Anordnung nachträglicher Sicherungsverwahrung). Soweit für prognostische Fragen die mögliche Dauer der Unterbringung von Bedeutung ist, muss beachtet werden, dass sich die Rahmenbedingungen der im Urteil angeordneten Maßregel nicht verändern, wenn der Täter in eine andere Maßregelart überwiesen wird: War § 64 StGB angeordnet, so bleibt es bei der Höchstfrist von zwei Jahren, auch wenn der Täter in ein psychiatrisches Krankenhaus überwiesen wird (§ 63 StGB ist an sich unbefristet); umgekehrt bleibt es bei der unbefristeten Dauer, wenn §§ 63 oder 66 StGB angeordnet waren und der Täter in die Entziehungsanstalt überwiesen wird. In diesem Zusammenhang ergibt sich die *Gutachtensfrage:*

> Werden die Resozialisierung des Täters und die Risikominimierung dadurch besser gefördert, dass er in den Vollzug einer anderen Maßregelart überwiesen wird?

2.2.3.4 ***Aussetzung*** *zur Bewährung*

Für alle Aussetzungen gilt, dass die Beurteilung der Prognose nicht erfolgen kann, ohne die Umstände der Bewährungszeit/Führungsaufsicht zu berücksichtigen (s. Kapitel 2.2.2.2).

Strafaussetzung zur Bewährung

§ 57 StGB, der die Aussetzung einer Reststrafe nach Verbüßung von zwei Dritteln der Strafe regelt, enthält nur normative Voraussetzungen („wenn die Aussetzung unter Berücksichtigung der Sicherheitsinteressen der Allgemeinheit verantwortet werden kann"), und in Abs. 2, der eine Aussetzung nach der Hälfte der Strafe ermöglicht, wird auf „besondere Umstände aufgrund einer Gesamtwürdigung" Bezug genommen. Aus Satz 2 der Vorschrift ergeben sich jedoch eine Reihe von Umständen, die bei der gerichtlichen Entscheidung und damit bei dem ihr zugrunde liegenden Gutachten zu beachten sind. Außerdem enthält § 454 Abs. 2 StPO für die dort benannten Fälle (Aussetzung von Strafen wegen Verbrechen und bestimmter Sexualvergehen bei Strafen über zwei Jahren) Vorgaben für das Gutachten und daraus ableitbare *Gutachtensfragen:*

1. Welche Gefährlichkeit ist durch die Tat zutage getreten?
2. Besteht diese Gefahr nicht mehr fort?
3. Zu berücksichtigen sind dabei

- die Persönlichkeit des Verurteilten,
- sein Vorleben,
- die Umstände seiner Tat(en),
- die Art der bei einem Rückfall bedrohten Rechtsgüter,
- das Verhalten des Verurteilten im Vollzug,
- seine Lebensverhältnisse und

die Wirkungen, die von der Aussetzung (!) für ihn zu erwarten sind.

§ 57a StGB, der die Aussetzung der lebenslangen Freiheitsstrafe regelt, stellt keine von § 57 StGB abweichenden Fragen an den Sachverständigen.

Aussetzung der Maßregeln (§§ 63, 64 und 66 StGB) zur Bewährung

Die Gerichte müssen bei den Maßregeln die weitere Notwendigkeit einer Unterbringung in regelmäßigen Abständen überprüfen.
Die sechsmonatigen (§ 64 StGB), jährlichen (§63 StGB) und zweijährigen (§ 66 StGB) Überprüfungsfristen erfordern von den Einrichtungen eine Vielzahl gutachterlicher Stellungnahmen über die Aussetzung oder Fortdauer der Unterbringung. Vor einer Aussetzung der Maßregel wird jedoch meistens eine externe Begutachtung durchgeführt. Ein Gesetzentwurf des Bundesjustizministeriums sieht vor, dass alle fünf Jahre ein externes Gutachten erforderlich sein soll.
Auch für diese Stellungnahmen und Gutachten gilt über die Verweisung des § 463 Abs. 1 StPO die vorgenannte Vorschrift des § 454 Abs. 2 StPO.
Aus § 67d Abs. 2 StGB ergeben sich für die Aussetzung der Maßregel der §§ 63,64 und 66 StGB - letztere bis zehn Jahre – die *Gutachtensfragen:*

1. Ist zu erwarten, dass der Untergebrachte außerhalb des Maßregelvollzuges keine rechtswidrigen Taten mehr begehen wird?
2. Welche Gefährlichkeit ist in der Tat zutage getreten?
3. Besteht diese Gefahr nicht mehr fort?

Das *BVerfG* hat in seiner Grundsatzentscheidung vom 08.10.1985 folgende Punkte aufgelistet, auf welche sich die Beurteilung zu erstrecken hat. Daraus sind folgende *Gutachtensfragen* abzuleiten:

1. Welche Art rechtswidrige Taten drohen von dem Untergebrachten?
2. Wie ausgeprägt ist das Maß der Gefährdung (Häufigkeit, Rückfallfrequenz)?
3. Welches Gewicht kommt den bedrohten Rechtsgütern zu?
4. Welchen Wahrscheinlichkeitsgrad hat die Bedrohung?

Es sind dabei die Besonderheiten des Falles zu beachten. Zu erwägen sind das frühere Verhalten des Untergebrachten und die von ihm bislang begangenen Taten. Abzuheben ist vor allem aber auf die seit der Anordnung der Maßregel veränderten Umstände, die für die Zukunft bestimmend sind. Dazu gehört nicht nur der derzeitige Zustand des Untergebrachten, sondern auch die zu erwartenden künftigen Lebensumstände. Es kann auf die Wirkungen der Führungsaufsicht und die weiteren Maßnahmen der Aufsicht und Hilfe ankommen (BVerfGE 70, 297, 313)

Fortdauer der Sicherungsverwahrung nach zehn Jahren

Nach Ablauf von zehn Jahren ist die Sicherungsverwahrung regelmäßig für erledigt zu erklären, wenn nicht die Gefahr erheblicher weiterer Straftaten besteht. Das *BVerfG* hat in seiner Entscheidung vom 05.02.2004 ausgeführt, dass es sich bei der Vollstreckung über zehn Jahre hinaus um einen Ausnahmefall handelt, bei dem besonders strenge Maßstäbe anzulegen sind; dies findet seinen Ausdruck auch im Gesetz (§ 67d Abs. 3 StGB, § 463 Abs. 3 Satz4 StPO) mit folgender veränderten *Gutachtensfrage:*

> Besteht die Gefahr (so § 67d Abs. 3 StGB) bzw. ist zu erwarten (so § 463 Abs. 3 Satz 4 StPO), dass der Untergebrachte infolge seines Hanges Straftaten begehen wird? Wenn ja, welcher Art?

Die Besonderheit ergibt sich hier in einer Umkehr des Regel-Ausnahme-Verhältnisses. Während bis zum 10. Jahr der Unterbringung die Fortdauer die Regel und die Aussetzung die Ausnahme ist, für die besondere Bedingungen erfüllt sein müssen (§ 67d Abs. 2 und § 463 Abs. 2), gilt nach dem 10. Jahr der Unterbringung, dass die Aussetzung der Maßnahme die Regel und die Fortdauer die Ausnahme ist. Mit den Worten der medizinischen Wissenschaft steht in den ersten zehn Jahren die Sensitivität der Rückfallprognose im Vordergrund, danach geht es um die Spezifität (siehe Kapitel 4.1)

2.2.3.5 ***Beendigung*** *der Maßregel*

Es gibt neben einer günstigen Prognose eine Reihe weiterer Gründe um eine Maßregel zu beenden. Diese Gründe werfen neue prognostische Fragen an den Gutachter auf:
Die Unterbringung in einer ***Entziehungsanstalt*** kann wegen Aussichtslosigkeit der Therapie beendet werden. § 67d Abs. 5 StGB enthält die *Gutachtensfrage:*

> 1. Kann der Zweck der Maßregel (Heilung von der Sucht; Bewahrung vor Rückfall) nicht erreicht werden?
> 2. Wenn ja, liegt dies an Gründen in der Person des Untergebrachten?
>
> ***nicht:*** Ist die Kriminalprognose günstig?

Die Unterbringung in einem ***psychiatrischen Krankenhaus*** kann für erledigt erklärt werden, wenn sich im Nachhinein herausstellt, dass die juristischen Voraussetzungen für die Unterbringung nicht vorlagen (§ 67d Abs. 6 StGB sog. Fehleinweisungen). Es kommt jetzt nicht mehr darauf an, ob eine Unterbringung von Anfang an fehlerhaft war, sondern nur noch darauf, ob sie es heute, zum Zeitpunkt der nachträglichen Entscheidung ist. Die daraus resultierende *Gutachtensfrage lautet:*

> Liegt heute (noch) ein Zustand vor, der die Unterbringung nach § 63 StGB psychiatrisch indiziert?
> ***Und nicht:*** Ist die Rückfallprognose günstig?

Im Falle einer Erledigungserklärung eröffnet das Gesetz in § 66b Abs. 3 StGB das Verfahren zur nachträglichen Anordnung der Sicherungsverwahrung. Es handelt sich aber um zwei zwar aufeinander aufbauende, im Übrigen jedoch völlig getrennte Verfahrensabschnitte: Die Erledigung wird von den Strafvollstreckungskammern ausgesprochen, während für die nachträgliche Sicherungsverwahrung das Gericht erster Instanz (ursprüngliches Tatgericht) im Verfahren nach § 275a StPO zuständig ist (s. Kapitel 2.2.2.1); dieses Gericht muss zwei Gutachten einholen, wobei noch nicht geklärt ist, ob es sich um neue Gutachten und neue Sachverständige handeln muss.

2.2.4 Vollzug (über das Wie der Vollstreckung)

Gutachten in Vollzugssachen werden in den meisten Fällen von den Vollzugsanstalten eingeholt, wenn es um die Frage geht, ob Lockerungen das Risiko eines Zwischenfalls bergen. In seltenen Fällen beauftragt das Gericht den Sachverständigen, wenn z.B. über Lockerungen oder die Verlegung in eine oder Rückverlegung aus einer sozialtherapeutischen Anstalt im Verfahren nach § 109 StVollzG gestritten wird.
Nach § 11 StVollzG dürfen Lockerungen des Vollzuges, d.h. Ausführungen (begleitet), Ausgänge (unbegleitet), Urlaub und offener Vollzug, nur gewährt werden, wenn weder Flucht- noch Missbrauchsgefahr (= Gefahr neuer Straftaten) besteht. Dasselbe gilt für die Verlegung in den offenen Vollzug nach § 13 StVollzG. Die Maßregelvollzugsgesetze der Länder enthalten entsprechende Vorschriften. Die entsprechenden *Gutachtensfragen* lauten:

1. Ist zu befürchten, dass der Gefangene Lockerungen zur Flucht oder zu Straftaten missbrauchen wird?
2. Welche Art der Lockerung (Ausführung, Ausgang, Urlaub, offener Vollzug) ist ohne diese Gefahr möglich?

Nach § 9 StVollzG kann ein Gefangener in die Sozialtherapeutische Anstalt (Sotha), einer besonderen Abteilung des allgemeinen Strafvollzuges, überstellt werden; Gutachten werden sowohl zur Überweisung in die Sotha als auch zur Rücküberweisung in den Regelvollzug wegen Scheiterns der Behandlung angefordert. In diesem Zusammenhang werden folgende *Gutachtensfragen* gestellt:

Bei der Verlegung in die Sozialtherapeutische Anstalt:

> Ist die Behandlung in der Sotha angezeigt und Erfolg versprechend zur Reduzierung des Rückfallrisikos (Behandlungsprognose, siehe Kap 7.2)?

Bei der Rückverlegung:

1. Kann der Zweck der Behandlung in der Sozialtherapeutischen Anstalt nicht erreicht werden?
2. Liegt die Nichterreichbarkeit in Gründen, die in der Person des Gefangenen liegen?

2.2.5 Widerrufsverfahren

Für den Widerruf einer (Rest)Freiheitsstrafe wegen einer ***neuen Straftat*** ergibt sich aus § 56f Abs. 1 Nr. 1, § 57 Abs. 3 StGB die *Gutachtenfrage:*

> Zeigt sich durch die neue Straftat, dass sich die Erwartung, die der Strafaussetzung zugrunde lag, nicht erfüllt?

Ist eine Maßregel ausgesetzt und kommt es zu einer neuen Straftat, so lautet nach § 67g Abs. 1 Nr. 1 StGB die *Gutachtenfrage:*

> Ergibt sich aus der neuen Tat, dass der Zweck der Maßregel die weitere Unterbringung erfordert?

Indem das Gesetz den Widerruf nicht als automatische Folge der neuen Straftat festlegt, macht es deutlich, dass ein bestimmter inhaltlicher Zusammenhang zwischen der neuen Tat und den der Aussetzung zugrunde liegenden Rückfallerwartungen bestehen muss. Gutachten zu diesen Fragen werden allerdings selten angefordert, in der Regel entscheiden Gerichte in diesen Fällen ohne sachverständige Beratung.
Der Widerruf der Aussetzung einer (Rest)Strafe wegen eines ***Auflagenverstoßes*** nach § 56f Abs. 1 Nr. 3, § 58 Abs. 3 StGB bedarf keiner weiteren prognostischen Erwägung, weil der „gröbliche oder beharrliche" Verstoß bereits für den Widerruf ausreicht.
Der Widerruf einer Maßregelaussetzung wegen eines Auflagenverstoßes ist nicht möglich, weil es bei der Aussetzung von Maßregeln keine Auflagen, sondern nur Weisungen gibt.
Für den Widerruf der Aussetzung einer (Rest)Strafe wegen eines ***Verstoßes gegen eine Weisung*** ergibt sich aus § 56f Abs. 1 Nr. 2, § 57 Abs. 3 StGB die *Gutachtensfrage:*

> Gibt der Verstoß Anlass zu der Besorgnis, dass der Verurteilte erneut Straftaten begehen wird?

Ist dagegen eine Maßregel ausgesetzt, so muss hier nach § 67g Abs. 1 Nr. 2 oder 3 StGB dieselbe Prüfung erfolgen wie bei einer neuen Straftat. Bei der Maßregelaussetzung wird die Unterstellung unter einen Bewährungshelfer wie eine Weisung behandelt, d.h., ein sich Entziehen dieser Aufsicht stellt einen Widerrufsgrund dar; das ist bei der Strafaussetzung nicht der Fall.

Nur bei der Aussetzung der Unterbringung im psychiatrischen Krankenhaus oder in der Entziehungsanstalt kann auch deswegen widerrufen werden, weil sich der psychische Zustand des ehemals Untergebrachten verschlechtert hat. § 67g Abs. 2 StGB ergibt die *Gutachtenfragen:*

1. Sind von dem Verurteilten rechtswidrige Taten zu erwarten?
2. Beruht diese Erwartung auf dem (jetzigen) Zustand?
3. Hat sich dieser Zustand während der Dauer der Führungsaufsicht ergeben?
4. Erfordert der Zweck der Maßregel wegen der zustandsbedingten Taterwartung die erneute Unterbringung?

Bei der Aussetzung aller Unterbringungsformen (nicht aber bei Strafaussetzung) ist ein Widerruf möglich, wenn sich im Nachhinein herausstellt, dass Umstände, die für die Aussetzung entscheidend waren, gar nicht vorgelegen haben. § 67g Abs. 3 StGB führt zu den *Gutachtensfragen:*

1. Hätten die neu bekannten Umstände zur Versagung der Aussetzung geführt?
2. Zeigen diese Umstände, dass der Zweck der Maßregel die Unterbringung erfordert?

2.2.6 Unbefristete Führungsaufsicht

Die Führungsaufsicht, die nach der Aussetzung einer Maßregel zwingend eintritt, dauert grundsätzlich fünf Jahre; sie kann bis auf zwei Jahre gekürzt und neuerdings auch über fünf Jahre hinaus und grundsätzlich unbefristet verlängert werden, wenn der ehemals Untergebrachte in eine Heilbehandlung (auch Psychotherapie) nicht einwilligt oder den Behandlungsauflagen nicht nachkommt. § 68c Abs. 2 StGB führt zu folgenden *Gutachtenfragen:*

1. Sind weitere Straftaten zu befürchten, weil der Verurteilte einer Heilbehandlung nicht nachkommt?
2. Welche Auswirkungen haben diese Taten auf die Allgemeinheit?

Es ist derzeit ein Gesetzgebungsverfahren anhängig, in dem u.a. die Voraussetzungen der Anordnung der unbefristeten Führungsaufsicht erweitert werden sollen. Vermutlich wird es zu der weiteren prognostischen Frage kommen, ob der Verurteilte alsbald nach Beendigung der Führungsaufsicht in einen Zustand geraten wird, der seine Unterbringung erfordert.

2.2.7 Eilentscheidungen

2.2.7.1 Einstweilige Unterbringung

Im ***Ermittlungsverfahren*** kommt anstelle eines Haftbefehls die ***einstweilige Unterbringung*** des Beschuldigten in Betracht. Aus § 126a Abs. 1 StPO ergeben sich folgende *Gutachtenfragen:*

> Sind dringende (das ist mehr als „hinreichende") Gründe vorhanden, dass der Täter
> - eine rechtswidrige Tat im Zustand der Schuldunfähigkeit oder der eingeschränkten Schuldfähigkeit begangen wurde
>
> und dass
> - seine Unterbringung nach §63 oder § 64 StGB angeordnet werden wird?

Zu beachten sind hier alle Fragen zur Anordnung und Aussetzung der Maßregel, also insbesondere die Prüfung, ob ein Setting hergestellt werden kann, das den Beschuldigten auch ohne Freiheitsentzug von Straftaten abhält (siehe Kapitel 2.2.2.1).

2.2.7.2 Sicherungshaftbefehl

Ist eine (Rest)Strafe oder Maßregel zur Bewährung ausgesetzt, so kann gegen den Verurteilten ein Sicherungshaftbefehl ergehen. Hier können vom Gericht vorläufige (Kurz)Gutachten angefordert werden, um eine aktuelle Risikoeinschätzung zu erhalten, wie sich der Proband verhalten wird, wenn er nicht bis zur Entscheidung über den Widerruf in Haft genommen wird. § 453c Abs. 1 StPO stellt die *Gutachtenfragen:*

> 1. Begründen bestimmte Tatsachen den Verdacht, der Verurteilte werde Straftaten begehen, wenn ja, welche?

2. Gefragt werden kann auch, ob der Verurteilte durch andere Maßnahmen als den vorläufigen Freiheitsentzug von neuen Taten abgehalten werden kann.

In der Praxis wird der Sicherungshaftbefehl nach § 453c StPO oft als Mittel der Krisenintervention eingesetzt. Man kann das damit begründen, dass der Verurteilte eine Auszeit braucht, um wieder stabilisiert zu werden, und dann wieder in sein ursprüngliches soziales Umfeld zurückkehren kann; das ist ein Verständnis des Sicherungshaftbefehls, das zwar im Gesetz nicht so vorgesehen war, ihm aber auch nicht widerspricht. Denn man wird in der Regel davon ausgehen müssen, dass der aktuelle Zustand so gefährlich ist, dass ein Widerruf tatsächlich nahe liegt. Wenn der Betreffende dann durch die erzwungene Krisenintervention wieder soweit gebessert wird, dass der Widerruf nicht (mehr) erforderlich ist, sollte das nicht als Missbrauch des § 453c StPO verstanden werden. Gleichwohl wäre eine gesetzliche Regelung zur freiheitsentziehenden Krisenintervention wünschenswert; sie wird voraussichtlich demnächst kommen.

3. Historische Entwicklung der Risikoeinschätzung und Prognose

Die Frage nach der Kriminalprognose wird in Deutschland seit 1933, als der Maßregelvollzug in das Strafgesetzbuch aufgenommen wurde, an die Psychiater gestellt. Die Entscheidung, ob einer Maßregel (psychiatrisches Krankenhaus, Entziehungsanstalt, Sicherungsverwahrung) angeordnet wird oder nicht oder ob ein Untergebrachter aus dem Maßregelvollzug entlassen wird, hängt nahezu ausschließlich von der Frage ab, ob bei dem Betreffenden ein Rückfall in delinquentes Verhalten zu befürchten ist. Das Gericht hat über die Fortdauer der Unterbringung oder Entlassung zu entscheiden, die primäre Aufgabe der psychiatrischen Sachverständigen ist dabei, dem Gericht empirisches Wissen zu vermitteln, damit es seine normative Entscheidung auf dieser Grundlage fundierter treffen kann.

Empirische Forschung in diesem Bereich begann in den 20er Jahren des 20. Jahrhunderts. Seither gab es verschiedene Phasen, in welchen sich optimistische und pessimistische Einschätzungen zum Sinn von Kriminalprognosen und zur Mitwirkung von forensischen Psychiatern bei der Erstellung von Kriminalprognosen abwechselten. Eine der ersten Merkmalssammlungen wurde von Burgess (1928) in den USA veröffentlicht. Die erste deutsche Prognosetafel stammt von Schiedt aus dem Jahre 1936. Nach dem zweiten Weltkrieg bis in die 70er Jahre wurden große Datenmengen analysiert, um potentielle Straftäter zu charakterisieren (*Glueck & Glueck,1950*; *Wolfgang et al.,1972*; *Hartmann,1977*; *Böker & Häfner,1973*). Derartige Kriteriensammlungen nahmen ganz unterschiedliche Umfänge an. Sie reichten von drei Merkmalen, nämlich Bettnässen, Tierquälerei und Brandlegung (*Hellman & Blackman,1966*) bis zu Merkmalslisten mit mehr als 80 Items (*Dietz,1985*). Derartige Merkmalskataloge schienen zunächst für die forensischen Psychiater, die eine Rückfallprognose abgeben sollen, von untergeordneter Bedeutung, da sie vorwiegend kriminologische und kaum psychiatrisch zu beurteilende Faktoren berücksichtigen. Aus heutiger Sicht muss angemerkt werden, dass die damaligen Kriterienlisten eher den potentiellen

Straftäter identifizieren als dass sie den Rückfall eines Rechtsbrechers vorhersagen wollten. Der Unterschied zwischen Kriminal- und Rückfallprognose wurde damals noch nicht gemacht. In Deutschland wurden diese Arbeiten auch nur im begrenzten Ausmaß zur Beurteilung der Rückfallprognose angewandt.

Die klassische Literatur (z.B. *Leferenz, 1972*) kennt drei unterschiedliche Methoden, mit welchen die Prognose erarbeitet werden kann:
Die *intuitive Methode*: Ihrer bedienen sich die Richter, die aufgrund ihres theoretischen Allgemeinwissens und ihrer subjektiven Erfahrung in kurzer Zeit entscheiden müssen, welche Strafe oder welche Art der Strafverschonung aufgrund des Deliktes und der Persönlichkeit eines Täters gerechtfertigt oder sinnvoll erscheint.
Die *statistische Methode*: Sie basiert auf empirischen Untersuchungen, die jene Faktoren ermitteln, die statistisch mit hoher Rückfälligkeit korrelieren oder von Experten als Indikatoren für hohe Rückfälligkeit angesehen werden.
Die *klinische Methode*: Bei ihr wird aufgrund der sorgfältigen biographischen Anamneseerhebung, einschließlich der Krankheits- und Delinquenzanamnese, von der Vergangenheit über die derzeitige Situation auf die Zukunft extrapoliert.
Unter forensischen Psychiatern wurde die sog. klinische Kriminalprognose bevorzugt, die eine individualprognostische Erfahrung des Gutachters und eine möglichst sorgfältige individuelle Exploration und Untersuchung in den Vordergrund stellte (*Leferenz,1972*). Vor einer Verallgemeinerung prognostischer Kriterien wurde gewarnt. Kriterienorientiertes Vorgehen wurde auch in jüngster Zeit noch kritisch gesehen (*Volckart,1999*), es wurde allerdings nicht als Gegensatz zum hermeneutisch verstehenden und interpretierenden Vorgehen konzipiert, vielmehr wurde beides als Ergänzung zueinander gesehen (*Dahle,1997; Leygraf & Nowara,1992; Nedopil,1992, 1995; Nowara,1995*).

Ab den 70er-Jahren wurden die Fähigkeiten der Humanwissenschaftler, insbesondere der Psychiater, Kriminalprognosen zu erstellen, kritisch hinterfragt. Dabei wurde zunächst auf Nachuntersuchungen wegen Baxtrom (*Steadman,1973*) und anderen entlassenen Patienten (*Thornberry & Jacoby,1979*) Bezug genommen und darauf verwiesen, dass sich Psychiater bei der Abgabe von Prognosen dreimal so häufig irrten, wie sie Recht behielten (*Steadman,1983*). Vergleichbare Schlussfolgerungen können auch aus einer neueren Untersuchung aus Deutschland gezogen werden (*Rusche,2003*).

Das Bundesverfassungsgericht hatte 1993 entschieden, dass eine Unterbringung nach DDR-Recht in den neuen Bundesländern nicht in eine Unterbringung in den Maßregelvollzug umgewandelt werden darf. Dadurch wurden Untergebrachte, die zuvor wegen ihrer Gefährlichkeit angeblich nicht entlassen werden konnten, aus dem Maßregelvollzug entlassen. Eine Nachuntersuchung nach fünf Jahren zeigte, dass lediglich 5 von 33 der auf dieser Grundlage Entlassenen mit Gewalttaten rückfällig geworden waren. Hier hatten die Fachleute, die ursprünglich die Rückfallgefahr eingeschätzt hatten, sechsmal so häufig geirrt, als dass sie Recht behielten.
In den 80er Jahren des vorigen Jahrhunderts wurde zudem kritisiert, dass Psychiater von falschen Grundlagen für ihre Prognoseentscheidungen ausgingen (*Rasch,1984*) oder dass Psychiater es überhaupt mit ihrer professionellen Ethik nicht vereinbaren könnten, Kriminalprognosen abzugeben, die dann wiederum zu Sanktionen der Justiz führen würden (*Stone,1985*).
Die Entwicklung verlief jedoch anders, als sich aus der damaligen skeptischen Einstellung hätte ableiten lassen. Weder waren die Gerichte bereit, auf humanwissenschaftlich begründete Kriminalprognosen zu verzichten, noch fanden sich andere Berufsgruppen, die in der Lage waren, bessere Kriminalprognosen abzugeben als Psychiater und Psychologen. Trotz der Kritik entstand deshalb eine neue Forschungsaktivität, die versuchte, unter Berücksichtigung der methodischen Schwächen der Untersuchungen der 50er- und 60er-Jahre den Zusammenhängen zwischen Gewalttätigkeit und psychischer Krankheit nachzugehen (*Menzies & Webster,1995; Monahan,1996; Monahan & Steadman,1994; Quinsey,1995; Swanson,1994*) (Zusammenfassung bei *Monahan,1996; Nedopil,1998*). Aufgrund dieser Untersuchungen und der dabei entwickelten Instrumente wurden die Vorhersagetechniken verfeinert und jenen Risikovorhersagen angeglichen, die z.B. im Versicherungswesen Anwendung finden. Sie heißen aus diesem Grunde auch "actuarial predictions". Damit sind kriterienorientierte Vorhersagetechniken gemeint, bei denen nicht nur die einzelnen Variablen zuverlässig erhebbar sein müssen, sondern darüber hinaus die Abschätzung der verschiedenen Variablen einer sorgfältigen und methodisch ausgefeilten Abwägung und Verrechnung unterworfen werden, um zu einem Vorhersagemodell zu gelangen.
Eine Vielzahl von Veröffentlichungen weist darauf hin, dass durch derartige Prognosemethoden eine größere Treffsicherheit bezüglich krimineller Rückfälle erreicht werden kann als mit klinischen Methoden, dass diese Methoden aber professionell angewendet werden müssen (z.B. *Steadman et al.,2000*). Solche Aussagen verkennen allerdings die tatsächlichen Gegebenheiten: Klinische Prognosen werden abgegeben, um das vorhergesagte

Verhalten zu verhindern. Die Risikofaktoren dienen im klinischen Kontext zur Indikationsstellung für Interventionen und können deshalb nicht mehr mit der vorhergesagten Gefährlichkeit korrelieren (Siehe Abb. 3-1). Es ist zu erwarten, dass Variable, die heute als aktuarische Risikofaktoren in Prognosebeurteilungen einfließen und als Indikatoren für Interventionsbedarf angesehen werden, in späteren Untersuchungen ebenfalls nicht mehr mit Rückfällen oder Zwischenfällen korrelieren werden, weil durch ihre Beachtung Rückfälle aktiv verhindert wurden. Möglicherweise ist dieser Prozess, der von einem aktuarischen Risikofaktor zu einem Interventionsindikator führt, ein Zeichen dafür, dass es sinnvoll ist, das betreffende Merkmal als Risikofaktor zu betrachten. Diese Überlegungen sollten jedoch zur Vorsicht mahnen: Klinische Risikofaktoren sollten solange nicht vernachlässigt werden, als nicht nachgewiesen ist, dass ihr Außer-Acht-Lassen zu keiner Erhöhung der Rückfallwahrscheinlichkeit führt. Auch andere Autoren setzen sich kritisch mit der Überbetonung aktuarischer Risikoeinschätzungen auseinander. *Leygraf (2004)* warnt vor dem Gedanken, „man könne die individuelle Gefährlichkeitsprognose allein oder auch nur überwiegend mit einem solchen Instrument beurteilen". Als ein Vorteil der klinischen Einschätzung wurde deren Dynamik angeführt und die Möglichkeit der qualitativen Erfassung (*Davidson,1997*). Die meisten Autoren sehen heute eine professionell angewandte Kombination aktuarischer und klinischer Vorgehensweisen als sinnvoll an (*Douglas et al.,2003; Lewis & Webster,2004*), siehe auch Kapitel 9). In einigen Ländern werden Gutachtergremien als sinnvoll erachtet, um Prognosen zum Zeitpunkt der Entlassung aus Institutionen vorzubereiten. In der Schweiz handelt es sich dabei um eine interdisziplinäre Fachkommission, welche aufgrund von Akteninformationen anhand des im Anhang dargestellten Schemas Empfehlungen an die Entscheidungsbehörden abgibt (*Dittmann 2000, Ermer et al. 2001*). Nach Mitteilung von *Spengler (2004)* hat Niedersachsen beim Sozialministerium eine Prognosekommission eingerichtet. Die Konzeption unterscheidet sich von der Schweizer Prognosekommission, als dass es lediglich Vertreter der Maßregelvollzugseinrichtungen der Landeskrankenhäuser anspricht. Diese arbeiten gemeinsam an der Entwicklung einheitlicher Verfahrensstandards und Leitlinien für die Bewertung von Vollzugslockerungen. Die Prognosekommission wird weiterhin dreiköpfige Prognoseteams aus forensisch erfahrenen Fachärzten und Psychologen einsetzen, die vor der ersten Gewährung von Ausgang in den Maßregelvollzugseinrichtungen eine fallbezogene Beratung durchführen und dadurch eine externe Zweitsicht herstellen. Die Beteiligung der Strafvollstreckungsbehörde und alle rechtlichen Beziehungen zu den Patienten sind davon unberührt, die Entscheidung bleibt bei der Einrichtung. Die Re-

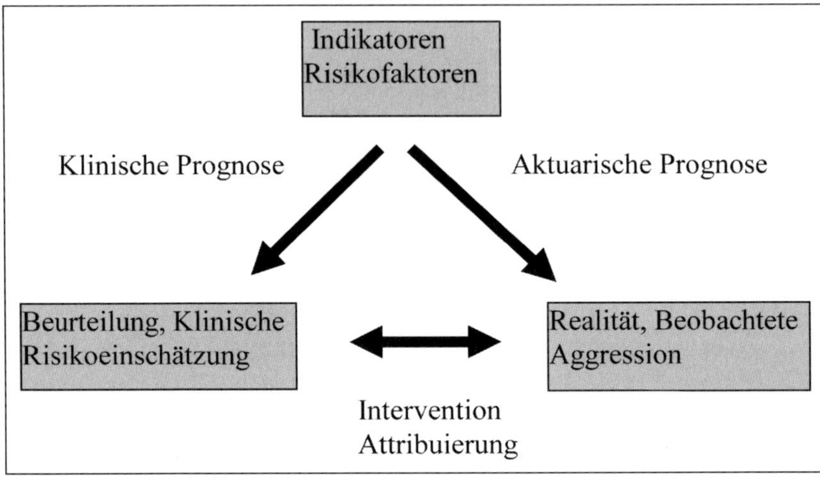

Abb. 3-1: Zusammenhang zwischen klinischer und aktuarischer Risikoeinschätzung

gelungen sollen in die Ausführungsbestimmungen zum Maßregelvollzugsgesetz Eingang finden. Die Gewährung von Urlaub oder die späteren Entscheidungen über eine Aussetzung der Maßregel zur Bewährung werden derzeit von der Arbeit der Prognoseteams nicht betroffen sein. Das Gesamtkonzept soll der politischen Forderung nach einer doppelten externen Zweitbegutachtung von Gewalt- und Sexualstraftätern vor jeder erstmaligen Gewährung von Ausgang nachkommen, ohne dass die Unterbringungsdauer unnötig und kostentreibend verlängert wird.

Ein Beispiel für ein methodisch ausgefeiltes ausschließlich auf empirischen Daten beruhendes Prognoseverfahren ist der Violence Risk Appraisal Guide (VRAG) von Harris et al. (1993). Vom Autor dieses Buches wurde erstmals 1985 ein differenzierter Kriterienkatalog vorgelegt, der mit Hilfe einer Analyse von Prognosegutachten erfahrener Gerichtsgutachter entwickelt wurde (*Ehlers et al.,1985; Nedopil,1986*). In den letzten Jahren wurden eine Vielzahl von Kriterien gesammelt und Kataloge erarbeitet, die delinquentes und insbesondere aggressives oder sexuell deviantes Verhalten prognostisch besser einschätzen lassen sollen (*Boer et al.,1997; Bonta,2002; Browne & Howells,1996; Goldstein & Keller,1987; Hanson,2000; Harris et al.,1993; Hodge,2002; Lewis & Webster,2004; Nuffield,1982; Rehder,2001; Weber,1995*). Viele von ihnen, z.B. der Violent Recidivism Assessment Guide (VRAG) von *Harris et al. (1993)*, der HCR-20 von *Webster & Eaves (1995*

und *1997)*, die Prädiktorenlisten der "Mc Arthur Risk Study" (*Monahan & Steadman,1994*), der Kriterienkatalog von Dittmann für das Strafvollzugskonkordat der Nordwest- und Innerschweiz (*Dittmann,1998*) und der überarbeitete Merkmalskatalog des Autors (*Nedopil,1997*), haben einen großen Überlappungsbereich. Es zeigt sich somit, dass klinische Erfahrungen und empirische Untersuchungen zumindest in weiten Bereichen zu vergleichbaren Prädiktoren gelangen. In vielen Prognoseinstrumenten ist die PCL-R von Hare (1990) enthalten. In nahezu allen Instrumenten haben die anamnestischen und die objektiv feststellbaren Daten ein Übergewicht.
Bevor Prognoseinstrumente angewendet werden können, ist allerdings einiges Vorwissen über Prognosen im Allgemeinen erforderlich und es sind eine Reihe von Vorbedingungen zu erfüllen, ohne gravierende Fehlschlüsse aus einer Anwendung von Prognoseinstrumenten gezogen würden.

4. Theoretische Voraussetzungen für Prognoseerstellungen

Die Unzulänglichkeit prognostischer Entscheidungen hat vor allem wissenschaftstheoretische Gründe, auf die auch in der Vergangenheit immer wieder hingewiesen wurde (z.B. *Kühl & Schumann,1989*). Die Möglichkeiten der wissenschaftlichen Vorhersage menschlichen Verhaltens allgemein sind relativ begrenzt und nur für überschaubare Zeiträume möglich (*Arthur, 1971*). Seltenes menschliches Verhalten ist wie alle seltenen Ereignisse noch weit schwerer prognostizierbar (*Laves,1975; Rosen,1954*).

4.1 Mathematisch-statistische Grundlagen von Prognosen

Mit keiner Prognosemethode lassen sich die Rückfälligen vollständig von den Nicht-Rückfälligen trennen. Es besteht immer ein mehr oder weniger großer Überlappungsbereich (Siehe Abb.4-1 schattiert).
Jede Prognose leidet im Prinzip unter zweierlei Irrtümern: Einmal gibt es jene, bei denen das erwartete Verhalten eintrifft, obwohl es nicht vorher gesagt wurde (false negatives), und zum anderen jene, bei denen das erwartete Verhalten nicht eintrifft, obwohl es vorhergesagt wurde (false positives). Je nachdem, wo man die Trennlinie zwischen den beiden Gruppen (den Rückfälligen und den Nicht-Rückfälligen) zieht, d.h. je nachdem, wo man den Cut-off-Wert eines Instrumentes definiert, ändert sich die Zahl der falsch Positiven und die Zahl der falsch Negativen. Die beste Trennung und die höchste Trefferquote erreicht man in dem Beispiel von Abbildung 4-1: bei einem Cut-off Wert von 16 (durchgezogene Linie). Man wird dann immer noch eine Reihe von Fehleinschätzungen in Kauf nehmen müssen. Das Verhältnis von richtigen Einschätzungen zu Fehleinschätzungen wird in Vier-Felder-Tafeln verdeutlicht. Dabei werden jene, bei denen man das zu untersuchende Ereignis (z.B. den kriminellen Rückfall) vorhersagt, als positiv (für Rückfall) (positives = „p“) bezeichnet, diejenigen, bei denen man ihn

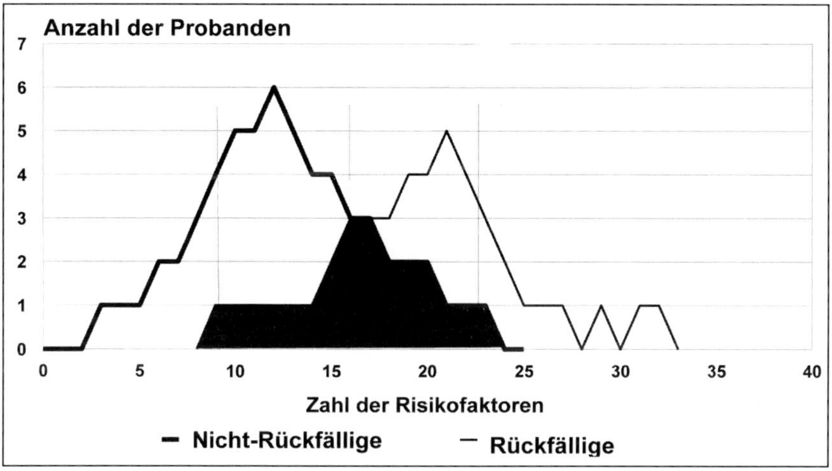

Abb. 4-1: Überlappung der Werte zwischen den Rückfälligen und den Nicht-Rückfälligen bei einer Trefferquote von 75% und einer Basisrate von Rückfälligkeit von 40% (100 Begutachtungen)

nicht vorhersagt, als negativ (negatives = „n"). Diese Vorhersage kann sich als richtig erweisen (richtig (true) = „t") oder als falsch (falsch (false) = „f"). Es gibt also folgende vier Möglichkeiten (siehe Tabelle 4-1):
Das Ereignis wird vorhergesagt und trifft auch ein (true positives = tp).
Das Ereignis wird vorhergesagt, trifft aber nicht ein (false positives = fp)
Das Ereignis wird nicht vorhergesagt und trifft auch nicht ein (true negatives = tn)
Das Ereignis wird nicht vorhergesagt, trifft aber dennoch ein (false negatives = fn)

Da bei den meisten Prognosemethoden die Treffsicherheit nicht über einen bestimmten Grad hinaus verbessert werden kann, muss man sich entscheiden, welchen Anteil von falsch positiven und falsch negativen Entscheidungen man in Kauf nimmt. Üblicherweise werden falsch positive Entscheidungen dann in Kauf genommen, wenn die dadurch bedingte Last oder der dadurch bedingte Schaden nicht allzu groß ist. Man nimmt den leichten Regenschirm mit, weil man den Regen prognostiziert, nimmt aber auch in Kauf, dass man ihn umsonst getragen hat, weil man eine falsche Prognose abgegeben hat. Man unterzieht sich einer wenig eingreifenden Vorsorgeuntersuchung, weil man sogar erhofft, dass sich die Indikation für diese Unter-

Tabelle 4-1: Vierfeldertafel bei Prognosebeurteilungen

		Reale Entwicklung		
		Kein Rückfall	Rückfall	Summe
Prognose	kein Rückfall	tn	fn	tn + fn
	Rückfall	fp	tp	fp + tp
	Summe	tn + fp	fn + tp	Gesamtsumme

Trefferquote: (tp + tn)/ Gesamtsumme;
Fehlerquote: (fp + fn)/ Gesamtsumme;
Sensitivität tp/ (fn + tp);
Spezifität tn / (tn+ fp)

suchung (Krebsfrüherkennung) als falsch herausstellen wird. Demgegenüber wird man falsch positive Entscheidungen vermeiden wollen, wenn die daraus resultierenden Lasten schwerwiegend und die Konsequenzen gravierend sind. Eine schwerwiegende Operation (z.B. eine Amputation einer Brust oder eines Beines) würde man wohl nur durchführen lassen, wenn es ziemlich sicher wäre, dass eine Krankheit dies auch erfordern würde, weil ansonsten das Leben oder das Wohlbefinden massiv bedroht wären. Unnötige Operationen aufgrund von Fehldiagnosen und damit verbundenen (falsch positiven) Fehlprognosen würde man tunlichst vermeiden.

Die Beurteilungsgröße, die sich auf die falsch Negativen bezieht, wird als Sensitivität oder Sensibilität einer Methode bezeichnet. Sie wird mit der Formel Sensitivität = tp/ (fn + tp) berechnet. Je niedriger der Anteil der false negatives ist, desto höher ist die Sensitivität der Methode. Ist dieser Anteil „0", nimmt die Sensitivität einen Wert von 1 an. Die Beurteilungsgröße, die sich auf die falsch Positiven bezieht, wird als Spezifität bezeichnet. Sie berechnet sich nach der Formel Spezifität = tn / (tn + fp). Je niedriger der Anteil der false positives, desto spezifischer ist die Methode. Ist dieser Anteil „0", nimmt die Spezifität einen Wert von 1 an.

Wie hoch die Zahl der false negatives und die false positives tatsächlich ist, hängt zudem von der Basisrate des vorherzusagenden Verhaltens ab. Dies soll an einem Beispiel erläutert werden.

Bei einer Basisrate für Rückfälle von 40 % (entspricht der Rückfallrate aller Häftlinge innerhalb von fünf Jahren) und einer Trefferquote der Methode von 75 % ergäben sich bei 100 Begutachtungen 40 Rückfälle, wovon aufgrund der Fehlerquote der Methode 30 vorhergesagt worden wären; 10 Probenden hätten aber fälschlicherweise eine günstige Prognose erhalten. Von den 60 Probenden, die keinen Rückfall verursacht hätten, wären 15 falsch als rückfällig prognostiziert worden.

Tabelle 4-2: Vierfeldertafel bei einer Rückfallrate von 40% und einer Trefferquote von 75%

		Reale Entwicklung		
		Kein Rückfall	Rückfall	Summe
Prognose	kein Rückfall	45	10	55
	Rückfall	15	30	45
	Summe	60	40	100

Trefferquote: (tp + tn)/ Gesamtsumme; 0,75
Fehlerquote: (fp + fn)/ Gesamtsumme; 0,25
Sensitivität tp/ (fn + tp); 30/40 = 0,75
Spezifität tn / (tn+ fp); 45/60 = 0,75

Tabelle 4-3: Vierfeldertafel bei einer Rückfallrate von 20% und einer Trefferquote von 75%

		Reale Entwicklung		
		Kein Rückfall	Rückfall	Summe
Prognose	kein Rückfall	60	5	65
	Rückfall	20	15	35
	Summe	80	20	100

Trefferquote: (tp + tn)/ Gesamtsumme; 0,75
Fehlerquote: (fp + fn)/ Gesamtsumme; 0,25
Sensitivität tp/ (fn + tp); 15/20 = 0,75
Spezifität tn / (tn+ fp); 60/80 = 0,75

Beträgt hingegen die Basisrate für Rückfälle nur 20 Prozent (z.B. Basisrate der Rückfälligkeit bei sexuellem Kindsmissbrauch), gehen 5 Fehlprognosen zu Lasten der Allgemeinheit und 20 Fehlprognosen zu Lasten der Verurteilten (siehe Tabelle 4-3). Je niedriger die Basisrate für Rückfälle ist, desto höher ist die Zahl der falsch Positiven. Eine niedrige Basisrate führt in aller Regel zu einer Überschätzung, eine hohe Basisrate zu einer Unterschätzung des Problems. Statistische Überlegungen zeigen auch, dass eine Methode keinen Zuwachs an Erkenntnis bringt, wenn die Basisrate niedriger ist als die Trefferquote (*Faust & Nurcombe,1989; Gouvier,1998*). Man würde im Vergleich zur Anwendung einer Methode mit einer Trefferquote von 75% ein statistisch besseres Ergebnis erzielen, wenn man bei einer Basisrate für Rückfälligkeit von 20% alle entlassen und bei einer Basisrate von 80% alle untergebracht halten würde.

Bei Rückfallprognosen von Rechtsbrechern macht die Forderung nach hoher Sicherheit für die Allgemeinheit ein Instrument mit hoher Sensitivität erforderlich. Bei gravierenden Delikten ist man nicht bereit, 5 oder 10 Fehlprognosen zu Lasten der Allgemeinheit (false negatives) bei 100 Begutachtungen in Kauf zu nehmen. Man muss, um derartige Fehlprognosen weitgehend zu vermeiden, die Sensitivität der Methode erhöhen (linke Linie in Abb. 4-1). Eine Erhöhung der Sensitivität, so dass nur eine Fehlprognose zu Lasten der Allgemeinheit (fn) gestellt wird, führt im obigen Beispiel (Basisrate für Rückfälle = 20%; Trefferquote der Methode = 75 %) zu 68 Fehlprognosen, die von den Verurteilten zu tragen sind (fp) (siehe Tabelle 4-4: Werte in Klammern). Die Sensitivität beträgt dann 0,95, die Spezifität allerdings nur 0,15. Bei gleich bleibender Trefferquote des Instrumentes geht eine hohe Sensitivität zu Lasten der Spezifität, d.h. sie führt zwangsläufig zu einer Erhöhung der false positives.

Wie dargestellt wird üblicherweise für schwerwiegende Eingriffe, wie größere Operationen, eine hohe Spezifität der diagnostischen und prognostischen Methode verlangt, damit nicht falsche Eingriffsindikationen gestellt werden. Auch ein Freiheitsentzug ist ein schwerwiegender Eingriff, der umso schwerer wiegend wird, je länger er dauert. Je höher aber die Spezifität eines Verfahrens gewählt wird, desto größer ist das Risiko, dass es zu falsch negativen Prognosen kommt (rechte Linie in Abb. 4-1). Dabei würde eine Rückfallgefahr nicht erkannt, obwohl einige Untersuchte tatsächlich rückfällig werden. Wollte man in obigem Beispiel fordern, dass nur einer fälschlicherweise eingesperrt bleibt, so würden 18 Täter entlassen, die später rück-

Tabelle 4-4: Vierfeldertafel bei einer Rückfallrate von 20% und einer Trefferquote von 75% bei Inkaufnahme eines Rückfalls bei 100 Begutachtungen

		Reale Entwicklung		
		Kein Rückfall	Rückfall	Summe
Prognose	kein Rückfall	60 (12)	5 (1)	65 (13)
	Rückfall	20 (68)	15 (19)	35 (87)
	Summe	80	20	100

( ) Veränderung der Zahlen bei Inkaufnahme eines Rückfalls bei 100 Begutachtungen

Trefferquote: (tp + tn)/ Gesamtsumme; 0,31

Fehlerquote: (fp + fn)/ Gesamtsumme; 0,69

Sensitivität tp/ (fn + tp); 19/20 = 0,95

Spezifität tn / (tn+ fp); 12/80 = 0,24

Tabelle 4-5: Vierfeldertafel bei einer Rückfallrate von 20% und einer Trefferquote von 75% bei Inkaufnahme eines zu Unrecht Untergebrachten bei 100 Begutachtungen

		Reale Entwicklung		
		Kein Rückfall	Rückfall	Summe
Prognose	kein Rückfall	60 (79)	5 (18)	65 (97)
	Rückfall	20 (1)	15 (2)	35 (3)
	Summe	80	20	100

( ) Veränderung der Zahlen bei Inkaufnahme eines zu Unrecht Untergebrachten bei 100 Begutachtungen
Trefferquote: (tp + tn)/ Gesamtsumme; 0,31
Fehlerquote: (fp + fn)/ Gesamtsumme; 0,69
Sensitivität tp/ (fn + tp); 2/20 = 0,1
Spezifität tn / (tn+ fp); 79/80 = 0,987

fällig werden würden. Die Spezifität der Methode beträgt dann 0,987 und die Sensitivität 0,1 (Tabelle 4-5).
Wie hoch die Sensitivität und die Spezifität für den Eingriff „Freiheitsentzug zur Verhinderung eines delinquenten Rückfalls" sein müssen, ist nirgendwo festgelegt. Das Bundesverfassungsgericht hat jedoch deutlich gemacht, dass diese Maße je nach Fragestellung unterschiedlich sind (Verhältnismäßigkeitsgrundsatz). Es wurde aber weder bestimmt, wie hoch das von der Allgemeinheit zu tragende Restrisiko (Entscheidung des Bundesverfassungsgerichts vom 22.3.1998) noch wie hoch der den Untergebrachten zuzumutende Grad an Fehleinschätzungen (Entscheidung des Bundesverfassungsgerichts vom 5.2.2004) sein darf.
An derartigen Überlegungen zur Validität von Prognoseverfahren hat *Urbaniok (2004)* Kritik angemeldet. Seiner Auffassung nach geht es bei der „legalprognostischen Risikokalkulation stets um Wahrscheinlichkeitsaussagen ..., die Risikodispositionen beschreiben, ... die sich aus individuellen Eigenschaften, d.h. personenbezogenen Merkmalen ergeben". Er empfiehlt Risikoprofile zu erstellen, die für den untersuchten Menschen eine individuelle Rückfallwahrscheinlichkeit errechnen lassen. Ohne dass hier eine eingehende Auseinandersetzung mit der Frage, wie individuelle Wahrscheinlichkeiten validiert werden können, erfolgen soll, muss darauf hingewiesen werden, dass auch in den von ihm kritisierten Artikeln darauf hingewiesen wurde, dass es Aufgabe des Gutachters ist, den Untersuchten einer möglichst homogenen Untergruppe zuzuordnen, deren Rückfallrate bekannt ist. Derartige Rückfallraten wurden von verschiedenen Autoren

sowohl für bestimmte Delikte wie für einige Prognoseinstrumente berechnet und in den Kapiteln 6.2, 6.9 und 6.10 referiert. Allerdings lassen sich durch diese Lösungen die grundsätzlichen Fragen, ob Prognosen zutreffen oder nicht, wie hoch die Treffsicherheit eines Prognoseverfahrens ist und wie hoch der Anteil an Fehlprognosen ist, nicht beantworten. Auch die meisten anderen Autoren, die sich mit der Methodik von Prognoseerstellungen befassen, sehen die Problematik eher nicht wie Urbaniok (*Endres, 2000, 2002; Gigerenzer, 2000; Monahan et al., 2002*).

4.2 Statistische Analysen von Prognosestudien

Neben den bereits beschriebenen Messgrößen zur Erfassung der Treffsicherheit von Prognosen wie Trefferquote und Fehlerquote, Sensibilität und Spezifität werden weitere statistische Prüfgrößen verwendet, um die Qualität prognostischer Aussagen zu quantifizieren.

4.2.1 Korrelation

Die Korrelation (abgekürzt „r") gibt den quantitativen Zusammenhang zwischen zwei Merkmalen oder Ereignissen wieder, ohne dass dadurch auf eine Kausalität geschlossen werden kann. Der Korrelationskoeffizient kann absolut zwischen 0 (kein Zusammenhang) und 1 (vollständiger Zusammenhang) liegen. Beispielsweise wurde zwischen dem PCL-R-Wert und krimineller Rückfälligkeit in verschiedenen Untersuchungen eine Korrelation von r = 0,25 bis r = 0,3 gefunden. Daraus ist abzuleiten, dass zwischen PCL-R und krimineller Rückfälligkeit ein erkennbarer, aber eher geringer Zusammenhang besteht.

4.2.2 Odds-Ratio und relatives Risiko

Die Begriffe odds-ratio (OR) und relatives Risiko (RR) stammen aus der epidemiologischen Forschung. Ihre Berechnung soll an einem Beispiel verdeutlicht werden, welches aus unseren Nachuntersuchungen im Rahmen des Münchner Prognoseprojekts stammt.

Merkmal (Schizophrenie)	Ereignis (Gewalttätige Rückfälle)		Summe
	Ja	Nein	
Ja	(jj)1	(jn)24	(sj)25
Nein	(nj)31	(nn)206	(sn)237
Summe	32	226	262

Die odds-ratio (OR) besagt, wie viel mal häufiger Personen mit einem bestimmten Merkmal eine bestimmte Verhaltensweise zeigen als diejenigen, die dieses Merkmal nicht haben.
OR = [(jj)x(nn)] : [(nj)x(jn)] = [1x206] : [31x24] = 0,28
Die Tatsache, dass Schizophrene in unserer Untersuchung (siehe Kapitel 8.1) eine odds-ratio von 0,28 in Bezug auf gewalttätige Rückfälle hatten, besagt, dass sie nur ein Viertel mal so häufig mit Gewalttaten rückfällig wurden wie die Gesamtstichprobe.
Das Relative Risiko (RR) erlaubt eine ähnliche Aussage, bezieht sich aber auf eine untersuchte Kohorte als Gesamtstichprobe
RR = [(jj)x(sn)] : [(nn)x(sj)] = [1x237] : [31x25] = 0,31

4.2.3 Receiver Operating Characteristics (ROC)

Heute werden vor allem „receiver operating characteristics" (ROCs) verwendet, um die Genauigkeit von Prognoseinstrumenten zu prüfen (*Mossman, 1994*). Diese Methode wurde ursprünglich im Kontext von Signalübertragung im Maschinenwesen und der Psychophysik entwickelt und bereits im 2. Weltkrieg eingesetzt, um zwischen Zielen und Nicht-Zielen zu unterscheiden, beispielsweise zwischen dem Rauschen und dem Signal oder Ziel auf einem Radarempfänger. Der Ausdruck „receiver operating characteristics" beschreibt, dass die „Charakteristika" eines Tests analysiert werden können, und der „Receiver" - der „Datenempfänger" - mit jedem beliebigen Kurvenpunkt „operieren" kann. Die ROC Kurve ist somit die Funktion der „Trefferrate" oder der Rate der Richtig-Positiven (Sensitivität) zur Rate falscher Alarme (oder 1 minus Spezifität) (Siehe Abb. 4.7). Die ROC-Kurve zieht durch die Koordinaten (0/0) und (1/1). Anhand der Fläche unter der Kurve („area-under-the-curve" = AUC) kann die Treffsicherheit oder Validität eines Prognoseinstruments beurteilt werden: Je größer die AUC, desto größer ist die Differenz an jedem Punkt zwischen der Trefferrate und der Falscher-Alarm-Rate und desto besser ist das Vorhersagemodell. Je größer die Fläche, desto höher die Wahrscheinlichkeit, dass ein zufällig selektionierter rückfälliger Proband einen höheren Wert in einem Prognoseinstrument hat als ein zufällig selektionierter, nicht-rückfälliger Proband. Die positive Diagonale ist eine Linie, an der die „Trefferrate" gleich der „Falsche-Alarm-Rate" ist (Sensitivität = 1 minus Spezifität). An den Punkten der Diagonale kann der Test nicht zwischen rückfällig und nicht-rückfällig unterscheiden, die AUC beträgt .50 oder 50%. Ein perfektes Instrument hingegen besitzt einen oder mehrere Schnittpunkte, an denen Sensitivität und Spezifität gleichzeitig 1 betragen. Die ROC-Kurve wäre in diesem Falle eine horizontale Linie, die die Punkte (0/1) und (1/1) verbindet. ROCs sind unabhängig von der Basisrate und vom Niveau des Grenzwertes zur Klassifizierung von Rückfälligkeit (*Rice & Harris,1995*).

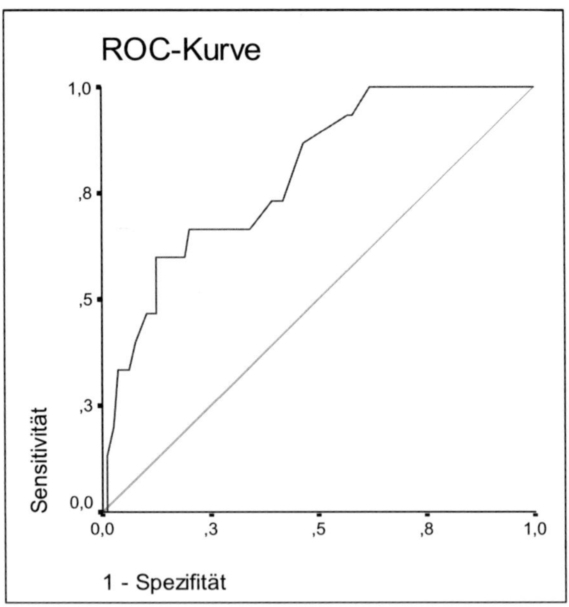

Abb. 4-2: ROC-Kurve als Beispiel PCL-R und gewalttätige Rückfälle

4.2.4 Überlebensfunktionen

Um den Zeitpunkt der Rückfälle zu ermitteln werden im Allgemeinen Überlebensfunktionen berechnet. Heute werden vorwiegend Überlebensfunktionen nach Kaplan-Meier berechnet, bei denen die beobachtete Häufigkeit von (ersten) Rückfällen zu jedem Zeitpunkt grafisch dargestellt wird (Siehe Abb. 4-3). Die Überprüfung der statistischen Signifikanz unterschiedlicher Überlebensfunktionen erfolgt mit drei nichtparametrischen linearen Tests. Der Mantel-Cox-Test, der auch unter dem Namen Log-Rank-Test bekannt ist, gewichtet alle Ereignisse genau gleich; der Breslow Test gewichtet frühere stärker, ist aber dadurch weniger sensitiv zu später auftretenden Ereignissen, wenn also nur noch ein geringer Teil der Probanden in der Beobachtungsstichprobe verbleibt. Der Tarone-Ware-Test gewichtet in einem mittleren Bereich.

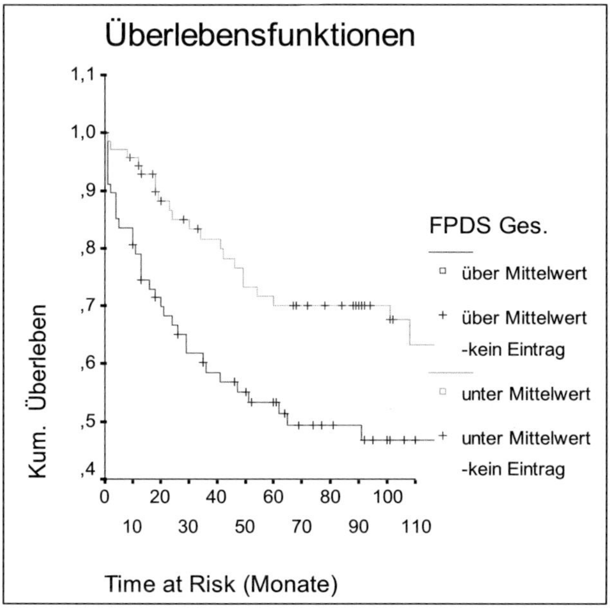

Abb. 4-3: Überlebensfunktion nach Kaplan-Meyer (Beispiel: ILRV Gesamtwert Probanden über Mittelwert vs. Probanden unter Mittelwert)

4.3 Einzelfallbezogene Anwendung von Prognoseverfahren

Alle statistischen Überlegungen und die daraus abgeleiteten Bewertungsmaßstäbe, deren Kenntnis für die Interpretation prognostischer Verfahren sicher erforderlich ist - ebenso wie alle Wahrscheinlichkeitsangaben –, beziehen sich auf Gruppen- oder Stichprobenuntersuchungen und auf Aussagen über Gruppen oder Stichproben, nicht jedoch auf den Einzelfall. Dies gilt für Vorsorgeuntersuchungen mit der Frage, ob der Untersuchte an Krebs erkranken wird, ebenso wie für die Frage, ob ein Rechtsbrecher rückfällig werden wird. Die Entwicklung von Prognosemethoden und deren richtige Anwendung im Einzelfall sind naturwissenschaftliche und humanwissenschaftliche Aufgaben und keine juristischen. Die juristische Aufgabe ist es zu definieren, ab welchen Kennwerten eingegriffen werden soll.
Die Übertragung der jeweiligen statistischen Überlegungen auf den Einzelfall ist von verschiedenen Theoretikern und Methodikern versucht und an Beispielen veranschaulicht worden (*Eddy,1982; Kahneman & Tversky,1973; Kürzl,2004*) (Zusammenfassung bei Gigerenzer (2000)). Schon 1763 hat Bayes versucht, diese Frage anhand einer mathematischen Formel zu lösen:

$$p(H|D) = \frac{p(D|H) \cdot p(H)}{p(D|H) \cdot p(H) + p(D|\angle H) \cdot p(\angle H)}$$

Bayes Theorem (1763)

Wobei
H eine Hypothese (Proband wird rückfällig)
- H die Alternativhypothese (Proband wird nicht rückfällig)
D die vorliegenden Daten (bzw. ein beobachtbares Ereignis)
p(H) a priori Wahrscheinlichkeit von H (p Proband rückfällig = 0,2)
p(H|D) a posteriori Wahrscheinlichkeit von H nach dem Eintreten von D
p(D|H) Wahrscheinlichkeit für D, falls H gilt (Zuverlässigkeit der Methode = 0,75)
p(D|-H) Wahrscheinlichkeit für D, falls -H gilt (Zuverlässigkeit der Methode = 0,25)
p (-H) Wahrscheinlichkeit für –H (p Proband nicht rückfällig = 0,8)

Die komplizierten Ableitungen, die aus dieser Formel und aus den methodischen Überlegungen folgen, können hier nicht dargestellt werden, lassen

jedoch als wichtige Erkenntnis zusammenfassen, dass die Einzelfallentscheidungen mit größeren Unsicherheiten verknüpft sind, als die Gruppenanalysen dies vermuten lassen. Auf diese Schwierigkeiten haben schon in den 80er Jahren des vorigen Jahrhunderts verschiedene Fachleute (*Monahan, 1981*) hingewiesen und daraus gefolgert, dass Humanwissenschaftler zwar Risikofaktoren benennen können, dass aber individuelle Vorhersagen mit unzulässig großen Irrtumsmöglichkeiten verbunden sind. Die praktische Prognoseforschung hat aus diesen theoretischen Überlegungen Konsequenzen gezogen. Demnach ist eine Risikoeinschätzung im konkreten Einzelfall nur dann sinnvoll, wenn sie mit einem adäquaten Risikomanagement verbunden ist (*Bjorkly,2004; Freese,2003; Green et al.,2004; Hodgins & Müller-Isberner,2004; Monahan & Silver,2003; Nedopil,2000*).
Während bei der allgemeinen Risikoeinschätzung die Fragen lauteten „Wer wird rückfällig?", „Mit welcher Wahrscheinlichkeit wird der Rückfall eintreffen?" und „Welche Risikofaktoren können wir im Einzelfall identifizieren?", sollte heute die Frage differenzierter etwa folgendermaßen formuliert werden: „Wer wird wann, unter welchen Umständen, mit welchem Delikt rückfällig und wie können wir es verhindern?"
Die Differenzierung besteht darin, dass sowohl individuelle Merkmale (wer?) zu berücksichtigen sind, die sich z.B. in persönlichkeitsgebundenen Risikofaktoren wie Dissozialität, Krankheit, kriminelle Vorgeschichte ausdrücken, als auch zeitliche Dimensionen (wann?): Ist der Rückfall z.B. unmittelbar nach einer Entlassung oder nach vielen Jahren zu erwarten. Darüber hinaus umfasst die Frage auch die situative Bedingtheit eines potentiellen Rückfalls (unter welchen Umständen?), etwa ob er bereits in der Einrichtung, ob er schon bei Lockerungen befürchtet werden muss oder erst, wenn der Betreffende ganz sich selber überlassen ist, oder etwa nur in spezifischen Krisensituationen. Letztendlich muss auch die Frage der adäquaten Intervention zur Rückfallvermeidung aufgeworfen werden: Welche Art der Therapie und welches Maß an Kontrolle reichen aus, um einen möglichen Rückfall zu verhindern?
Die differenzierte Fragestellung hat auch eine differenzierte Methodik der Begutachtung zur Folge. Bei einer solchen Methodik kann zwischen drei verschiedenen Konzepten unterschieden werden:

1. ein *idiographisches Konzept*,
   bei welchem eingeschliffene individuelle Verhaltensmuster, die ein Wiederauftreten des Verhaltens wahrscheinlich machen, zur Grundlage der Beurteilung gemacht werden. Derartige eingeschliffene Verhal-

tensweisen, die zu oft wiederkehrendem Fehlverhalten führen, sind allerdings selten. Häufig wird deswegen

2. ein *nomothetisches Konzept*
   verfolgt, bei dem empirische Erkenntnisse aus einer Vielzahl von Untersuchungen auf den Einzelfall angewandt werden. Dieses Konzept ist die Grundlage der heute gängigen empirisch begründeten Prognoseinstrumente. Dieses Konzept allein reicht jedoch häufig auch nicht aus und ermöglicht kaum eine Individualprognose.
   Hierzu kann
3. ein *hypothesengeleitetes Konzept,*
   dienen, das auf der Entwicklung einer individuellen Hypothese zur Delinquenzgenese beruht. Dabei müssen die spezifischen Risikofaktoren, die der Hypothese zugrunde liegen, identifiziert werden. Hierzu bieten die Prognoseinstrumente eine wertvolle Hilfe. Anschließend muss das Fortbestehen der Risikofaktoren im Einzelfall, ihre aktuelle Relevanz und ggf. ihre Kompensation durch protektive Faktoren überprüft werden. Damit wird die Prognoseerarbeitung zu einem Prozess, der auch die Anwendung empirischen Wissens für den Einzelfall möglich macht. Dieser Prozess wird in Kapitel 9 näher erläutert.

Von vielen Fachleuten wird immer wieder beklagt, dass auch heute noch die von Klinikern abgegebenen Einzelfallprognosen eher deren Gefühl oder Privatvorstellungen widerspiegeln und weniger auf wissenschaftlich gesicherten Erkenntnissen beruhen (*Eucker,1998; Green & Baglioni,1997*). Die Frage, warum klinische Praktiker sich so wenig um das in der Forschung angesammelte Wissen bemühen, bleibt bislang unbeantwortet, hat aber dazu geführt, dass die Forschung immer wieder versucht hat, plausiblere und handhabbarere Entscheidungsmodelle zu entwickeln. Die Reduzierung der Merkmale auf 20 Risikokriterien im HCR-20 (*Webster et al.,1997*) ist ein solcher Versuch, dem Kliniker akzeptable Handlungsanweisungen zu geben, die gleichwohl auf die empirischen Grundlagen zurückgehen. Ein anderer Versuch wurde von Steadman et al. (2000) unternommen, die ebenfalls nur wenige Kriterien für klinische Gefährlichkeitsprognosen aufführten.
Die meisten Prognosegutachten, welche sich irgendwelcher Prognoseinstrumente bedienen, addieren die in den jeweiligen Instrumenten aufgeführten Risikofaktoren, die sie im Einzelfall vorfinden, unter der Vorstellung, dass die Rückfallgefahr umso höher ist, je mehr Risikofaktoren auf den Untersuchten zutreffen. Ein solches Vorgehen wird in den wenigsten Manualen der Prognoseinstrumente vorgegeben, obwohl es auf den ersten Blick plausibel erschiene. Eine Addition der Einzelmerkmale ist lediglich beim

PCL-R als grober Anhaltspunkt gerechtfertigt, aber auch hier sind anhand der Faktorenstruktur Differenzierungen sinnvoll, die eine individuelle Prognose zuverlässiger machen könnten (siehe Kapitel 6.1). Bei anderen Prognoseinstrumenten könnte eine Addition aller identifizierten Risikofaktoren sogar eher zu Fehleinschätzungen führen als wenn eine andere Entscheidungslogik verwendet wird (*Stadtland & Nedopil,2004*). Steadman et al. (2000) haben für die Prognose künftiger Gewalttaten bei klinischen Patienten anstatt logistischer Regressionen einen Entscheidungsbaum entwickelt, der sich aufgrund der Analyse von 967 klinischen Patienten ergab, die im Rahmen der McArthur Risk Assessment Study ein Jahr nach ihrer Klinikentlassung beobachtet wurden. Ein Teil dieses Entscheidungsbaums wurde in Abb. 4-4 dargestellt um die Logik dieses Entscheidungsprozesses verständlich zu machen.

Nach dieser Entscheidungslogik ist die erste Frage, ob die Kriterien einer Psychopathie nach Hare vorliegen. Wird diese Frage verneint, wird nach früheren polizeilichen Festnahmen gefragt. Waren diese selten erfolgt, ist die Frage nach kurz vorhergehender Gewalttätigkeit zu beantworten. Bei Verneinung dieser Frage folgt jene nach einer unfreiwilligen Hospitalisierung; lag eine solche nicht vor, muss beantwortet werden, ob eine floride psychotische Symptomatik vorliegt, falls dies nicht der Fall ist, muss die Frage gestellt werden, ob der Vater schon einmal von der Polizei festgenommen wurde, wird auch diese Frage verneint, wird zuletzt die Frage, ob der Patient in der Vergangenheit eine Kopfverletzung erlitten hat, gestellt. War dies der Fall, so liegt der Patient in einer Risikogruppe, bei der die Wahrscheinlichkeit einer Gewaltausübung in den Monaten nach der Entlassung aus dem Krankenhaus mit 0 bis 2,5 % sehr niedrig liegt. Die Autoren gingen davon aus, dass eine Entscheidung über die Zuordnung zu einer Risikogruppe ein Computerprogramm erfordert, welches von den Autoren kommerziell angeboten wird.

Ein vergleichbarer Entscheidungsbaum für die Beurteilung der Rückfallwahrscheinlichkeit von forensisch-psychiatrischen Patienten oder von Häftlingen liegt noch nicht vor. Allerdings wurde für diese Prognosen in der Schweiz ein Schema entwickelt, aufgrund dessen in ähnlicher Weise mit Hilfe eines in einem Computerprogramm verschlüsselten Algorithmus (*Urbaniok,2002*) Risikozuordnungen erfolgen. Auch dieses Programm und die entsprechenden Schulungen werden kommerziell angeboten. Allerdings muss erwähnt werden, dass derartige Entscheidungslogiken nicht neu sind. Bereits *Ballard & Gottfredson* haben 1963 eine vergleichbare Entscheidungsbaumstrategie veröffentlicht, die sich nicht nur wegen der relativ hohen Fehlerquote, son-

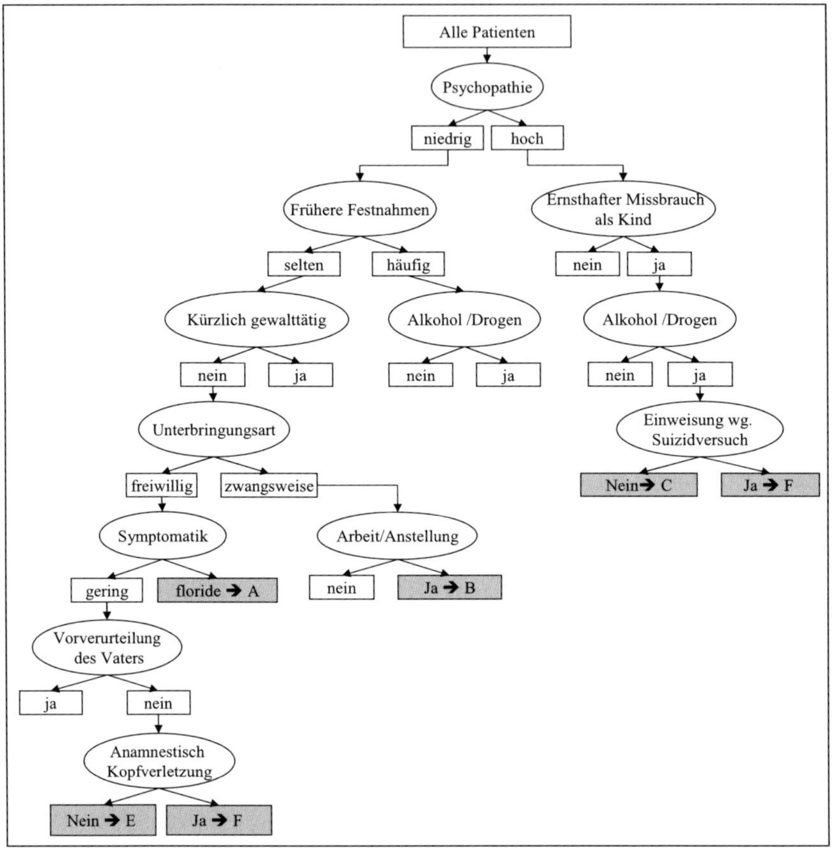

Reihenfolge der Risikogruppen

Risikogruppe	Rückfallwahrscheinlichkeit
C	50% bis 70%
D	30% bis 50%
E	2% bis 15%
B	0% bis 10%
F	0% bis 2,5%
A	0% bis 4%

Abb. 4-4: Entscheidungsbaum zur Beurteilung des Gewalttätigkeitsrisikos bei klinischen Patienten.

dern auch wegen des in einer solchen Methode enthaltenen Schematismus nicht durchgesetzt hat.
Ob bei der individuellen Prognose die schematische Anwendung von Prognoseinstrumenten im Sinne eines nomothetischen Konzeptes oder die differenzielle Gewichtung einzelner Risikofaktoren anhand eines vorgegebenen Schemas oder die klinische Erfahrung eine höhere Treffsicherheit bringen, ist noch nicht endgültig entschieden. Vom Autor wird den computergestützten Individualentscheidungen einige Skepsis entgegengebracht. Derartige Entscheidungen, die erhebliche rechtliche Konsequenzen nach sich ziehen, sollten für die Entscheidungsträger und die Betroffenen transparent und hinterfragbar sein. Erst wenn erwiesen ist, dass derartige - nicht mehr durchschaubare - Entscheidungen aufgrund eines in der Computersoftware enthaltenen Algorithmus fehlerfrei sind und somit keine oder wenige falsch Negative und falsch Positive erzeugen, oder wenn erwiesen ist, dass sie der methodisch sorgfältig erarbeiteten fachmännischen individuellen Rückfallprognose überlegen sind, erscheinen derartige Prognoseentscheidungen im forensischen Bereich von Bedeutung. Aus Sicht des Autors ist nach dem derzeitigen Wissensstand ein systematisches hypothesengeleitetes Vorgehen am ehesten geeignet, die empirischen Erkenntnisse transparent und nachvollziehbar auf den Einzelfall anzuwenden (Siehe Kapitel 9).

4.4 Statische und dynamische Risikofaktoren

Eine weitere Entwicklung der letzten 20 Jahre ist die bewusste Trennung der Risikofaktoren aufgrund ihrer unterschiedlichen Qualität. Eine Reihe von Forschern hat relativ unabhängig voneinander die in den Prädiktorenlisten enthaltenen Parameter in statische und dynamische Prädiktoren aufgeteilt. (*Andrews & Bonta,1994, Quinsey et al.,1998, Nedopil,1997*). *Hanson & Bussière (1998*) haben die dynamischen Faktoren in die "fixierten dynamischen" und die "akut dynamischen" differenziert. Etwas plakativ kann man die Risikofaktoren folgendermaßen einteilen (s.a. *Nedopil,2000*).

1. *Statische Risikofaktoren;* sie setzen sich aus anamnestischen Daten, persönlichkeitsgebundenen Dispositionen und kriminologischen Faktoren zusammen; sie bilden die Grundlage der aktuarischen Risikoeinschätzung und sagen, um wen man sich Sorgen machen muss.
2. *Dynamische Risikofaktoren*; diese werden weiter unterschieden in:
   - *fixierte dynamische Risikofaktoren*; sie beinhalten Fehlhaltungen und -einstellungen sowie risikoträchtige Reaktionsmuster. Sie erlauben

eine Einschätzung der Behandlungsmöglichkeit und besagen, bei wem Änderungen möglich und erreichbar sind;
und

- *aktuelle, sich ändernde Risikofaktoren*; sie bestehen aus klinischer Symptomatik, Einstellung und Verhalten in verschiedenen Situationen, z.B. dissoziales Verhalten in einer Einrichtung. Sie ermöglichen eine klinische Risikoeinschätzung und sagen, wann man sich Sorgen machen muss.

5. Basisraten für kriminelle Rückfälle – Ergebnisse einer Literaturübersicht

Gregor Groß und Norbert Nedopil

(Die Daten dieser Arbeit entstammen der Dissertation von Gregor Groß, die eine ausführliche Darstellung enthält. Sie kann unter http://edoc.ub.uni-muenchen.de/archive/00001834/ abgerufen werden.)

Basisraten bezeichnen das Vorhandensein eines Merkmals in einer Population. Handelt es sich bei diesem Merkmal um eine Straftat, die innerhalb eines Zeitraums in einer Population, beispielsweise in der Bevölkerung eines bestimmten Landes begangen wurde, so bezeichnet man dies als Deliktrate oder als Basisrate der Delikte. Rückfallraten wiederum betrachten das wiederholte Auftreten eines Merkmals unter einer Population von Merkmalsträgern. Die vorliegende Übersicht befasst sich mit Rückfallraten (oder synonym: Rezidivraten) im Sinne erneuter Straftaten unter einer Population von Straftätern. Diese sind somit ein Sonderfall der Deliktraten. Rückfallraten, die aus Straftäterpopulationen verschiedener Länder gewonnen wurden, werden nur sinnvoll interpretierbar, wenn man die Deliktraten und die Methode ihrer Erhebung kennt. Deliktraten werden, im Gegensatz zu Rückfallraten, inzwischen in vielen Ländern erfasst.

Aus einem Vergleich der Deliktraten lassen sich länderspezifische Unterschiede hinsichtlich der gesellschaftlichen Bewertung von Straftaten erkennen. Eine gute Informationsquelle sind hier die Deliktraten, die von den Vereinten Nationen (UN, 2000) in regelmäßigen Abständen zusammengetragen werden. Diese Raten werden in der Regel als Kriminalitätsbelastungsziffern (KBZ) angegeben. Die KBZ besagt, wie viele Delikte es pro 100.000 der Referenzbevölkerung gibt. Die KBZ beispielsweise von Eigentumsdelikten ist in den USA, Kanada, der Tschechischen Republik, Bulgarien, der Slowakei und Estland besonders hoch. Eine besonders niedrige Rate findet sich in Weißrussland, der Schweiz, Norwegen und dem ehem. Jugoslawien. Gewaltdelikte sind nach dieser Statistik besonders hoch in den

Ländern der ehemaligen Sowjetunion und in den USA, niedrig hingegen in Kanada und in Westeuropa. Gewalt gegen Frauen wird besonders in den Ländern der ehemaligen Sowjetunion, in den USA, in Kanada, in Südafrika und in Nordeuropa verzeichnet, Korruption besonders häufig in Mittel-, Ost- und Südeuropa.

Auch wenn diese Zahlen eine Orientierungshilfe bei der vergleichenden Bewertung von Deliktraten sein können, so muss berücksichtigt werden, dass diese Zahlen nicht die tatsächliche Delinquenz widerspiegeln, sondern nur die erfassten Straftaten, und die Erfassung wiederum beruht auf der Bereitschaft der Bevölkerung, ein derartiges Delikt anzuzeigen, und der Bereitschaft von Gesetzgeber und Exekutive, ein derartiges Delikt auch als Straftat zu bewerten und zu verfolgen.

Einen weiteren Ansatz zur Bestimmung der Deliktraten liefern Viktimisierungsraten. In den USA werden seit 1972 jedes Jahr Umfragen in etwa 45.000 Haushalten durchgeführt, ob im Laufe des letzten halben Jahres jemand Opfer eines Verbrechens geworden ist (Maltz & Zawitz, 1998). Hierdurch wird erhofft, die Dunkelziffer besser erfassen zu können. Aus dem Vergleich der Deliktraten mit den Viktimisierungsraten lassen sich Dunkelzifferraten in Höhe von etwa 100% ableiten, vermutlich sind sie noch höher. Die hohe Dunkelzifferrate betrifft auch die Rezidivraten, ist hier jedoch nicht erforscht. Es gibt jedoch Überlegungen, dass sie nicht höher liegt als die bekannte Rezidivrate, wenn sowohl bei der Deliktrate wie bei der Rückfallrate die Dunkelziffern berücksichtigt werden und man zusätzlich von der Annahme ausgeht, dass polizeibekannte Täter häufiger identifiziert werden als Ersttäter. Eher hohe Dunkelzifferraten gibt es bei Sexualdelikten oder Gewalt im familiären Umfeld, eher niedrige Dunkelziffern bei Tötungsdelikten. Eine exakte Benennung der Höhe der Dunkelziffer ist jedoch nicht möglich.

Man unterscheidet Rückfälle im Allgemeinen, einschlägige und spezifische Rückfälle (Siehe Kap.1). Allerdings divergiert die Definition von „Einschlägigkeit" in verschiedenen Studien, außerdem lässt sich die Frage der weiteren Gefährlichkeit von Straftätern mit „Einschlägigkeit" nicht ausreichend beantworten. Wenn ein Kindsmissbraucher mit einem Tötungsdelikt rückfällig wird, so muss dies nicht einschlägig sein, ist aber nicht minder gefährlich. Im vorliegenden Vergleich der Studien werden daher, sofern möglich, die Rückfälle folgenden Gruppen zugeordnet: Rezidive insgesamt, das heißt jede Form erneuten delinquenten In-Erscheinung-Tretens. Sie wurde bei allen Straftätern berücksichtigt. Gewaltsame Rezidive (Tötungsdelikte; Körperverletzung; Raub; Nötigung; Vergewaltigung; aber auch Sachbeschädigung und Brandstiftung) werden bei Gewalttätern erfasst. Rezidive mit Gewalttaten und erneute Sexualdelikte werden bei Sexualstraftätern berücksichtigt, wobei alle Formen von illegalen sexuellen Handlungen wie Vergewaltigung, Exhibitionismus, Missbrauch Minderjähriger oder Abhängiger, illegale Pornographie erfasst wurden.

In vielen Studien wird nicht zwischen versuchten und ausgeführten Delikten unterschieden. Eine klare Trennung zwischen versuchten und vollendeten Straftaten ist auch nicht möglich, wenn beispielsweise das Opfer eines Tötungsversuches nur auf Grund des raschen Eintreffens eines erfahrenen Notarztes überleben konnte. Die fehlende Differenzierung muss jedoch bei der Bewertung der Daten berücksichtigt werden.

Die vorgelegten Daten basieren auf einer Literaturrecherche in gängigen Datenbanken Medline, Embase, PsyLit und KrimDok "KrimDok," 1990-2000); sie wurde erweitert über Recherchen mit Hife von Suchmaschinen im Internet. Eingeschlossen wurden Studien in englischer, französischer, russischer oder deutscher Sprache bis zum Publikationsjahr 2000. Darüber hinaus wurden 60 statistische Ämter, Polizeibehörden und Justiz- und Innenministerien angeschrieben. Geeignete Daten wurden jedoch nur von wenigen Ländern (Island, Norwegen und der Schweiz) zugesandt. Die Ergebnisse der ersten umfassenden Rückfalluntersuchung im deutschen Sprachraum (Jehle et al., 2003) wurden bei der Errechnung der Durchschnittswerte nicht berücksichtigt, ihre Ergebnisse werden jedoch in den jeweiligen Abschnitten als Referenzwerte angeführt.

Rückfälle werden unterschiedlich definiert (siehe Kap.1). Die niederschwelligsten Rückfallkriterien sind der Verdacht eines Rezidivs oder anonyme Selbstauskünfte von Straftätern. Als nächst höheres Kriterium werden „Wiederverhaftung", Festnahmen durch die Polizei oder Anklagen durch Strafverfolgungsbehörden klassifiziert. Wiederverhaftungsraten erfassen ein breites Spektrum von Normverstößen, z.B. auch Nichteinhalten von Bewährungsauflagen, und sind deshalb in ihrer Aussagekraft eingeschränkt. Wiederverurteilungen als Rückfallkriterium sind ein noch höherschwelligeres Rückfallkriterium, zumal nicht jedes Bagatelldelikt zu einer erneuten Verurteilung führt. Andererseits sagt eine erneute Aburteilung nichts über die Schwere der Rückfalltat. Die Wahrscheinlichkeit eines Rückfalls mit einer erheblichen Straftat kommt am ehesten in Form einer erneuten Strafhaft zum Ausdruck. Manche Autoren klassifizieren erneute Haftstrafen erst ab einer bestimmten Dauer (mehr als 30 Tage, mehr als drei Monate oder mehr als zwei Jahre) als Rezidiv im engeren Sinne, um den Fokus auf besonders gravierende Straftaten zu lenken; auf diese Unterscheidung wurde mangels ausreichender Fallzahlen in der vergleichenden Übersicht jedoch

verzichtet. Eine sehr differenzierte Unterteilung findet sich bei Jehle et al. (2003).
Bei der Interpretation von Rückfallraten, die aus der Literatur zusammengestellt werden, müssen weitere mögliche Fehlerquellen und Unsicherheiten bedacht werden: Unterschiedlich sind die in den Studien gewählten Beobachtungszeiträume von wenigen Monaten bis hin zu mehreren Jahrzehnten, wobei die Rückfallraten mit zunehmender Beobachtungsdauer zwangsläufig höher liegen. Bei Studien mit unterschiedlichen Beobachtungsdauern werden die mittleren Beobachtungszeiträume gewertet.
Weitere Unklarheiten bestehen, weil in einigen Studien die Zeit, die ein Delinquent in Freiheit verbracht hatte (time at risk), nicht explizit berücksichtigt wurde. Dieser Aspekt gewinnt an Bedeutung, wenn lediglich kurze Zeiträume zwischen Verurteilung und Rückfall bestehen. Dann besteht der Verdacht, dass die Gesamtrückfallrate oft auch intramural begangene Delikte erfasst.
Intramurale Straftaten kommen bekanntermaßen wesentlich seltener vor als extramurale, so dass die Werte, die in solchen Studien gewonnen werden, zu einer Unterschätzung der tatsächlichen Raten führen dürften. Zu einer Verfälschung der Daten führt auch der Einschluss von Sanktionen, die sich auf ein Delikt, das vor Studieneinschluss begangen, aber später sanktioniert wurde, beziehen.
Unter Berücksichtigung der Fallzahlen wurden, sofern möglich, Regressionsgeraden ermittelt und in das Diagramm eingetragen. In einzelnen Fällen erfolgt lediglich eine graphische Darstellung der ermittelten Rückfallraten. Die in den Diagrammen dargestellten Regressionsgeraden dienen allerdings nur der Orientierung und der Übersicht, sie liefern keine Aussage von statistischer Präzision. Für die Erstellung einer Metaanalyse sind die meisten der in die Studien einbezogenen Gruppen zu heterogen. Lediglich über Sexualstraftäter und psychisch kranke Rechtsbrecher liegen ausreichend viele Studien mit gut beschriebenen Stichproben vor, welche die Berechnung von Metaanalysen zur Rückfälligkeit von Tätern erlaubten. Diese Metaanalysen wurden in die vorliegende Literaturübersicht mit eingeschlossen.

5.1 Allgemeine Rückfallraten

In den meisten Untersuchungen über Rückfallraten werden Straftaten ohne Differenzierung betrachtet. 14 Studien aus den USA, Deutschland, der Schweiz, Schweden, Norwegen und Island mit einer Fallzahl von über zwei Millionen Straftätern wurden gefunden, die dieser Frage nachgingen. Es wurden die in den Einzelstudien angegebenen Werte zu den jeweiligen Messzeitpunkten in ein Diagramm eingetragen und in Abhängigkeit von den Fällen in den Studien gewichtet wurden Regressionsgraden gezeichnet. Die Rückfälle wurden nach den Kriterien Wiederverhaftung, Wiederverurteilung oder erneute Haftstrafen geordnet (Siehe Abb. 1-1).

5.1.1 Festnahmen

Studien zu Rezidiven über erneute Festnahmen finden sich in den USA und in Island. Die Untersuchung von Beck und Shipley (1997) weist mit 108.580 Fällen die größte Fallzahl in einer Einzeluntersuchung auf. Obwohl die Fallzahl der Untersuchung aus Island (Baumer et al., 2000) deutlich niedriger ist, gleicht die dort ermittelte Wiederverhaftungsrate jener, die von Beck in den USA ermittelt wurde. Zwei Drittel der 3.216 Straftäter hatten nach drei Jahren erneut Kontakte mit der Polizei.

5.1.2 Wiederverurteilungen

Die in Abb. 1-1 dargestellten Wiederverurteilungsraten gehen auf Untersuchungen aus den USA, der Schweiz, Norwegen, Island und Deutschland zurück. Die Daten aus den USA (46,8% erneute Verurteilungen in drei Jahren) beruhen wieder auf der Untersuchung von *Beck & Shipley (1997). Wilkinson et al. (1997)* stellten bei 755 Straftätern in Ohio innerhalb von drei Jahren Wiederverurteilungsraten von lediglich 27,7% fest, seine Stichprobe war jedoch nicht repräsentativ. Das Bundesamt für Statistik der Schweiz *(Storz,1997)* berichtete in zwei Untersuchungen über die Rezidivraten von 6.363 entlassenen Strafgefangenen aus den Jahren 1988 und 1982, von denen nach sechs Jahren in 48% bzw. 50% und nach zwölf Jahren 59% wiederverurteilt worden waren. Eine time at risk war nicht berücksichtigt worden. Nach fünf Jahren betrug die Rückfallrate norwegischer Straftäter, die nur zum Teil eine Haftstrafe verbüßt hatten, 43,1% *(Stene, 1999). Baumer et al. (2000)* erwähnen, dass ein Drittel von 3.216 isländischen Straftätern innerhalb von fünf Jahren erneut verurteilt wurde. *Berckhauer & Hasenpusch (1982)* berichteten, dass unter allen männlichen Straftätern Niedersachsens, die 1974 entlassen worden waren (520 Personen), 72,5% fünf Jahre nach ihrer Entlassung erneut verurteilt worden waren.

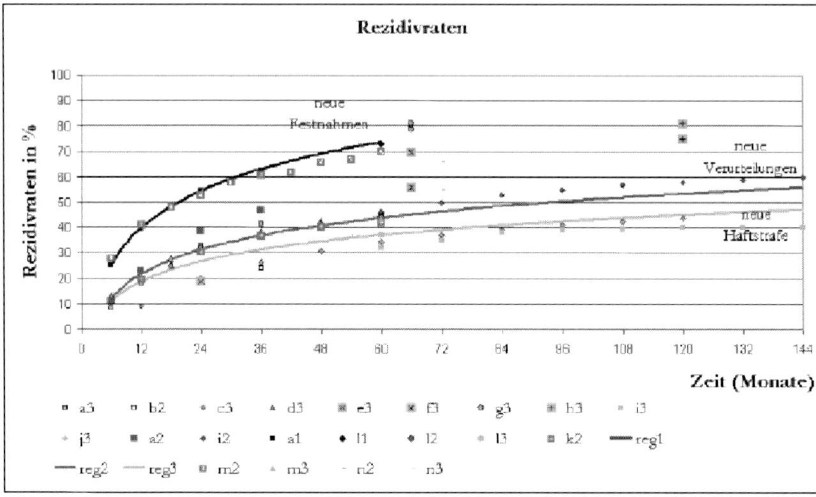

Legende zur Abbildung

Regressionsgleichungen x=Zeit (Monate) y=Rezidivrate in %		R^2	**Studienunterteilung** 1= neue Festnahme; 2= neues Urteil; 3= neue Haftstrafe	
Reg. 1	y=21,0595* ln (x)-12,793	1,000	g	Deutschland Klapdor 1967 (in Kühling 1968)
Reg. 2	y=13,7578*ln (x)-12,425	0,866	h	Deutschland (Dünkel und Geng 1994)
Reg. 3	y=11,3923*ln(x)-9,4554	0,808	i	Schweiz (Storz 1997)
a	USA (Beck und Shipley 1997)		j	Schweden (Edlund 2001)
b	USA (Wilkinson, Stickrath et al. 1997)		k	Norwegen (Stene 1999)
c	USA/Oklahoma (Recidivism Rates Based on Three Years for Oklahoma and Nearby States 1999)		l	Island (Baumer, Gunnlaugsson et al. 2000)
d	USA/Florida (Moore 1999)		m	Deutschland (Berckhauer und Hasenpusch 1982)
e	Deutschland (Kühling 1968)		n	Deutschland Baumann (Baumann, Maetze et al. 1983)
f	Deutschland Gatz 1967 (in Kühling 1968)			

Abb. 5-1: Allgemeine Rückfallraten

5.1.3 Erneute Strafhaft

Beck & Shipley (1997) kamen in ihrer Studie auf erneute Haftstrafen bei 41,4% aller Entlassungen innerhalb von drei Jahren. In Oklahoma *(Recidivism Rates Based on Three Years for Oklahoma and Nearby States, 1999*) waren nach drei Jahren 26,3% von 73.492 Haftentlassenen erneut in Strafhaft, in Arizona 25,9% und in Texas und Colorado über 40%. Daten aus Florida *(Moore, 1999)* zeigen, dass dort die Rückfallraten innerhalb von fünf Jahren auf 45,8% anstiegen.

Aus Deutschland liegen nur wenige Daten vor. *Kühling (1968)* berichtet von einer Rezidivrate von 55,8% unter Straftätern der Jugendstrafanstalt Hameln und erwähnt weitere Untersuchungen, die nach einer Beobachtungszeit von ebenfalls fünf bis sechs Jahren Raten zwischen 78,6 und 81% ermittelt hatten. *Dünkel & Geng (1994)* fanden, dass von 510 mehrfach vorbestraften Karrieretätern nach einer Beobachtungsdauer von zehn Jahren 81% erneut eine Haftstrafe verbüßen mussten. *Berckhauer & Hasenpusch (1982)* berichten von 520 Personen, die in 43,8% der Fälle zu erneuten Haftstrafen verurteilt worden waren. Erneute Haftstrafen in der Schweiz mussten laut statistischem Bundesamt *(Storz, 1997*) nach sechs Jahren 22% der Straftäter verbüßen bzw. 42%, wenn die Straftäter bereits zuvor einmal zu einer Haftstrafe verurteilt worden waren. Die weitaus größte Fallzahl zu dieser Fragestellung stammt vom National Council for Crime Prevention aus Schweden *(Edlund, 2001)*. Von 1.844.367 Straftätern wurden innerhalb von drei Jahren 36% rückfällig. In Island wurde innerhalb von fünf Jahren ein Viertel der Straftäter erneut zu Haftstrafen verurteilt *(Baumer et al., 2000)*.

Zusammenfassend lässt sich abschätzen, dass die Rückfälligkeit allgemein innerhalb der ersten zwölf Monate nach Entlassung aus dem Gefängnis mit 20% Wiederverurteilungen zu Strafhaft am höchsten ist. Nach einem weiteren Jahr steigt sie auf 30%, nach fünf Jahren auf etwa 40% und erreicht nach zwölf Jahren etwa 50%. Die Wiederverurteilungen liegen etwa um 1/3 höher und die Wiederverhaftungsraten sind fast doppelt so hoch wie die Verurteilungen zu neuen Haftstrafen. Die z.T. wesentlich höheren Zahlen früherer deutscher Studien sind darauf zurückzuführen, dass es sich hierbei um eine besonders problematische Klientel unter den Straftätern handelt, da hier Rückfallraten unter "Karrieretätern" *(Dünkel & Geng, 1994)* und bei Jugendlichen *(Kühling, 1968)* bestimmt wurden. Die jüngste Rückfalluntersuchung im deutschen Sprachraum *(Jehle et al., 2003)* ermittelte ähnliche Ergebnisse wie die in dieser Zusammenfassung vorgelegten. Hier lag die Rate für Wiederverurteilungen nach vier Jahren bei 36%, nach einer

Freiheitsstrafe ohne Bewährung bei 56% und nach einer Jugendstrafe ohne Bewährung bei 78%.
Zusammenfassend dürften nach fünf Jahren etwa 70% aller Straftäter erneut festgenommen worden sein; etwa 45% erneut verurteilt und etwa 38% dürften eine neue Haftstrafe angetreten haben.

5.2 Einflussfaktoren auf die Rückfallraten

Die Rückfallraten von Straftätern werden durch eine Vielzahl verschiedener Faktoren beeinflusst, zu ihnen gehören Geschlecht, Alter, Zahl der Vorstrafen u.a.

5.2.1 Geschlecht

Frauen werden im internationalen Vergleich mit Männern deutlich seltener straffällig. Ihr Anteil an den Tatverdächtigen betrug im Jahre 1999 laut Polizeilicher Kriminalstatistik *(BKA, 2000)* in Deutschland nur 23,3%. Frauen werden im Vergleich zu Männern auch um 17% seltener zu Haftstrafen verurteilt, und ihre Haftstrafen sind bei vergleichbaren Delikten im Durchschnitt um ein Jahr kürzer *(Daly, 1994)*. Bei den Rezidivraten ist der Unterschied zwischen Männern und Frauen nicht mehr so ausgeprägt wie bei den allgemeinen Kriminalitätsraten, dennoch sind die Rückfallraten von Männern etwas höher als die von Frauen. *Beck & Shipley (1997)* beispielsweise ermittelten die Rückfallraten von ca. 6400 Frauen in den USA in einem Zeitraum von 36 Monaten: 51,9% waren wiederverhaftet worden, 38,7% wiederverurteilt und 33% wurden zu einer neuen Haftstrafe verurteilt. *Jehle et al. (2003)* berichteten von 24% Rezidiven unter Frauen (38% bei Männern). Die Rate (Wiederverurteilungen) betrug nach einer Freiheitsstrafe ohne Bewährung 46% (57% bei Männern) und nach einer Jugendstrafe ohne Bewährung 77% (78% bei Männern).

5.2.2 Alter

Die Untersuchungen von *Beck & Shipley (1997)* sowie von *Stene (1999)* zeigten, dass die Rückfallraten mit zunehmendem Alter abnehmen (Siehe Kap. 6.15), wenn auch nicht so deutlich wie die Kriminalitätsraten in der Gesamtbevölkerung.

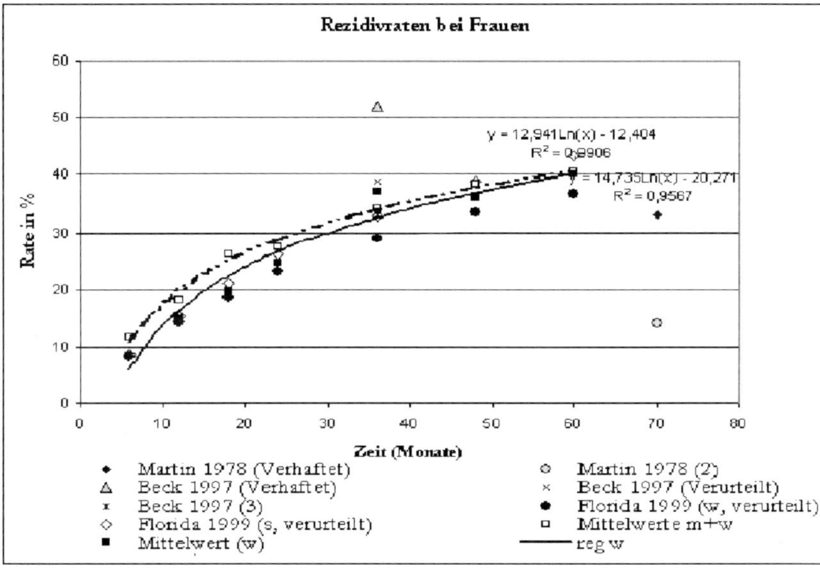

Abb. 5-2: Rückfallraten bei Frauen

Neben dem Alter des Täters spielt auch die Zahl der Vorstrafen, die bis zu diesem Alter verhängt wurden, eine besondere Rolle. Mit 94,1% erneuter Festnahmen war in der Studie von *Beck & Shipley (1997)* die Gruppe der Straftäter, die im Alter von 18-24 Jahren auf elf und mehr vorausgegangene Verhaftungen zurückblicken konnten, jene mit den meisten Rückfällen. Auch *Jehle et al. (2003)* fanden bei Jugendlichen und Heranwachsenden mit fünf und mehr Voreintragungen Wiederverurteilungsraten von 85% (n = 4.777); bei Erwachsenen (n = 87.434) waren es 61%.

5.2.3 Verhalten in der Haftanstalt

Eine quantifizierbare Größe liefert offenbar das Verhalten während der Haftzeit. Straftäter, die während der Haft nicht durch Disziplinarmaßnahmen auffielen, hatten deutlich niedrigere Rezidivraten als die Gesamtheit der Straftäter; demgegenüber wiesen Straftäter mit elf und mehr Disziplinarmaßnahmen doppelt so hohe Rückfallraten auf (errechnet nach Moore (Moore,1999), siehe auch Abb. 5-4).

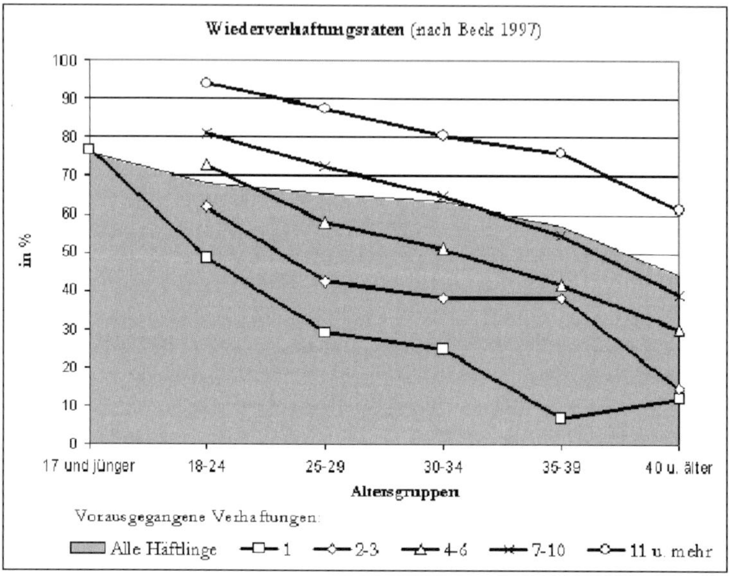

Abb. 5-3: Wiederverhaftungen in Abhängigkeit von Alter und Zahl der Vorstrafen

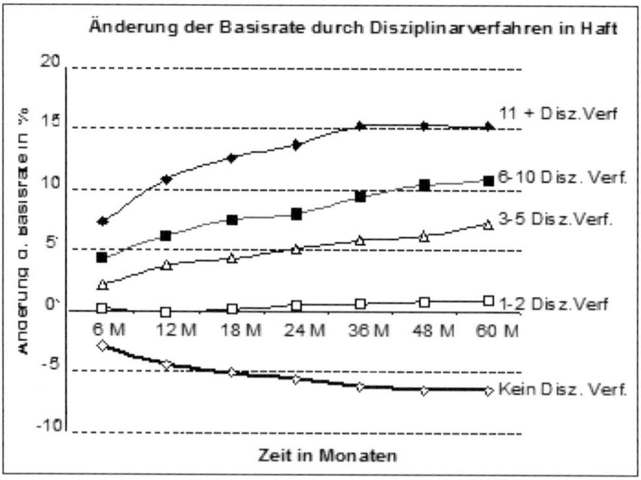

Abb. 5-4: Wiederverurteilungen in Abhängigkeit von Disziplinarmaßnahmen während früherer Haftstrafen.

5.3 Verschiedene Delikte

5.3.1 Gewaltdelikte

Zu den Gewaltdelikten werden hier ebenso wie in der Kriminalstatistik des Bundeskriminalamtes Mord, Totschlag, Raub und Körperverletzung gezählt. Vergewaltigung wird in Kapitel 5.3.4.4 näher dargestellt. Allerdings schließen einige Autoren Vergewaltigung bei den Gewaltdelikten mit ein, ohne dass nachträglich eine exakte Differenzierung möglich ist.

5.3.1.1 Erneute Festnahmen

Erneute Festnahmen nach einem Gewaltdelikt können mehreren Studien *(Alter et al.,1997; Beck & Shipley,1997; Greenfeld,1997; R. Karl Hanson & Wallace-Capretta,2000; Stene,1999; Bala & Donelly, 1979 in Firestone et al.,1998; Firestone et al.,2000; Firestone et al.,1999; Furby & Weinrott,1989; Grünfeld & Noreik,1986)* entnommen werden. Eine Zusammenschau bietet ein recht heterogenes Bild, die Rückfallraten reichen von 14% nach zwölf Monaten bis zu 66% nach drei Jahren, wobei die meisten Untersuchungen auch Vergewaltigungstäter einschließen.

5.3.1.2 Wiederverurteilung

Auch bei Zugrundelegen der Verurteilung als Rückfallkriterium finden sich einige geeignete Untersuchungen *(Alter et al.,1997; Beck & Shipley,1997; Bedau,1982; Gibbens et al.,1981; Gibbens et al.,1977; Moore,1999; Soothill et al.,1976; Virkkunen et al.,1996)*, hierunter auch einige aus Deutschland *(Egg,1998; Kröber et al.,1993)*. Erneut können die Rezidivraten nach Vergewaltigungsdelikten in einigen Studien nicht getrennt ausgewertet werden. Bei Tötungsdelikten als Primärdelikten finden sich allgemeine Rezidivraten zwischen 0% und 15% nach bis zu drei Jahren. Bei anderen Gewalttaten als Primärdelikt finden sich Rückfallraten bis zu 66% innerhalb von fünf Jahren.

5.3.1.3 Erneute Haftstrafen

Einigen wenigen Studien können auch neue Haftstrafen nach Gewaltdelikten entnommen werden *(Beck & Shipley,1997; Canestrini,1993)*. Es zeigt sich, dass innerhalb einer Beobachtungszeit von drei Jahren (andere Beobachtungszeiträume wurden nicht angegeben) die Rückfallraten zwischen 21 und 43% je nach Primärgruppe lagen.
Die allgemeinen Rückfallraten von Gewalttätern bewegen sich somit zwischen 0 und etwa 70%. Auffällig ist ein rascher Anstieg der Rückfälle nach der Wiedererlangung von Freiheit, v.a. innerhalb der ersten fünf Jahre. Die aus den o.g. Zahlen errechneten Regressionsgleichungen (Abb. 5-5) können allerdings nur als grobe Näherungswerte betrachtet werden, da hier nicht zwischen einzelnen Gewaltdelikten differenziert wird, und Brandstifter und Mörder sehr viel geringere Rückfallraten haben als Körperverletzer und Räuber.

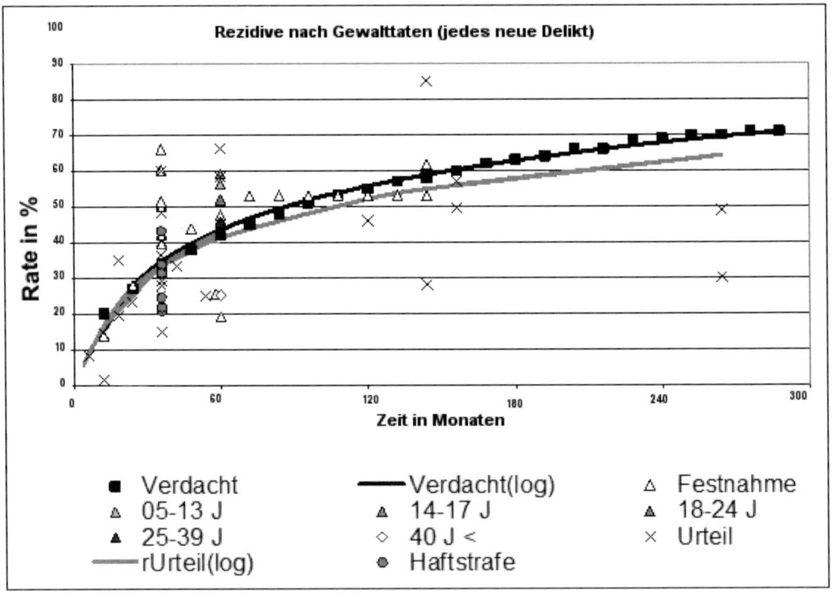

Abb. 5-5: Rückfallraten nach Gewaltdelikten

5.3.1.4 Neue Gewalttaten nach primärer Gewalttat

Ein besonderes Augenmerk verdienen gewaltsame Folgetaten nach vorherigen Gewaltdelikten. Der Studie von *Beck & Shipley (1997)* kann entnommen werden, welche Art von Gewaltdelikten nach welchen Primärdelikten besonders häufig vorkommt. Andere Untersuchungen befassen sich schwerpunktmäßig mit einzelnen Deliktformen, z.B. die Untersuchung von *Alter et al. (1997)* mit Tötungsdelikten, jene von *Barnett et al. (1997)* mit Brandstiftern, andere *(Firestone et al.,1998; Grünfeld & Noreik,1986; Hanson & Thornton,2000)* mit Vergewaltigern. Wurde das Kriterium erneute Festnahme wegen eines Gewaltdeliktes betrachtet, liegen die Rückfallraten zwischen 0% innerhalb von drei Jahren nach Vorverurteilungen wegen Tötungsdelikten und 33% nach vorhergehenden Vergewaltigungen innerhalb von zwölf Jahren.
Die Zahlen zu Verurteilungen wegen erneuter Gewalttaten nach Vorverurteilungen wegen Gewalttaten stützen sich überwiegend auf Untersuchungen von Vergewaltigern, ihre Rezidivraten erreichten bis zu 35% nach 22 Jahren. Darüber hinaus kann lediglich eine Studie von *Barnett (1997)* herangezogen werden, die sich mit Neuverurteilungen von 186 Brandstiftern in einem Zeitraum von zehn Jahren befasste. Von ihnen wurden 11% mit weiteren Brandstiftungen rückfällig.
Für das Rezidivkriterium Haftstrafe wegen neuer Gewalttaten wurde keine Studie vorgefunden.

5.3.1.5 Tötungsdelikte nach Mord

Zu dieser Frage konnten die in Tabelle 5-1 aufgeführten Studien berücksichtigt werden. Die Rückfallraten für erneute Tötungsdelikte liegen zwischen 0 und 6%, je nachdem, auf welchen Zeitpunkt sich die Untersuchung bezog und welches Rückfallkriterium zugrunde gelegt wurde. Deutlich häufiger waren die Täter jedoch mit anderen Straftaten rückfällig. Insgesamt wurden bis zu 42% Wiederverhaftungen berichtet. Erhebliche Straftaten i.S. neuer Verbrechen wurden bei etwa 10% der Täter registriert. *Beck und Shipley (1997)* fanden deutlich höhere Raten für neue Delikte insgesamt (42,1% Festnahme; 25,2 Verurteilungen, 20,8% Haftstrafen; Festnahmen wegen erneuter Tötungsdelikte wurden in 6% der Fälle angegeben). Das *Oklahoma Department of Corrections (Recidivism Rates Based on Three Years for Oklahoma and Nearby States, 1999)* berichtete, dass 35,7% der entlassenen Mörder 1. Grades erneut zu Haftstrafen innerhalb eines Jahres verurteilt worden waren. Die Art der Rückfälle wurde nicht berichtet.

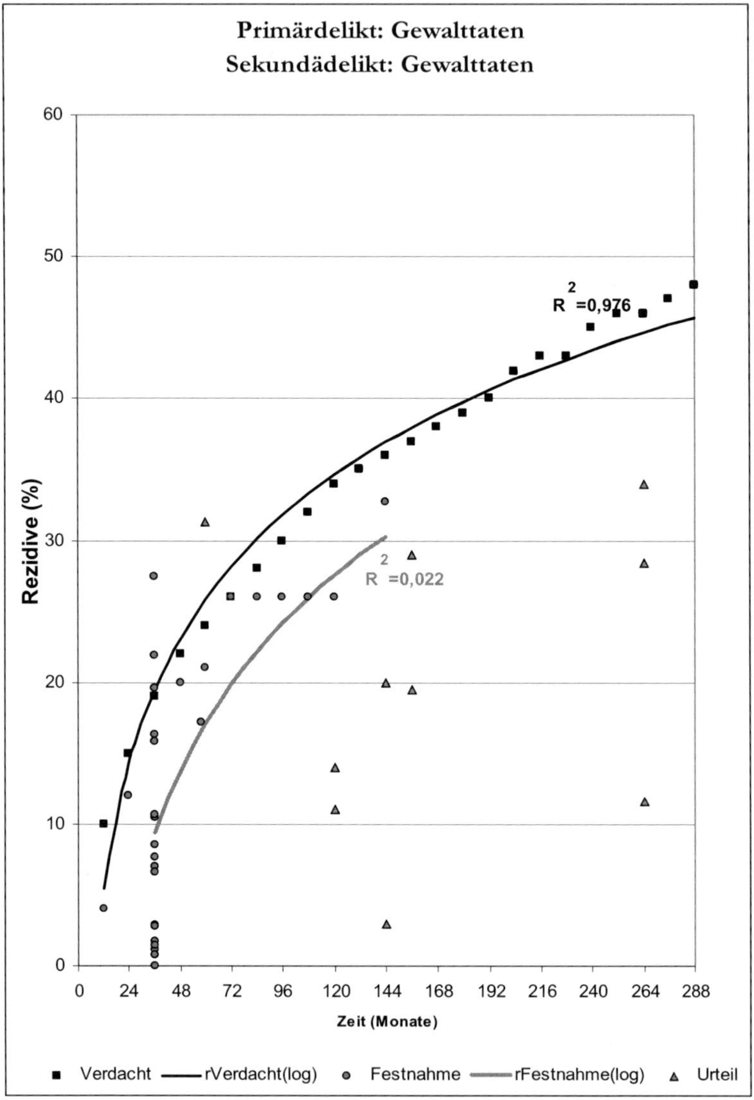

Abb. 5-6: Häufigkeit von gewalttätigen Rückfällen nach Gewalttaten

Tabelle 5-1: Rückfallraten bei Tätern mit Tötungsdelikten

Mord	Stichprobe	Beobachtungszeitraum	N	Rezidivrate i.S. beliebiger Delikte	Neuer Mord
Mord 1. Grades (geplant & heimtückisch) ('forethought' or 'express' malice)					
Marquart& Sorensen, 1989	US	1972-87	188	20,2% Haft; 10,6% Kapitalverbrechen	0,053% Mord
Bedau, 1964	New Jersey	1907-60	31	3% Haft	
Bedau, 1965	Oregon	1903-64	15	20%	0%
Vito& Wilson, 1988	Kentucky	1972-85	17	29% Haft, 23% wg. neuer Delikte	0%
Stanton, 1969	New York	1930-61	63	4,80%	0%
Wagner, 1988	Texas, nach Entl.	1924-88	84	8,3% Verbrechen	0%
Oklahoma, 1999	Oklahoma	1985-1999	182	35,7% neue Haftstrafe	
Mord 2. Grades (geplant) (deliberation or premeditation)					
Stanton, 1969	New York, nach Entl.	1945-61	514	22,4% neue Delikte (3,3%felony,6,4%ger. Vergehen; 12,6% wg. Regelverstößen)	0,39%
Bedau, 1982	12 US-Staaten	5-53 Jahre		3,3% Verbrechen	0,60%
		1 Jahr nach E. 1965-75		1,5% Verbrechen	0,30%
		Entl. 1971-74		1,1% neue Delikte, 5,5% techn. Verstöße	
Beck und Shipley, 1997	11 US-Staaten	Entl. 1983, 3 Jahre, 94% unter 45 Jahre	16.000	42,1% Festnahme 25,2 Verurteilungen 20,8% Haft	6% Festnahme
Canestrini, 1993	New York	1985-91; Entl. nach Mord, Totschlag; 3 Jahre	5.054	24,5% erneute Haft (15,2% Bewährungsverstoß, 9,4% Verbrechen)	2,40%
Mörder/Totschläger					
Moore, 1999	Florida	Seit 1988, je 2 Jahre		9,6-17,1% Rezidive, die zu neuer Haft- oder Bewährungsstrafe führten	
Dünkel, Geng 1994	D				0%
Langan, 1992	USA	3 Jahre	18	7,9% neue Gewalttaten (Festnahmen)	
Alter, 1997	US	3 Jahre		34% neue Verbrechen (Festnahme)	0%

Die allgemeinen Rückfallraten (Wiedereintragungen in das BZR) nach Tötungsdelikten in Deutschland (§§211-213 StGB), die sich auf 860 erfasste Personen bezogen *(Jehle et al., 2003)*, unterscheiden sich mit 17% weder von den Ergebnissen der anderen Studien noch wesentlich von den Rückfallraten insgesamt. Langjährige Freiheitsstrafen von über zwei Jahren Dauer, Sicherungsverwahrung oder eine Unterbringung in einem psychiatrischen Krankenhaus wurden nicht mehr ausgesprochen, ein Hinweis dafür, dass gravierende Delikte nach einem Tötungsdelikt auch hier eher eine Ausnahme darstellen.

5.3.1.6 Infantizid/Neonatizid

Mütter, die ihre Kinder während oder gleich nach der Geburt töteten, stellen einen Sonderfall unter den Tötungsdelikten dar. Die Polizeiliche Kriminalstatistik der Bundesrepublik Deutschland wies für das Jahr 1997 24 Fälle aus, 1998 20 Fälle. Rückfälle stellen darüber hinaus eine große Ausnahme dar. Eine Übersicht von Resnick (1970) über wiederholten Infantizid zwischen 1751-1968 ergab lediglich zwei Fälle, in denen zwei und zwei Fälle, in denen drei aufeinander folgende Kinder getötet wurden.

5.3.1.7 Brandstiftung

Virkkunen et al. (1996) beobachteten bei 114 männlichen Brandstiftern über einen Zeitraum von 4,5 Jahren nach ihrer Entlassung in 25% erneute Eintragungen in das finnische Strafregister. *Barnett et al. (1997)* versuchten, Unterschiede hinsichtlich der Gefährlichkeit von psychisch kranken und gesunden Brandstiftern festzustellen. Von den 1983-85 in der BRD verurteilten Brandstiftern wurden bis 1994 11% der schuldunfähigen, aber nur 4% der schuldfähigen Täter erneut wegen Brandstiftungen verurteilt, bei letzteren wurden jedoch häufiger als bei Schuldunfähigen Rückfälle mit anderen Delikten registriert.

5.3.1.8 Körperverletzung

Langan und Cuniff (1992) berichteten, dass von 3440 Gewalttätern 35,4% innerhalb von drei Jahren erneut verurteilt wurden. Die Rückfälle verteilten sich auf Gewaltverbrechen (14,7%), Eigentumsdelikte (7,9%) und Drogen-

delikte (7,7%). Die Rezidivraten i.S. einer erneuten Festnahme lagen in der Untersuchung von *Alter et al. (1997)* innerhalb von drei Jahren je nach Stichprobe zwischen 40% und 54%. Laut *Beck & Shipley (1997)* wurden von den Straftätern, die bereits wegen Körperverletzung eine Haftstrafe verbüßen mussten, 60,2% erneut festgenommen, 40,4% wieder verurteilt und 33,7 erneut zu einer Haftstrafe verurteilt. 31,5% der Festgenommenen hatten erneut Gewaltdelikte begangen, 21,9% erneut eine Körperverletzung. Einschlägige Delikte im Sinne erneuter Körperverletzungen kamen bei dieser Tätergruppe häufiger vor als bei anderen Tätergruppen. Das *Oklahoma Department of Corrections* erwähnte eine Rückfallrate (neue Haftstrafen) von 27,1% unter allen 3133 Straftätern, die nach einer Körperverletzung drei Jahre lang beobachtet worden waren.
Neue Gewalttaten, die zu Festnahmen oder Verurteilungen führen, können demnach in etwa bei 32-35% der Körperverletzer beobachtet werden.

5.3.1.9 Häusliche Gewalt

In der Studie von *Hanson und Wallace-Capretta (2000)* über 320 kanadische Männer, die gegenüber ihren Intimpartnern gewalttätig geworden waren, fanden sich 17,2% Täter, die innerhalb von 58 Monaten mit weiteren Gewaltdelikten straffällig wurden.

5.3.1.10 Raub

Langan & Cunniff (1992) gaben bei von ihnen untersuchten Räubern 54,6% neue Festnahmen innerhalb von drei Jahren an, wobei die Festnahmen in 24,8% wegen Gewalttaten, 13,3% wegen Eigentumsdelikten und 11,4% wegen Drogendelikten erfolgten. *Harer (1994)* berichtete, dass von 55 wegen Raubes Inhaftierten 64% erneut festgenommen wurden, acht (14,6%) hatten Straftaten gegen andere Personen begangen; 14 (25,5%) erneut Raub, acht Eigentumsdelikte, elf (20%) Drogendelikte. Das *Oklahoma Department of Corrections (Recidivism Rates Based on Three Years for Oklahoma and Nearby States, 1999)* berichtete von erneuten Haftstrafen bei 34,5% aller 3001 entlassenen Räuber innerhalb von drei Jahren. 58% der Räuber einer Stichprobe von *Alter et al. (1997)*, die in Minnesota 1992 ohne weitere Auflagen aus der Haft entlassen worden waren, wurden innerhalb von drei Jahren erneut straffällig. Laut *Beck & Shipley (1997)* betrug die Rezidivrate nach drei Jahren bei Raub (2.214 Personen) 51,5% (Wiederverhaftungen), 36,4% (Wiederverurteilungen) und 32,3% (neue Haftstrafen). Von den Rückfalligen hatten 33,3% Gewaltdelikte, 38,9% Eigentumsdelikte und 2,9% eine Tötung begangen. Die weitere Aufteilung ergab in 1,4% Vergewaltigungen, 19,6% Raub und 15,8% Körperverletzung. *Moore (1999)* erwähnte aufgrund der Statistik des Florida Department of Corrections Rezidivraten (neue Verurteilungen) zwischen 19,7% und 41,1% im Verlauf von 24 Monaten, wobei die Entlassungskohorten in jüngerer Zeit immer weniger Rezidive aufwiesen. Die Größe der Kohorten wurde nicht angegeben. In dem Übersichtsdiagramm (Abb. 5-7) werden die Raten durch die großen Fallzahlen der Untersuchung von Beck et al. (1997) maßgeblich beeinflusst.

Nach *Jehle et al. (2003)* lag die allgemeine Rückfallrate (Wiedereintragungen in das BZR) nach Raub (§§ 249-252, 255 und 316a StGB), die sich auf eine Ausgangsstichprobe von 8327 Personen bezog, bei 50%.

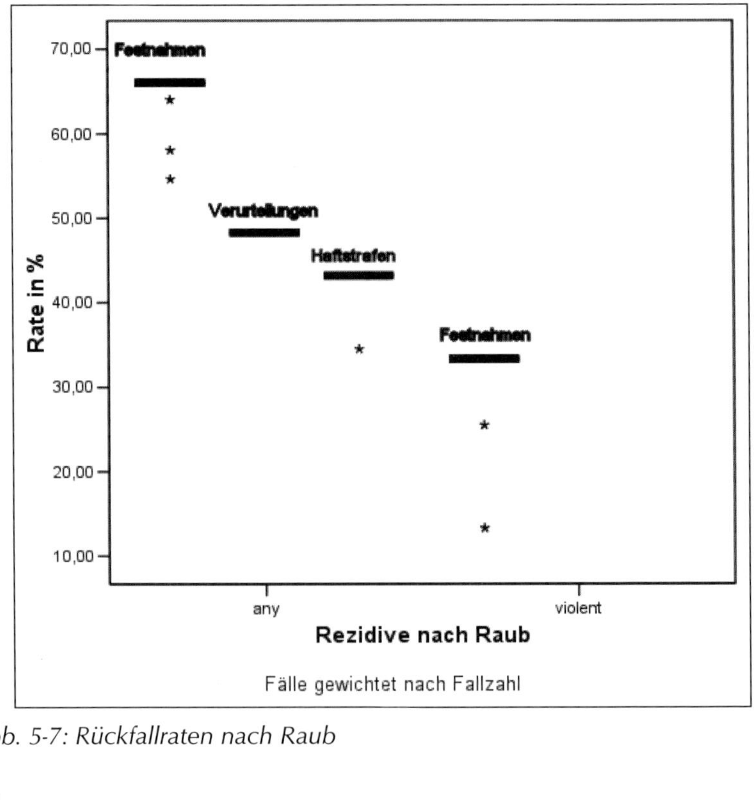

Abb. 5-7: Rückfallraten nach Raub

5.3.2 Sexualdelikte

Rückfallraten werden bei Sexualdelikten besonders kontrovers diskutiert; in den Medien werden höchst divergierende Basisraten für Rückfälle zitiert. Gerade in diesem Deliktbereich gibt es eine überproportional hohe Dunkelziffer. Darüber hinaus muss berücksichtigt werden, dass Sexualstraftäter eine sehr heterogene Gruppe darstellen und sich z.B. Vergewaltiger und Kindsmissbraucher in vielen Bereichen unterscheiden.
Viele Untersuchungen über Sexualstraftäter berichten über Rückfallraten, um die Effektivität von Therapieverfahren darzustellen. Die gefundenen Studien mussten deshalb dahingehend unterteilt werden in solche, die behandelte, und solche, die unbehandelte Straftäter betreffen. Wegen der Heterogenität der Täter sind weitere Unterteilungen erforderlich. Sie erfolgen hier dahingehend, dass zunächst Studien referiert werden, die nicht zwischen einzelnen Sexualdelikten unterschieden, anschließend werden Studien referiert, die sich mit Rückfallraten bei spezifischen Deliktformen befassen. In beiden Fällen muss zwischen jenen Tätern, die behandelt wurden, und jenen, die nicht behandelt wurden, unterschieden werden.

5.3.2.1 Alle Sexualstraftäter

Der Einschätzung über unbehandelte Sexualstraftäter liegen die in Tabelle 5-2 genannten Arbeiten zugrunde.
Aus ihnen ist abzuleiten, dass die Wahrscheinlichkeit, dass ein unbehandelter Sexualstraftäter wegen eines erneuten Deliktes in Haft gerät, insgesamt und ohne Zeitbegrenzung gesehen bei etwa 50% liegen dürfte. Allerdings sind derartig summarische Aussagen wenig hilfreich, weil die Werte je nach untersuchter Population sehr unterschiedlich sein können. 34% der Sexualstraftäter, das sind 2057 Personen, wurden in Deutschland (Verurteilte nach §§ 177-178 StGB) innerhalb von vier Jahren wegen erneuter Straftaten verurteilt (Jehle et al., 2003). Beide Zahlen geben über die allgemeine kriminelle Rückfälligkeit Auskunft, nicht jedoch über die spezifische Rückfälligkeit mit einem Sexualdelikt. Die spezifische Rückfälligkeit muss zwangsläufig niedriger liegen, ohne dass aus allgemeinen Rezidivraten ein auch nur ungefährer Schätzwert für spezifische Rückfälligkeit abgeleitet werden kann.

Tabelle 5-2: Unbehandelte Sexualstraftäter; allgemeine Rückfälle

Autor	**Kriterium**	**Beobachtungsdau er (Mon.)**	**Rezidive (%)**	**Besonderheiten**
Cornu 1973	Beschuldigung	60	52,0	
Bala & Donelly 1979	Festnahme	60	28,0	
Florida Dpt. 1984		30	45,7	nicht therapiebereit
		8	5,0	therapiebereit, unbehandelt
Grünfeld 1986		60 20	36,8 57, 1	
Christiansen et al. 1965	Verurteilung	264	24,3	
Radzinowicz 1957		48	11,3	
Sapsford 1978		24	28,0	
van derWeff 1989		72	66,0	
Wilkinson 1997		36	20,8	
Broadhurst 1991	Haftstrafe	84	78,0	Aboriginal
		120	32,0	Non-Aboriginal
		120	42,0	ohne Vorstrafe
		36	63,0	mit Vorstrafen

5.3.2.2 Behandelte Täter

Auch über die Rückfälle behandelter Sexualstraftäter allgemein gibt es eine Reihe von Studien, die in Tabelle 5-3 dargestellt sind.

Pacht & Roberts (1968) untersuchten mit 461 Fällen die größte Gruppe von behandelten Sexualstraftätern. In seiner Untersuchung erreichten insbesondere Straftäter mit vorangegangenen Bewährungsstrafen und vorausgegangenem Freiheitsentzug hohe Rückfallraten (56%). Für die anderen Täter bewegten sich die Rückfallraten zwischen 14% (ohne Vordelikte), 21% (ohne vorausgegangene Sexualdelikte) und 32-34% (bei vorausgegangenen Verurteilungen, Bewährungsstrafe oder Unterbringung in Haft oder Maßregelvollzug). Die Studie von *Mander (1996)* umfasste 411 Probanden, von denen nach Behandlung mit kognitiv-behavioralen Methoden 35% Rezidive im Sinne von neuen Festnahmen nach acht Jahren Beobachtungsdauer aufwiesen. In der Studie von *Hall (1986)* wurden von 342 Straftätern nach fünf Jahren in Freiheit 41% wegen neuer Verbrechen festgenommen. Sehr hohe Rückfallraten wurden mit 63% Wiederverurteilungen von *Berner (1995)* für Entlassene aus dem therapeutisch orientierten Strafvollzug in Österreich ermittelt, wobei auch Bagatelldelikte als Rückfälle gewertet wurden. Die niedrigsten Rückfallraten mit 7,44% innerhalb von fünf Jahren ermittelte *Cornu (1973)* unter 121 Sexualdelinquenten, die in der Schweiz sich einer chirurgischen Kastration unterzogen hatten, obgleich in dieser Studie ein sehr niederschwelliges Rückfallkriterium (Meldungen aus verschiedenen Informationsquellen) gewählt worden war. Die längste Beobachtungsdauer und die höchsten Rezidivraten gehen aus der Beobachtung des *J.J. Peters-Institute (1980)* hervor, die im Verlauf von zehn Jahren Rezidivraten (erneute Festnahmen) in Höhe von 68,6% ermittelte.

5.3.2.3 Behandelte Sexualstraftäter; allgemeine Rückfälle

Insgesamt fanden sich Studien über 2057 behandelte Sexualstraftäter, welche innerhalb von fünf Jahren Rückfallraten zwischen 7,4% und 36% für beliebige weitere Delikte aufwiesen.
Nur eine Untersuchung (Grünfeld & Noreik,1986) berichtete speziell über erneute Gewaltdelikte von Sexualstraftätern. Unter den 541 untersuchten unbehandelten Sexualstraftätern wurden 17,8% innerhalb von fünf Jahren wegen Gewaltdelikten wieder festgenommen.

Tabelle 5-3: Unbehandelte Sexualstraftäter; allgemeine Rückfälle

AUTOR	**Rezidiv Definition**	**Rezidive in %**	**Beobachtung (mon)**
Berner 1995	Verurteilung	63,0	60
Cornu 1973	Beschuldigung	7,4	60
Florida Dpt. 1976	Festnahme	17,9	12
Florida Dpt. 1984	Festnahme	32,2	30
Mander 1996	Festnahme	35,0	96
Massachusetts 1979	Verurteilung	55,6	36
Hall 1986	Festnahme	41,0	60
Pacht 1968	Verurteilung	56,0	24
Peters Institute 1980	Festnahme	68,6	120
Wiederholt 1989	Verurteilung	50,0	12

5.3.2.4 Spezifische Rückfallraten bei Sexualstraftätern

5.3.2.4.1 Unbehandelte Täter

Zu Rezidiven mit Sexualdelikten bei unbehandelten Sexualstraftätern konnten zehn Studien ausgewertet werden (Siehe Tabelle 5-4).
Die Rückfallraten erreichten unter Berücksichtigung des Kriteriums Festnahme maximal 35%. Bis zu einem Drittel der Straftäter (im Mittel 13,4%) wurde wegen neuer Sexualdelikte wieder verurteilt oder kam ins Gefängnis. Die Rezidivraten von Christiansen (1965) sind sehr niedrig, obwohl der Beobachtungszeitraum mit 22 Jahren sehr lange war. Die von Dünkel und Geng berichteten Rückfallraten deutscher Sexualstraftäter liegen höher als in den meisten anderen Ländern. Die Ergebnisse sind zusammenfassend insbesondere durch die Untersuchung von Christiansen bestimmt, der sämtliche Sexualstraftäter Dänemarks über einen Zeitraum von 22 Jahren beobachtet hatte. Diese Untersuchung wurde 1961 beendet. Werden lediglich Studien seit 1980 mit einer Beobachtungsdauer von fünf oder mehr Jahren berücksichtigt, so ergibt sich eine mittlere spezifische Rezidivrate von 13,0% (Minimum 7,2%) bei behandelten Sexualstraftätern.

Tabelle 5-4: Unbehandelte Sexualstraftäter; neue Sexualdelikte

Autoren	**Rezidiv Definition**	**Rezidive in %**	**Max. Beobachtungsdauer (Monate)**
Christiansen et al. 1965	Verurteilung	9,7	264
Dünkel 1994	Haftstrafe	35,0	120
Florida Dpt. 1984	Festnahme	5,0	8,4
Grünfeld 1986	Festnahme	12,8	60
Kühling 1968	Haftstrafe	14,1	60
Marques 1989	Verurteilung	21,0	13
Marques 1994	Verurteilung	13,0	37
Radzinowicz 1957	Verurteilung	34,2	48
Romero 1985	Festnahme	11,3	120
van der Weff 1989	Verurteilung	24,0	72
Peters Inst. 1980	Festnahme	7,2	120
Rasmussen 1999	Haftstrafe	7,6	60

Für Stichproben von Tätern, deren Behandlungsstatus unbekannt war, lassen sich zu dem Kriterium „neue Sexualdelikte" als Rezidiv drei Untersuchungen finden *(Hildebran & Pithers,1992; Wille & Beier,1989 und Rasmussen,1999)*. Die von Rasmussen ermittelten Rückfallraten von knapp 8% innerhalb von fünf Jahren unter dem Aspekt einer erneuten Festnahme sind sehr niedrig, es handelte sich hierbei um jugendliche sexualdelinquente Ersttäter. Die in den beiden anderen Untersuchungen ermittelten Rückfallraten von 33% *(Hildebran & Pithers,1992)* und 45 % *(Wille & Beier,1989)* beruhen zum einen auf einer längeren Beobachtungsdauer (neun Jahre im Mittel) und zum anderen auf einer größeren Heterogenität der Stichproben.

5.3.2.4.2 Behandelte Täter

22 Arbeiten wurden gefunden, die spezifische Rückfälle bei behandelten Sexualstraftätern untersuchten (Tabelle 5-5)
Hall & Proctor (1986) stellten bei 342 behandelten Sexualstraftätern nach fünf Jahren time at risk 27,5% Rückfälle mit schweren Sexualdelikten fest. *Blain (1960)* ermittelte unter 236 „sexual psychopaths" eine Rezidivrate von 22% (Verurteilungen in fünf Jahren), die Kohorte des Florida Department of Health (Evaluation of Sex Offender Rehabilitation Programs in the State of Florida, 1976) von 199 Tätern zeigte innerhalb eines Jahres 23% Rückfälle (Festnahmen).
Die längsten Beobachtungszeiten gehen mit jeweils zehn Jahren auf Untersuchungen von *Meyer (1992,* Therapie mit MPA), das *J.J.Peters Institute (1980,* vorwiegend Gruppentherapie), *Romero & Williams, 1983*, Gruppentherapie) und mit elf Jahren auf *Wille & Beier (1989,* chirurgische Kastration) zurück. Die höchsten Rückfallraten wurden von *Borduin et al. (1990)* mit 75% angegeben und auch *Fedoroff et al. (1992)* berichteten mit 68% sehr hohe Rezidivraten. Besonders niedrige Rezidivraten mit 3% wurden von *Wille & Beier (1989)* erwähnt (n=99, Z.n. chirurgischer Kastration), mit 3,5% von *Kravitz et al. (1995,* MPA mit Gruppenpsychotherapie, n=29, sechs Monate Beobachtungsdauer) und mit 4,3% von *Cornu (1973,* Z.n. chirurgischer Kastration, n=121, Beobachtungsdauer fünf Jahre) genannt.
Bei behandelten Sexualstraftätern errechnet sich hinsichtlich des Kriteriums „Beschuldigung" ein Mittelwert von 19% Rezidiven (maximal 75%) bei einer durchschnittlichen Beobachtungsdauer von etwa vier Jahren; hinsichtlich des Kriteriums Festnahme ergibt sich ein Mittel von 18% (maximal 33%) bei einer Beobachtungsdauer von sechs Jahren; für Verurteilungen 13% (maximal 26%) bei etwa fünf Jahren Beobachtungsdauer. Für Inhaftie-

Tabelle 5-5: Behandelte Sexualstraftäter, neue Sexualdelikte

Autoren	Rezidiv Definition	Rezidive in %	Beobachtungs-dauer (mon)
Borduin 1990	Verdacht	75,0	19,2
Cornu 1973	Verdacht	4,3	60
Fedoroff 1992	Verdacht	68,0	84
Maletzky 1980b	Verdacht	12,5	30
Maletzky1991	Verdacht	10,0	36
McConaghy1988	Verdacht	20,0	12
Meyer 1992	Verdacht	57,0	120
Florida Dpt. 1976	Festnahme	22,6	12
Florida Dpt. 1984	Festnahme	13,6	30
Kravitz 1995	Festnahme	3,5	6
Nagayama Hall 1986	Festnahme	27,5	60
Peters Institute 1980	Festnahme	13,6	120
Pithers 1989	Festnahme	33,0	84
Romero 1983	Festnahme	13,6	120
Berner 1995	Verurteilung	25,9	60
Blain 1960	Verurteilung	22,0	60
Gordon 1989	Verurteilung	10,0	24
Hildebran1992	Verurteilung	6,0	84
Marques 1989	Verurteilung	8,0	13
Marques 1994	Verurteilung	8,0	35
Wille 1989	Verurteilung	3,0	132

rungen lagen keine Daten vor. Zusammenfassend fällt somit auch bei Sexualstraftätern die spezifische Rückfallrate mit Sexualdelikten ungleich niedriger als die allgemeine Rückfälligkeit aus. Zusammen gesehen wurden 14,7% der untersuchten Sexualstraftäter mit neuen Sexualdelikten rückfällig bei einer durchschnittlichen Beobachtungsdauer von 13 Jahren, die Standardabweichung betrug 10,1%.
Neue Sexual- oder Gewalttaten wurden in der Gruppe von Tätern mit unbekanntem Therapiestatus lediglich von *Quinsey et al. (1998)* berichtet, die unter 483 Sexualstraftätern in 38% Rückfälle (Festnahmen) nach durchschnittlich 44 Monaten Beobachtungsdauer feststellten.

5.3.3 Unterformen der Sexualdelikte

5.3.3.1 Kindsmissbrauch

5.3.3.1.1 Allgemeine Rückfälle

Die aktuellste Untersuchung im deutschsprachigen Raum zur Frage allgemeiner Rückfälle ist die Studie von *Egg (1998)* mit 103 unbehandelten Fällen, er fand eine allgemeine Rückfallrate von 50% innerhalb von zehn Jahren. Eine weitere Untersuchung von *Gibbens et al. (1981)*, die als Primärdelikt vorwiegend auf Vergewaltigung von Mädchen unter 13 Jahren fokussierten, ermittelten ähnliche Rückfallraten. Insgesamt errechnet sich somit eine Rückfallrate von knapp 50% innerhalb von zehn bis zwölf Jahren und dem Rückfallkriterium einer neuen Verurteilung für Delikte überhaupt.
Prentky et al. (1997) fanden bei 115 pädophilen Sexualstraftätern nach einer Behandlung im Massachusetts Treatment Center for Sexually Dangerous Persons innerhalb von 14 Jahren (time at risk) und niederschwelligem Rückfallkriterium (verschiedene Informationsquellen) eine Rezidivrate von 74%. *Abel et al. (1988)* berichteten von 98 Kindsmissbrauchern, von denen innerhalb von zwölf Monaten 12,2% wegen eines Rückfalls verdächtigt wurden, ein Wert, der sich weitgehend mit den Daten von *Prentky* deckt. Für das Kriterium „Festnahme“ findet sich die Untersuchung des *JJ.Peters Institute* aus dem Jahr *1980*, welches bei einer Beobachtungszeit von zehn Jahren unter 48 behandelten Tätern mit Kindsmissbrauch eine Rückfallrate von 51% ermittelte.
Insgesamt ergibt sich somit, ohne Berücksichtigung des Rückfallkriteriums, bei einer Gesamtfallzahl von 261 behandelten Kindsmissbrauchern und einer durchschnittlichen Beobachtungsdauer von etwa 13 Jahren, eine Rezidivrate von etwa 47%.
Zur Frage von Rückfällen mit Gewaltdelikten unbehandelter Kindsmissbraucher fanden sich keine geeigneten Untersuchungen. *Grünfeld & Noreik (1986)* beschreiben zwar eine solche Gruppe, benennen aber keine Rückfallrate. *Soothill et al. (1976)* erwähnten eine Rückfallrate von 18,4% im Sinne weiterer Verurteilungen wegen Gewaltdelikten, präzisierten aber keinen Beobachtungszeitraum. Die Frage weiterer Gewaltdelikte von behandelten Kindsmissbrauchern wurde - soweit bekannt - ausschließlich von *Prentky et al. (1997)* bearbeitet, die bei einer Beobachtung von 115 Kindsmissbrauchern über einen Zeitraum von 25 Jahren (time at risk) in 52% einen erneuten Tatverdacht ermittelten, in 41% wurden die Täter erneut verurteilt und 38% erhielten eine Haftstrafe.

5.3.3.1.2 Rückfälle mit Sexualdelikten

Insgesamt fanden sich sieben Studien über die Rückfallraten von unbehandelten Kindsmissbrauchern (siehe Tabelle 5-6).

Tabelle 5-6: Unbehandelte Kindsmissbraucher: Rückfälle mit Sexualdelikten

Autoren	**Kriterium**	**Rezidive (%)**	**Beobachtung (mon)**
Egg 1998	Verurteilung	20	120
Gibbens et al. 1977	Verurteilung	20	144
Gibbens et al. 1981	Verurteilung	29	288
Hanson & Scott 1995	Verurteilung	35	228
Marshall 1988	Verurteilung	42,9	54
Radzinowicz 1957	Verurteilung	27,3	48
Soothill 1976	Verurteilung	15,5	

Würde man einen Mittelwert über alle Rezidive aller Kindsmissbraucher dieser Untersuchung errechnen, so käme man zu einem Mittelwert von etwa 45% nach einer Beobachtungszeit von etwa 22 Jahren. Diese Mittelwertbildung widerspricht der in dieser Arbeit geforderten und vorgenommenen Differenzierung, die in Kapitel 8-3 dargestellt wird.

5.3.3.1.3 Behandelte Kindsmissbraucher

Die größte Gruppe behandelter Kindsmissbraucher wurde von *Prentky et al. (1997)* untersucht. Nach einer Beobachtungszeit von 24 Jahren wurden 51% der Täter erneut wegen eines Rückfalls verdächtigt. Marshall & Barbaree (1988) unterschieden die Täter auch hinsichtlich des Opfertypus in heterophile und homophile Kindsmissbraucher und Inzest-Täter. Etwa 18 % der homophilen und 13 % der anderen Kindsmissbraucher wurden innerhalb von vier Jahren eines erneuten Sexualdelikts beschuldigt. Die weiteren Studien sind in Tabelle 5-7 aufgeführt.
Insgesamt handelte es sich um 496 Fälle, von denen bei einer durchschnittlichen Beobachtungsdauer von zehn Jahren im Sinne des Kriteriums „Verdacht" im Mittel 24% (maximal 51%) rückfällig wurden. Die Daten streuen relativ breit, wobei die Arbeiten von Cabeen (1961) mit einer Rezi-

Tabelle 5-7: Behandelte Kindsmissbraucher; Rückfälle mit Sexualdelikten

Autoren	**Kriterium**	**Rezidive (%)**	**Beobachtung (mon)**	
Cabeen 1961		3,8	17	*
Marshall & Barbaree 1988		13,0	34	**
Marshall & Barbaree 1988	Beschuldigung	13,2	38	***
Marshall & Barbaree 1988		13,3	44	#
Marshall & Barbaree 1988		17,9	46	#
Peters Institute 1980	Festnahme	6,3	120	
Prentky et al. 1997	Beschuldigung	51,0	288	
Prentky et al. 1997	Verurteilung	40,0	288	
Prentky et al. 1997	Haftstrafe	35,0	288	
Quinsey et al. 1980		20,0	29	#
Rice et al. 1991	Verurteilung	31,0-38,0	30	**
Rice et al. 1991		38,0	46	**
Wiederholt 1989		64,0	12	#
Wolfe & Marino1975	Festnahme	10,5	10	
* primär als "ungefährlich" klassifiziert; ** auch Freiwillige; *** Inzesttäter; # homophile Täter				

divrate von 3,8% in 17 Monaten und Wiederholt (1989) mit einer Rezidivrate von 64% in zwölf Monaten das Spektrum abstecken.

5.3.3.2 Inzesttäter

Firestone et al. (1999) fanden bei 251 Inzesttätern, die in Kanada unter strafrechtlichen Aspekten begutachtet worden waren, ohne Berücksichtigung einer etwaigen Therapie nach etwa zwölf Jahren bei 27% neue Festnahmen und bei 6% neue Sexualdelikte.
Gibbens et al. (1978) berichteten von 117 Straftätern, von denen 75% Eltern-Kind-Täter und 25% Geschwister-Täter waren. Von ihnen wurden lediglich 4% innerhalb von zwölf Jahren wiederverurteilt. *Beier (1995)* hingegen ermittelte bis zu 50% neuer Verurteilungen bei einer Beobachtungsdauer

von bis zu 26 Jahren. Allerdings macht die größere Streubreite bei geringer Fallzahl die Ergebnisse von Beier schwer interpretierbar. *Marshall & Barbaree (1988)* gaben eine Rückfallrate von 13,2% mit neuen Sexualdelikten unter 25 Inzesttätern nach Behandlung und zweieinhalb Jahren Beobachtungsdauer an, wobei das Rückfallkriterium „Verdacht" war.
Zusammenfassend gesehen ist das Risiko weiterer Sexualdelikte unter Inzesttätern eher gering, der Mittelwert betrug etwa 8% bei einer durchschnittlichen Beobachtungsdauer von etwa zwölf Jahren.

5.3.3.3 Exhibitionisten

Zu Rezidiven von Exhibitionisten unabhängig von deren Qualität liegt lediglich die Untersuchung des *J.J. Peters Institute (1980)* vor, welche bei einer Beobachtungsdauer von zehn Jahren unter 39 Exhibitionisten nach Behandlung mit Gruppentherapie und Bewährungshilfe eine Rückfallrate für Delikte insgesamt in Höhe von 77,6% ermittelte. Aus der Untersuchung von *Beier (1995)* lässt sich ein mittleres Rückfallrisiko für weitere Sexualdelikte von 47% ermitteln. *Maletzky (1980)* berichtete über Exhibitionisten in der US Army, von denen nach einer Behandlung 0% bis 40% erneut wegen eines Sexualdelikts verdächtigt wurden. Marshall 1991 errechnete bei 61 Exhibitionisten Rückfallraten von 32% bis 57%. Die Beobachtungsdauer betrug etwa neun Jahre. Unter dem Aspekt erneuter Festnahmen wegen Sexualdelikten ermittelte das *J.J.Peters Institute (1980)* Rezidivraten von 20% unter 39 Exhibitionisten nach einer Beobachtungszeit von zehn Jahren. Nach einer Beobachtungszeit von einem Jahr fanden *Rooth & Marks (1974)* 33% erneute Verurteilungen wegen Sexualdelikten; *Wiederholt (1989)* beschrieb sieben Exhibitionisten, von denen fünf erneut wegen Sexualdelikten verurteilt wurden. Aufgrund der geringen Fallzahl in den einzelnen Studien ist eine Differenzierung nach den Rückfallkriterien nicht sinnvoll. Erstaunlicherweise unterschieden sich die Rückfallraten bezüglich dieser Kriterien wenig. Die mittlere Rückfallrate betrug 33% bei einer durchschnittlichen Beobachtungsdauer von etwa sieben Jahren und einer Fallzahl von 139 Exhibitionisten.

5.3.3.4 Vergewaltiger

5.3.3.4.1 Unbehandelte Täter

Die allgemeinen Rückfallraten von Vergewaltigern wurden an insgesamt zehn Arbeiten (siehe Tabelle 5-8) überprüft. Die höchsten Rückfallraten ermittelten bei besonders langer Beobachtungsdauer (22 Jahre) *Soothill et al. (1976)* und *Christiansen (1965)*, wobei die Untersuchung von Christiansen aufgrund der höheren Fallzahl stärker ins Gewicht fällt. Sie bezieht sich allerdings auf eine Stichprobe, deren Entlassungszeitpunkt über ein halbes Jahrhundert zurückliegt. *Gibbens (1977)* fand große Unterschiede bei den Rückfallraten, je nachdem, ob es sich um eher gewaltsame bzw. aggressive Vergewaltigungen bei dem Primärdelikt gehandelt hatte, oder um Vergewaltigungen, die nicht von übermäßiger Aggressivität geprägt waren.
Unter dem Aspekt des Verdachtes weiterer Straftaten nach einer (nicht näher bezeichneten) Behandlung von Vergewaltigern berichtete *Prentky (1997)*, dass 71% der 136 Vergewaltiger in einem Zeitraum von 24 Jahren weiterer Straftaten bezichtigt worden waren. Auch das *J.J. Peters Institute (1980)* dokumentierte sehr hohe Rezidivraten unter 144 Vergewaltigern innerhalb von zehn Jahren, die wegen weiterer Delikte festgenommen worden waren. Insgesamt ergibt sich bei dieser Gruppe eine durchschnittliche Rezidivrate von 72% bei einer mittleren Beobachtungsdauer von etwa 17 Jahren.

Tabelle 5-8: Unbehandelte Vergewaltiger, Rückfälle insgesamt

Autoren	**Rezidiv Definition**	**Rezidive in%**	**Beobachtung (mon)**
Bala & Donelly 1979	Festnahme	19,1	60
Beck 1997	Festnahme	51,5	36
Burgoyne 1979	Verurteilung	58,3	60
Egg 1998	Verurteilung	46,0	120
Gibbens 1977	Verurteilung	28,0/85,0	144
Greenfeld 1997	Festnahme	51,5	36
Grünfeld 1986	Festnahme	61,7	144
Soothill et al. 1978	Festnahme (Anklage)	30,0	264
Soothill et al. 1978	Verurteilung	49,0	264
Soothill et al. 1980	Festnahme (Anklage)	49,5	156
Soothill et al. 1980	Verurteilung	57,0	156

Die mittlere Beobachtungsdauer bei den unbehandelten Vergewaltigern zur Frage von Rezidiven insgesamt betrug für das Kriterium Festnahme etwa 3,5 Jahre und für das Kriterium Verurteilung etwa zwölf Jahre. Die Rückfallraten im Sinne einer neuen Festnahme oder Verurteilung betrugen etwa 50%.
Die Rückfallraten mit Sexualdelikten bei unbehandelten Vergewaltigern stellen sich relativ homogen dar (siehe Tabelle 5-8). Die durchschnittliche Rezidivrate mit dem Rückfallkriterium „Wiederverurteilung" betrug nach ca. 15 Jahren im Mittel 14% (maximal 28,4%), die Arbeit von Grünfeld wurde nicht berücksichtigt, weil dort die Definition des Primärdeliktes relativ weit gefasst war (z.B. Beihilfe zur Vergewaltigung). Die Untersuchung von *Beier (1995)* bildet hier eine Ausnahme. Er fand nach einer bis zu 30-jährigen Beobachtungsdauer bei aggressiven Sexualstraftätern bei 76% neue Verurteilungen wegen Sexualdelikten.

Tabelle 5-9: Rückfälle mit Sexualdelikten, unbehandelte Vergewaltiger

Autoren	**Rezidiv Definition**	**Rezidive in %**	**Beobachtung (mon)**
Grünfeld 1986	Festnahme	21,6	144
Christiansen et al. 1965	Verurteilung	28,4	264
Egg 1998	Verurteilung		120
Gibbens 1977	Verurteilung	20,0	144
Soothill et al. 1978	Verurteilung	22,0	264
Soothill et al. 1980	Verurteilung	14,0	156

5.3.3.4.2 Behandelte Täter

Nach einer Therapie fand *Prentky (1997)* unter 136 Vergewaltigern bei einer Beobachtungsdauer von 24 Jahren folgende Rückfallraten: Verdacht: 39%, Verurteilung: 23% und Haftstrafe: 20%. Das *J.J. Peters* Institute berichtete von 10% Rückfällen unter 144 Vergewaltigern nach einer Beobachtungszeit von zehn Jahren bei ambulanter Gruppentherapie, *Wiederholt (1989)* beschrieb 9% Rückfälle unter 22 Vergewaltigern ein Jahr nach Entlassung aus einer sozialtherapeutischen Abteilung. Zusammenfassend ergibt sich somit ohne Berücksichtigung des Rückfallkriteriums, dass etwa 22%

der behandelten Vergewaltiger innerhalb von etwa 20 Jahren mit neuen Sexualdelikten rückfällig werden.
Die Gruppe „Rückfälle mit Gewaltdelikten, unbehandelte Täter" wird vor allem durch die Untersuchungen von *Beck & Shipley (1997)* und von *Greenfeld (1997)* dominiert, die vermutlich die gleiche Datenquelle verwendeten. Eine weitere Untersuchung von *Grünfeld (1986)* kommt ebenfalls zu ähnlichen Ergebnissen bei deutlich längerer Beobachtungsdauer (144 Monate). Im Mittel wurden etwa 30% der Vergewaltiger wegen weiterer Gewaltdelikte nach durchschnittlich etwa drei Jahren festgenommen.
Prentky (1997) ermittelte unter 136 Vergewaltigern nach Behandlung in einer Klinik Rückfallraten von 48% im Sinne eines Verdachts weiterer Delikte bei einer Beobachtung über 24 Jahre. Firestone (1998) berichtete von 86 erwachsenen kanadischen Vergewaltigern, von denen nach zehn Jahren 26% erneut wegen Gewalt- oder Sexualdelikten festgenommen wurden.

5.3.4 Zusammenfassung der Rückfallraten von Sexualstraftätern

Anders als im Falle der Rückfallraten allgemeiner Straftäter ist vermutlich die Heterogenität der Untersuchungen dafür verantwortlich, dass die Unterschiede nach den verschiedenen Rückfallkriterien („Verdacht", „Festnahme", „Verurteilung" und „Haftstrafe") gering oder widersprüchlich ausfallen. Daher muss in einer Zusammenfassung auf eine Differenzierung bezüglich der Rückfallkriterien verzichtet werden. Unterschiede ergeben sich auch durch die zum Teil sehr unterschiedlichen Beobachtungszeiträume. Es könnte zum Beispiel bei Betrachtung von Tabelle 5-10 der Eindruck entstehen, dass behandelte Vergewaltiger wesentlich häufiger rückfällig werden als unbehandelte. Bei ersteren ist die Beobachtungszeit jedoch 201 Monate, bei letzteren nur 54 Monate.

5.3.5 Eigentumsdelinquenz

Obgleich Eigentumsdelikte zu den häufigsten Delikten überhaupt zählen, lagen nur wenige Studien zu Rückfallraten von Eigentumsdelinquenten vor. *Moore (1999)* berichtete von 47% Wiederverurteilungen von 5680 Eigentumsdelinquenten, die vier Jahre lang beobachtet werden konnten. *Beck & Shipley (1997)* gaben in ihrer Untersuchung an, dass 68,1% aller Eigentumsdelinquenten wiederverhaftet, 53,0% wiederverurteilt und 47,7% er-

Tabelle 5-10: Überblick über Rückfallraten bei Sexualstraftaten

		Rezidive in %					Beobachtungsdauer (Monate)				
Therapie	**Tätergruppe**	**Mittelwert**	**N**	**Std Abw**	**Min**	**Max**	**Mittelwert**	**N**	**StdAbw**	**Min**	**Max**
unbehandelt	Sex. Delikte	34,8	6593	17,8	5	80	159,1	6593	96,3	8,4	264
	Vergewaltigung	50,9	5370	6,2	19,1	85	54,3	5370	46,2	36	264
	Kindsmissbrauch	48,8	272	9,3	35,5	63	168,5	272	59,9	120	288
	Insgesamt	42,2	12235	15,9	5	85	113,4	12235	93,5	8,4	288
behandelt	Sex. Delikte	33,0	5840	15,8	5	68,6	35,8	5840	26,9	12	120
	Vergewaltigung	72,3	280	1,3	71	73,6	201,6	280	84,1	120	288
	Kindsmissbrauch	46,4	261	27,9	12,2	74	153,5	261	125,5	12	288
	Exhibitionismus	77,6	39	0	77,6	77,6	120,0	39	0,0	120	120
	Insgesamt	35,5	6420	18,4	5	77,6	48,3	6420	57,0	12	288
unbekannt	Sex. Delikte	68,3	231	0	68,3	68,3	120,0	231	0	120	120
	Vergewaltigung	53	86	0	53	53	120,0	86	0	120	120
	Inzest	26,7	251	0	26,7	26,7	144,0	251	0	144	144
	Insgesamt	47,6	568	19,3	26,7	68,3	130,6	568	11,9	120	144
Insgesamt	Sex. Delikte	34,6	12664	17,4	5	80	101,5	12664	94,3	8,4	264
	Vergewaltigung	52,0	5736	7,5	19,1	85	62,5	5736	58,3	36	288
	Kindsmissbrauch	47,6	533	20,7	12,2	74	161,2	533	97,9	12	288
	Exhibitionismus	77,6	39	0	77,6	77,6	120,0	39	0,0	120	120
	Inzest	26,7	251	0	26,7	26,7	144,0	251	0	144	144
	Insgesamt	40,1	19223	17,2	5	85	92,1	19223	87,3	8,4	288

neut in Haft genommen worden waren. Die höchsten Rückfallraten mit nahezu 80% (78,4% Wiederverhaftung, 59,1% Wiederverurteilung, 51,8% neue Haftstrafe) hatten Täter, die Kraftfahrzeuge gestohlen hatten. Etwas geringer waren die Rückfallraten von Einbrechern (69,6% Wiederverhaftung, 54,6% Wiederverurteilung, 49,4% neue Haftstrafen). Es folgten Hehlerei (67,9% Wiederverhaftungen, 54,9% Wiederverurteilungen, 50,5% neue Haftstrafen) und Diebstähle (67,3% Wiederverhaftung, 52,2% Wiederverurteilung, 46,3% neue Haftstrafen). Die Rezidivraten nach einem Betrug lagen bei 60,9% (Wiederverhaftung), 47,1% (Wiederverurteilung) und 43,3% (neue Haftstrafen). Die häufigsten Rückfalldelikte waren Eigentumsdelikte (50% bis 55% je nach Untergruppe).

Die Rückfallraten liegen somit zwischen 43% (neue Haftstrafen nach Betrug) und 52% (neue Haftstrafen nach Kfz-Diebstahl) innerhalb von drei Jahren.

Jehle et al. (2003) berichteten mit 56% Wiederverurteilungen nach Diebstahl (§242 StGB, 185.185 Personen), 54% nach Einbruch/Bandendiebstahl (§§243-244 StGB; 37.079 Personen), 35% nach Betrug (§263 StGB, 54.362 Personen) und 50% nach Raub (§§ 249-252, 255, 316a StGB; n=8.327) vergleichbare Rückfallraten.

5.3.6 Drogendelinquenz

Mit 77% Rückfallraten im Sinne erneuter Verurteilungen *(Berckhauer & Hasenpusch, 1982)* hatten die Straftäter der Untersuchung, die Vergehen gegen das BtMG begangen hatten, eine sehr hohe Rückfallquote. Zu bedenken ist bei dieser Untersuchung, dass sie inzwischen lange Zeit zurückliegt, gesellschaftlich und juristisch die Drogenproblematik teilweise anders betrachtet wird, und die Fallzahl der Stichprobe mit neun Personen sehr gering ist. Aus dem von *Moore (1999)* zur Verfügung gestellten Zahlenmaterial können Rückfallraten je nach Alter der Beobachteten zwischen 13 % und 45 % errechnet werden. Unter den 5.809 Haftentlassenen des Jahres 1983, deren schwerste Straftat ein Drogendelikt war, fanden *Beck & Shipley (1997)* 50,4% Rückfallstraftäter (Wiederverhaftung) - 35,3% (Wiederverurteilung) - 30,3% (neue Haftstrafen), ein im Vergleich zu anderen Deliktgruppen, bei denen sich ein Durchschnitt von 62,5% errechnete, eher niedriges Ergebnis. Am höchsten waren die Rezidivraten bei Drogenbesitz (62,8% Wiederverhaftung, 40,2% Wiederverurteilung und 36,7% neue Haftstrafen); bei Drogenhandel lagen sie etwas niedriger (51,5% Wiederverhaftung, 34,5% Wiederverurteilung und 29,4% neue Haftstrafen). Gewaltdelikte als Rezidive waren mit 12,2% eher selten, aber auch Eigentumsdelikte kamen nicht sehr häufig vor (22,9%). Besonders häufig wurden mit 24,8% erneute Drogendelikte erfasst. Das Oklahoma Department of Corrections meldet 23% Rezidive bei 8775 Fällen von Drogenverbreitung und 7% bei Handel (426 Fälle) *(Recidivism Rates Based on Three Years for Oklahoma and Nearby States, 1999)*

Die Rückfallrate unter Drogendelinquenten wurde für das Jahr 1982 noch mit 77% angegeben, derzeit dürften die Rückfallraten im Sinne einer neuen Haftstrafe nach Drogendelinquenz eher zwischen 7% und 37% liegen. Auch nach einer Therapie scheinen die Raten in ähnlicher Höhe zu liegen. Die Zahlen von *Jehle et al. (2003)* für neue Verurteilungen vier Jahre nach einem Delikt gemäß dem BtMG liegen mit 52% (n=28.142) etwas höher. Die Einschätzung, dass Drogendelinquenz von einer massiven Rezidivrate für neue Delinquenz begleitet wird, muss insbesondere für die letzten Jahre revidiert werden. Dies könnte unter Umständen auf die inzwischen verbesserten Therapieverfahren und eine veränderte gesellschaftliche Einschätzung der Drogenproblematik und auf die Entkriminalisierung von Substanzabhängigen zurückzuführen sein.

6. Prognoseinstrumente

In den letzten Jahren wurde eine Vielzahl von Prognoseinstrumenten entwickelt. Die diesen Instrumenten zugrunde liegenden Konzepte sind relativ unterschiedlich, ebenso wie die Methodik, mit welcher die in den Instrumenten enthaltenen Merkmale gefunden wurden. Beispielsweise wurden der VRAG auf der Grundlage einer Einzelstichprobe, der HCR-20 aufgrund einer Literaturanalyse, der Static-99 nach einer Metaanalyse empirischer Arbeiten und die ILRV aus der Analyse von Expertenwissen konstruiert. Auch die Zielsetzung für die Anwendung ist nicht einheitlich. So dienen manche Instrumente, z. B. die ILRV, der Hilfe zur systematischen Erfassung der wichtigsten Aspekte für die Rückfallprognose bei psychisch kranken oder gestörten Rechtsbrechern, andere, z.B. der VRAG, dienen der statischen Zuordnung einer Risikogruppe von Gewalttätern, deren Rückfallwahrscheinlichkeit in Zahlen ausgedrückt werden kann. Vergleichbares gilt auch für den Static-99 in Bezug auf Sexualstraftäter.
Bei der Anwendung und der Interpretation der Ergebnisse von Prognoseinstrumenten sind das theoretische Konstrukt, die Möglichkeiten der Anwendung, die Zielrichtung der Fragestellung und die Grenzen der Aussagemöglichkeiten des Instrumentes zu kennen und zu berücksichtigen.
Im Folgenden werden einige der wichtigsten Prognoseinstrumente vorgestellt, ohne dass diese Auswahl vollständig sein kann.

6.1 Das Psychopathiekonzept und die PCL-R von Robert D. Hare

Nach deutschem Sprachverständnis und aufgrund der spezifischen Entwicklung der deutschen Psychiatrie ist der Psychopathie-Begriff umstritten und mit negativen und abwertenden Assoziationen verbunden. Erst mit *Kurt Schneider (1923)* wurden wertende Konnotationen in den Hintergrund gedrängt und psychopathologische Beschreibungen in den Vordergrund gestellt. Um negative Assoziationen zu vermeiden, wurde „Psychopathie“ durch andere Begriffe wie "psychopathische Persönlichkeit", "abnorme Per-

sönlichkeit" und zuletzt "Persönlichkeitsstörungen" ersetzt. Im angloamerikanischen Sprachraum war der Psychopathie-Begriff von Anfang an mit antisozialem Verhalten verbunden. Bereits *Rush (1812)* charakterisierte die "moral alienation of mind" durch Verantwortungslosigkeit, Aggressivität und Rücksichtslosigkeit. Diese Charakteristika wurden in englischen oder amerikanischen Publikationen (*Cleckley,1976; Prichard,1835*) immer wieder beschrieben, wenn der Begriff Psychopathie definiert werden musste. In dieser Tradition bewegt sich auch der Autor der "Psychopathy Check List", Robert D. Hare. Zwischen seinen Forschungen zur "psychopathy" und dem deutschen Psychopathie-Begriff bestehen zwar einige Überschneidungen, jedoch sind die Begriffe nicht identisch. Bei der heutigen Anwendung sollte man sich bewusst bleiben, dass stets der angloamerikanische Psychopathie-Begriff gemeint ist und nicht jener, der der deutschen psychiatrischen Tradition entspringt.
Mit der Psychopathie-Checkliste hat Robert Hare ein Instrument geschaffen, das diesen Persönlichkeitstyp reliabel identifizieren soll. Wenngleich die Validität des Konstruktes „Psychopathie" weiterhin umstritten bleibt (*Cooke et al.,2004*) hat sich die PCL-R als Prognoseinstrument in vielen Untersuchungen bewährt, weil sie einerseits gut operationalisierte Merkmalsdefinitionen hat und somit eine reliable und valide Datenerhebung ermöglicht, zum anderen aber auch einige klinisch relevante Charakteristika beschreibt, welche in der Realität - insbesondere der forensischen Psychiatrie und der Kriminologie - ihre Entsprechungen finden. Durch die Einführung dieses Untersuchungsinstrumentes hat die empirische Erforschung krimineller Persönlichkeiten wesentliche Fortschritte erzielt. In der Vergangenheit wurden Begriffe wie "asozial", "dissozial", "antisozial", "psychopathisch" und "soziopathisch" in fast beliebiger Weise gebraucht, wobei die Autoren bei der Verwendung der Begriffe kaum eindeutige und allgemein anerkannte Definitionen verwenden konnten. Selbst die Beschreibung anscheinend ähnlicher Konstrukte wie der antisozialen Persönlichkeitsstörung in DSM-III und DSM-IV und der dissozialen Persönlichkeitsstörung in ICD-10 unterscheiden sich deutlich und sind nicht miteinander vergleichbar. Demgegenüber gelingt mit der Anwendung der Psychopathie-Checkliste eine zuverlässige und zugleich quantitative Beschreibung einer Persönlichkeit, die für alle, die mit Rechtsbrechern zu tun haben, wichtige und praxisrelevante Informationen liefert. Zudem hat sich die Charakterisierung dieses Tätertyps als wichtiger Entscheidungsfaktor bei prognostischen Überlegungen erwiesen und seine Relevanz in empirischen Untersuchungen bestätigt. Es muss aber darauf hingewiesen werden, dass eine Klassifikation als "psychopath" i.S. von *Cleckley* (1941), *McCord & McCord (1964)* und *R.D. Hare (1990)* keinesfalls

notwendigerweise bedeuten muss, dass es sich bei dieser Person um einen Kriminellen handelt. Eine Vielzahl von Studien (*Salekin et al.,1996*) hat allerdings gezeigt, dass dann, wenn kriminelles Verhalten und "psychopathy" gemeinsam auftreten, das Risiko weiterer krimineller Handlungen relativ hoch ist. Wegen dieser in verschiedenen Studien nachgewiesenen prognostischen Relevanz hat die PCL-R auch Eingang in verschiedene Instrumente zur Einschätzung von Kriminalitätsrisiken gefunden (VRAG, *Harris et al.,1993*; HCR-20, *Webster et al.,* 1997) (siehe auch *Nedopil,1997*).
Viele wichtige Fragen zu dem Konstrukt "psychopathy" sind sicher noch offen. So ist unklar, ob es sich dabei um ein dimensionales oder kategoriales Zuordnungsschema handelt, oder ob Grenzwerte, ab denen ein Mensch als "psychopath" klassifiziert wird, von einem Land zum anderen schwanken, wodurch diese Schwankungen bedingt sind oder ob es überhaupt nur einen sinnvoll erfassbaren Grenzwert gibt. Auch bleibt noch unklar, ob es sich bei den Merkmalen und beim Gesamtwert der PCL-R um statische oder dynamische Risikofaktoren handelt. Die Beurteilung der PCL-R von *Hare* verlangt bei nahezu allen Items, dass die Verhaltensmuster und Einstellungen über das ganze Leben in einem Wert zusammengefasst werden. Dies bedeutet, dass die Möglichkeit, den Gesamtwert zu ändern, sehr gering ist, weil früheres, sehr lange zurückliegendes Fehlverhalten immer die Beurteilung beeinflussen wird und einige Merkmale überhaupt unveränderbar bleiben (z.B. Jugendkriminalität). Andererseits sind geringfügige Änderungen möglich, weil früheres Verhalten (z.B. Impulsivität) an Bedeutung verliert, wenn es über Jahre hinweg nicht mehr auftritt. Auch bleibt bis heute die Frage ungelöst, ob Dissozialität und kriminelles Verhalten Symptom der Störung sind (also zwangsläufig bei „psychopaths" vorkommen) oder eine mögliche Folge, d.h. dass es auch „psychopaths" gibt, die nicht dissozial im engeren Sinn oder kriminell werden (*Cooke et al.,2004*). Diese Autoren empfehlen eine Trennung der Persönlichkeitsvariablen von den Merkmalen des dissozialen Verhaltens, da dadurch die konzeptionelle Klarheit, wie sie in den ursprünglichen Konzepten der Persönlichkeitsstörung von Schneider und Cleckley enthalten war, wieder hergestellt wird und tautologische Schlussfolgerungen aufgrund der in der PCL-R enthaltenen Merkmale über dissoziales Verhalten vermieden werden.
Dennoch liegt der praktische Nutzen der Skala schon heute auf der Hand. Die reliable Erhebung der Einzelmerkmale und die hohe Reliabilität bei der Berechnung des Gesamtwertes machen die Skala zu einem sinnvollen Kommunikationsinstrument. Nach heutigem Wissen sind hohe Werte der PCL-R, die als Indikator für die Zuordnung zu dem Begriff "psychopathy" erforderlich sind, ein Indikator für ein erhöhtes Kriminalitätsrisiko und - zu-

mindest heute noch - für fehlende Aussichten auf Behandlungserfolge. Bei der Begutachtung und in der Praxis des Maßregelvollzugs und des Strafvollzugs spielen beide Feststellungen eine große Rolle. Im konkreten Umgang für Personal in Maßregelvollzugseinrichtungen und Haftanstalten kann ein hoher Wert auch ein Indikator für das Risiko intra- und extramuraler Zwischenfälle während des Aufenthaltes in der Einrichtung sein und gleichzeitig ein Warnsignal davor, als Behandler oder Beurteiler Opfer von Manipulation, Täuschung und u.U. Erpressung zu werden. Eine Behandlung oder Betreuung derartiger Personen durch berufliche Anfänger ist mit besonderen Risiken verbunden und sollte vermieden werden. Allerdings bedürfen auch Erfahrene einer engen Supervision, wenn sie sich auf den Umgang mit solchen Probanden einlassen wollen oder müssen.
Die Psychopathiecheckliste wird heute relativ häufig angewendet, allerdings soll zur Warnung gesagt werden, dass es eine Reihe von Einschränkungen gibt, die bei der Anwendung und Interpretation dieses Instrumentes beachtet werden sollten. Im Manual werden folgende grundlegenden Anforderungen gestellt:

1. abgeschlossene akademische Ausbildung in Medizin, Psychologie oder Sozialwissenschaften mit entsprechendem Abschluss, Diplom oder Staatsexamen;
2. Registrierung bei der staatlichen oder regionalen Berufskörperschaft und Mitglied einer Gesellschaft, die sich mit der Beurteilung oder Diagnostik psychischer Störungen befasst (z.B. Mitglied einer psychologischen oder psychiatrischen Fachgesellschaft);
3. nachgewiesene Erfahrung mit forensischen Klienten;
4. Beschränkung des Gebrauchs der PCL-R auf die Gruppen, für welche die PCL-R vollständig validiert wurde.

Darüber hinaus darf die PCL-R nur von Fachleuten angewandt werden, die eine spezielle Ausbildung erhalten haben und die auch das Orginalmanual erworben haben, welches relativ rigiden Copyright-Bestimmungen unterliegt. Aufgrund dieser Bestimmungen ist eine vom Herausgeber autorisierte deutsche Fassung noch nicht erschienen, während in Kanada schon eine zweite Auflage herausgegeben wurde (*Hare,2003*). Werden die Merkmale lediglich angewandt, ohne die Merkmalsdefinitionen und Auswertungsanweisungen exakt zu beachten, sind Fehleinschätzungen häufig und die Ergebnisse weder für die Wissenschaft noch für die Begutachtungspraxis zu verwenden. Allenfalls können dann die Merkmale anregen, auf bestimmte Eigenschaften des Untersuchten zu achten.

Tabelle 6-1: Merkmale in der revidierten Psychopathie-Checkliste (PCL-R)

1. Trickreich sprachgewandter Blender mit oberflächlichem Charme
2. Erheblich übersteigertes Selbstwertgefühl
3. Stimulationsbedürfnis (Erlebnishunger), ständiges Gefühl der Langeweile
4. Pathologisches Lügen (Pseudologie)
5. Betrügerisch-manipulatives Verhalten
6. Mangel an Gewissensbissen oder Schuldbewusstsein
7. Oberflächliche Gefühle
8. Gefühlskälte, Mangel an Empathie
9. Parasitärer Lebensstil
10. Unzureichende Verhaltenskontrolle
11. Promiskuität
12. Frühe Verhaltensauffälligkeiten
13. Fehlen von realistischen, langfristigen Zielen
14. Impulsivität
15. Verantwortungslosigkeit
16. Mangelnde Bereitschaft und Fähigkeit, Verantwortung für eigenes Handeln zu übernehmen
17. Viele kurzzeitige ehe(ähn)liche Beziehungen
18. Jugendkriminalität
19. Missachtung von Weisungen und Auflagen
20. Polytrope Kriminalität

Für die routinemäßige Anwendung in der Praxis hat sich die Screening Version der PCL bewährt, die nur 12 Merkmale enthält und von erfahrenen Beurteilern nur einen Arbeitsaufwand von (im Mittel) 45 Minuten verlangt. Die PCL-SV ist - wie dies für ein Screeninginstrument erforderlich ist - sensitiver als die PCL-R. Wenn die Diagnose „psychopathy" gestellt werden soll, ist es wünschenswert, dass die PCL-R zusätzlich angewandt wird. Für die Anwendung der PCL-SV ist ebenso wie für die PCL-R ein spezielles Training erforderlich.
Die PCL hat eine Faktorenstruktur, die für die Beurteilung der Rückfallprognose von großer Bedeutung ist. Nach den ursprünglichen Arbeiten von Hare wurden 2 Faktoren extrahiert, nämlich Faktor 1, der den selbstsüchtigen, gemütsarmen und gewissenlosen Gebrauch anderer beschreibt und die in Tabelle 6-3 aufgeführten Merkmale enthält, und Faktor 2, der einen chronisch instabilen, antisozialen und sozial abweichender Lebensstil beschreibt und die in Tabelle 6-4 genannten Merkmale zusammenfasst.

Tabelle 6-2: Merkmale der PCL-SV

1.	Oberflächlich
2.	Grandios
3.	Betrügerisch / manipulativ
4.	Fehlen von Reue
5.	Fehlen von Empathie
6.	Übernimmt keine Verantwortung
7.	Impulsiv
8.	Schlechte Verhaltenssteuerung
9.	Fehlende Lebensziele
10.	Verantwortungslos
11.	Antisoziales Verhalten in der Adoleszenz
12.	Antisoziales Verhalten im Erwachsenenalter

Tabelle 6-3: Merkmale des Faktor 1 der PCL-R: Selbstsüchtiger, gemütsarmer und gewissenloser Gebrauch anderer

1.	trickreicher, sprachgewandter Blender mit oberflächlichem Charme
2.	erheblich übersteigertes Selbstwertgefühl
4.	pathologisches Lügen
5.	betrügerisches, manipulatives Verhalten
6.	Mangel an Gewissensbissen oder Schuldbewusstsein
7.	oberflächliche Gefühle
8.	Gefühlskälte, Mangel an Empathie
16.	mangelnde Bereitschaft und Fähigkeit, Verantwortung für eigenes Handeln zu übernehmen

Tabelle 6-4: Merkmale des Faktor 2 der PCL-R: Chronisch instabiler, antisozialer und sozial abweichender Lebensstil

3.	Stimulationsbedürfnis, ständiges Gefühl der Langeweile
9.	parasitärer Lebensstil
10.	unzureichende Verhaltenskontrolle
12.	frühe Verhaltensauffälligkeiten
13.	Fehlen von realistischen langfristigen Zielen
14.	Impulsivität
15.	Verantwortungsloses Verhalten
18.	Delinquenz in der Jugend
19.	Verstoß gegen Weisungen und Auflagen

Tabelle 6-5: Drei-Faktoren-Struktur des PCL-R nach Cooke u. Mitchie (2001)

Faktor 1: Arrogantes und auf Täuschung angelegtes zwischenmenschliches Verhalten
- Beredsamkeit / oberflächlicher Charme
- Übersteigertes Selbstwertgefühl
- Häufiges Lügen oder Täuschen
- Betrügerisch / manipulativ

Faktor 2: Gestörte Affektivität
- Mangel an Reue und Schuldbewusstsein
- Oberflächliches Gefühlsleben
- Mangel an Empathie
- Kann schlecht die Verantwortung für eigene Handlungen übernehmen

Faktor 3: Impulsives und verantwortungsloses Verhaltensmuster
- Erlebnishunger / Neigung zu Langeweile
- Parasitärer Lebensstil
- Fehlen von langfristigen realistischen Plänen
- Impulsivität
- Verantwortungsloses Verhalten

Neuere Untersuchungen mit der PCL-R mit einer anderen faktorenanalytischen Methode haben eine klinisch plausible Struktur mit drei Faktoren gefunden (*Cooke & Michie,2001*) (siehe Tabelle 6-5).
Hier wurden die Merkmale des dissozialen Verhaltens weggelassen. In der zweiten Auflage des PCL-R Manuals (2003) hat *Hare* eine Vier-Faktoren-Struktur als überlegen vorgestellt, die den bisherigen Faktorenstrukturen überlegen sein soll. Sie fügt den drei in Tabelle 6-5 aufgeführten Faktoren (*Cooke & Michie,2001*) als vierten das sozial deviante Verhalten hinzu. In statistischen Analysen konnten *Cooke et al. (2004)* diese Faktorenstruktur nicht als sinnvoll bestätigen, vielmehr bestätigte sich die von ihnen bereits 2001 veröffentlichte Drei-Faktoren-Struktur. Dabei hängt Faktor 1 „Arrogantes und auf Täuschung angelegtes zwischenmenschliches Verhalten" eng zusammen mit Beziehungslabilität. Letztere ist möglicherweise eine Folge von Eigenschaften, die in Faktor 1 zusammengefasst sind. Kriminelles Verhalten korreliert eng mit (und ist möglicherweise eine Folge von) Faktor 3: „Impulsives und verantwortungsloses Verhaltensmuster".

Die meisten empirischen Arbeiten beziehen sich noch auf das ursprüngliche Zwei-Faktoren-Modell von *Hare*. Im Folgenden wird deshalb vor allem auf dieses Modell Bezug genommen. Es soll auch vorweg gesagt werden, dass die Merkmale der PCL nicht nur bei persönlichkeitsgestörten Rechtsbrechern prognostisch von Bedeutung sind, sondern unabhängig von einer Diagnose, sie finden sich z.B. auch bei psychotischen Patienten (*Harris et al.,1993; Nedopil,1997*). Neuere Untersuchungen haben gezeigt, dass besonders die Merkmale des Faktor 2, der einen chronisch instabilen, antisozialen und sozial abweichenden Lebensstil beschreibt, relativ hoch mit Rückfälligkeit korrelieren (*Barbaree et al.,2001; Edens et al.,2002*).
Lange diskutiert wurde auch, wie sich „Psychopathie" im Alter auswirkt. Während früher davon ausgegangen wurde, dass sich die Auffälligkeiten nach dem fünfzigsten Lebensjahr legen oder dass Psychopathie nach dem fünfzigsten Lebensjahr „ausbrennt" (*Hare et al.,1988*), haben andere Untersuchungen gezeigt, dass die Wiederverhaftungsrate bei diesen Tätern auch im Alter höher bleibt als jene von anderen Haftentlassenen (*Hemphill et al.,1998*). *Hare (1998)* hingegen führte aus, dass die Werte auf Faktor 2 im Alter über 50 Jahren drastisch abfallen, während die Werte im Faktor 1 im Lauf des Lebens relativ konstant bleiben. Dieser Unterschied mag auch eine Begründung dafür geben, dass auch bei Menschen, die hohe Werte auf der PCL-R erhalten, das Delinquenzrisiko im höheren Alter deutlich nachlässt, auch wenn es weiter über jenem der Vergleichspopulation liegt. Legt man das Drei-Faktoren-Modell von *Cooke & Michie (2001)* zugrunde, so sind die Faktoren „Gestörte Affektivität" und „Impulsives und verantwortungsloses Verhaltensmuster" am häufigsten mit gewalttätigen Zwischen- und Rückfällen verbunden.

6.2 Violence Risk Appraisal Guide - VRAG

Der VRAG wurde von *Harris et al.* als dimensionales Konstrukt anhand empirischer Daten entwickelt und 1993 veröffentlicht. Er basiert auf einer Stichprobe von 618 männlichen Rechtsbrechern, die aus einer Hochsicherheitseinrichtung in der kanadischen Provinz Ontario entlassen wurden. Sie waren zum größeren Teil behandelt, zu einem geringen Teil vorher lediglich psychiatrisch begutachtet worden. Nach sieben Jahren (time at risk) waren 31 % von ihnen mit Gewalttaten rückfällig geworden. Aufgrund einer Analyse der während der Unterbringung erhobenen ausführlichen Daten wurde der Zusammenhang zwischen den relevanten Merkmalen und der Wahrscheinlichkeit einer Verhaftung wegen eines gewalttätigen Deliktes berechnet. 50 unabhängige Variablen wurden auf ihre Korrelation mit der Rückfälligkeit untersucht. Sie umfassten soziodemographische Informationen, Probleme in der Kindheit, Anpassung im Erwachsenenleben, Charakterisierung des Indexdelikts und psychologische Variablen zur Beurteilung der Verfassung der Probanden nach dem Delikt. Im zweiten Schritt wurden mit Hilfe multipler Regressionsanalysen zwölf Variablen extrahiert, die mit Rückfällen zusammenhingen, untereinander aber nur sehr gering korrelierten. Sie wurden zum VRAG zusammengefasst.

Die Gewichtung der zwölf selektierten Variablen erfolgte nach einem System von *Nuffield (1982)*: Gewichtet wurde, um wie viel Prozent sich die Rückfallrate eines Probanden mit diesem Merkmal von der Basisrate der Gesamtstichprobe für Rückfälle (=31%) unterschied. Eine Erhöhung der Rückfallrate um je 5 % führte zu der Addition eines Punktes, eine Verminderung um je 5% zur Subtraktion eines Punktes. Beispielsweise hatten verheiratete Probanden eine Rückfallrate für gewalttätiges Verhalten von 21% - d.h. zwei volle 5%-Intervalle unter der Basisrate. Unverheiratete Probanden hatten eine Rückfallrate von 38%. Somit werden verheiratete Probanden mit einem Punktewert von -2 bewertet, unverheiratete Probanden mit einem Punktewert von +1.

Die Punkteskala zur Bewertung des VRAG unterscheidet sich somit von jener anderer Prognoseinstrumente, sie umfasst auch negative Werte. Der Summenwert des VRAG geht von -26 bis 38. Er korreliert positiv mit mindestens einem gewalttätigen Rückfall, mit der Schwere des Rückfalls und mit der Kürze der Zeitspanne, in der ein Rückfall auftritt. Der Mittelwert der VRAG-Summenwerte betrug in der Originalstichprobe .91 (Standardabweichung 12.9).

Die Merkmale wurden in der Reihenfolge ihrer Bedeutung, d.h. der Abweichung, die sie von der Basisrate indizierten, geordnet. Am stärksten gewichtet wurde der PCL-R-Gesamtwert. Darüber hinaus enthält der VRAG nur statische Variablen. Die Bedeutung der einzelnen Variablen und die Zuordnung der Punktwerte müssen dem Manual entnommen werden, welches auch in deutscher Übersetzung vorliegt. Für die fachgerechte Anwendung des VRAG muss der Bewerter mit der Entwicklungsmethode des VRAG und den zugrunde liegenden Definitionen vertraut sein (*Quinsey et al.,1998*).

Anhand der Summenwerte wurde die Originalstichprobe in neun Gruppen eingeteilt, die sich um je sieben Punkte in der VRAG unterschieden. Für diese Gruppen wurden die Rückfallraten innerhalb von sieben und von zehn Jahren berechnet; sie entsprechen den „vorhergesagten Wahrscheinlichkeiten" (siehe Tabelle 6-7).

Tabelle 6-6: Items des Violence Risk Appraisal Guide (VRAG)

1. PCL-R Gesamtwert
2. Probleme des Probanden in der Grundschule
3. das Alter des Probanden zum Zeitpunkt des Indexdelikts
4. die Erfüllung der DSM-III-Kriterien für eine Persönlichkeitsstörung
5. Wuchs der Proband mit beiden biologischen Elternteilen auf?
6. Liegt ein vorausgegangenes Bewährungsversagen vor?
7. der Punktewert für die kriminelle Vorgeschichte nach dem Cormier-Lang-Bewertungssystem
8. War er jemals verheiratet?
9. die Erfüllung der DSM-III-Kriterien für Schizophrenie
10. der Verletzungsgrad des Opfers/der Opfer
11. die Alkoholanamnese des Probanden
12. das Geschlecht der Opfer

Alter, Schizophrenie, weibliches Opfer und der Verletzungsgrad des Opfers korrelieren negativ mit dem Rückfallrisiko, alle anderen Variablen korrelieren positiv.

Tabelle 6-7: Rückfallwahrscheinlichkeiten für Gewalttaten über zwei verschiedene Zeiträume als Funktion von neun gleich großen VRAG-Gruppen

VRAG Kategorie	**VRAG Punktewert**	**7 Jahre**	**10 Jahre**
1	<= -22	0	0.08
2	-21 bis -15	0.08	0.10
3	-14 bis -8	0.12	0.24
4	-7 bis -1	0.17	0.31
5	0 bis +6	0.35	0.48
6	+7 bis +13	0.44	0.58
7	+14 bis +20	0.55	0.64
8	+21 bis +27	0.76	0.82
9	>= +28	1.00	1.00

6.3 Sex Offender Risk Appraisal Guide (SORAG)

In Anlehnung an den VRAG wurde in einer vergleichbaren Prozedur an der gleichen Stichprobe ein Instrument für die Beurteilung der Rückfallwahrscheinlichkeit bei Sexualstraftätern entwickelt, der SORAG (Sex Offender Risk Appraisal Guide), der die in Tabelle 6-8 aufgeführten Variablen umfasst (*Rice & Harris,1997*). Die hierfür verwendete Stichprobe umfasste 178 Sexualstraftäter.

Tabelle 6-8: Variablen des SORAG

- Psychopathie (PCL-R)
- Fehlanpassung in der Grundschule
- Persönlichkeitsstörung nach DSM-III
- Junges Alter beim Indexdelikt
- Trennung von den Eltern vor dem 17. Lebensjahr
- Früherer Bewährungswiderruf
- Vorgeschichte mit nicht gewalttätigen Delikten
- Vorgeschichte mit gewalttätigen Delikten
- Vorgeschichte mit Sexualdelikten
- Nie verheiratet
- Schizophrenie nach DSM-III (günstig)
- Phallometrische Auffälligkeiten
- Alkoholmissbrauch
- Junges weibliches Opfer beim Indexdelikt (günstig)

6.4 Der HCR-20 (Historical Clinical Risk)

Der HCR-20 entstand vor dem Hintergrund, dass die Prognoseforschung bis Mitte der 90er Jahre des vorigen Jahrhunderts eine Reihe von Risikofaktoren für die Gefährlichkeit bei psychisch Kranken zusammengestellt hatte, diese Merkmale aber bei der Risikoeinschätzung durch Kliniker kaum Verwendung fanden. Der Hauptautor des HCR-20, Chris Webster, sah einen der Hauptgründe für die mangelnde Akzeptanz der Ergebnisse der Prognoseforschung bei Klinikern darin, dass die Art und Zahl der Risikofaktoren zu unübersichtlich, widersprüchlich und unklar präsentiert wurden. Vor allem das Fehlen klinischer Aspekte und das Hervorheben aktuarischer und statischer Variablen schien Kliniker davon abzuhalten, früher erschienene Prognoseinstrumente, z.B. den VRAG, anzuwenden. Der HCR-20 sollte ein übersichtliches, den Kliniker ansprechendes Instrument werden, welches die aus der Forschung und Literatur bekannten Risikofaktoren zusammenfasst und für die Praxis anwendbar macht. Die bewusste Beschränkung auf zwanzig Merkmale sieht Webster als einen besonderen Vorteil an, weil größere Instrumente in der Praxis kaum Anwendung finden würden. In der Tat dürfte die Beschränkung auf wenige relevante Merkmale und die klinische Plausibilität der Merkmale zu der Popularität des Instrumentes beigetragen haben. Es ist mittlerweile sicher eines der am meisten untersuchten Prognoseinstrumente. Die erste Auflage erschien 1995. Sie enthielt noch beides, Risikofaktoren und protektive Faktoren, was der klinischen Perspektive bei Prognosebeurteilungen Rechnung trägt, das Ausfüllen und die Auswertung eines Beurteilungsbogens jedoch erschwert und fehleranfällig macht. Die zweite Auflage erschien 1997; sie enthielt nur noch Risikofaktoren. Beide Auflagen wurden von *Müller-Isberner, Jöckel und Gonzalez Cabeza* ins Deutsche übersetzt und sind vom Institut für Gerichtliche Psychiatrie Haina erhältlich. Die deutsche Übersetzung enthält drei Merkmale mehr als die kanadische Orginalversion.

Der HCR-20 enthält zehn historische Variablen, d.h. Variablen, die sich auf die Anamnese des Untersuchten beziehen und somit statische Risikofaktoren darstellen, fünf klinische Variablen, die Veränderungen aus klinischer Sicht erfassen und somit fixierte dynamische Risikofaktoren sind, und fünf Risikovariablen, die sich auf die künftige Lebens- und Arbeitssituation des Untersuchten beziehen und somit die möglichen Konflikte in dem sozialen Empfangsraums erfassen sollen. Die jeweiligen Merkmale sind gut operationalisiert und ermöglichen dadurch eine relativ hohe Interraterreliabilität, die für die anamnestischen Daten naturgemäß höher ist als für klinische Parameter und potentielle Konflikte in der Zukunft. Das Manual des HCR-20 enthält ausführliche Codierungsanweisungen, bislang gibt es für die Praxis keine Punktwerte, die als Grenzwerte für Rückfallrisiko angenommen werden können und indizieren könnten, ab welcher Zahl von Risikofaktoren die Rückfallwahrscheinlichkeit als signifikant erhöht betrachtet werden muss. Demzufolge bezeichnen die Autoren den HCR-20 richtigerweise auch als Checkliste oder „aide-mémoire", der verhindern soll, wichtige Risikofaktoren zu übersehen. Allerdings bekunden sie auch die Absicht, das Instrument zu einem standardisierten Prognoseinstrument weiterzuentwickeln.

Der HCR-20 wurde für die Vorhersage von Gewalttaten von psychisch Kranken entwickelt; für die Vorhersage von gesunden Straftätern oder von Sexualdelinquenten, die nicht psychisch gestört sind, eignet sich das In-

Tabelle 6-9: HCR-20 (Webster et al., 1997, 2. Aufl.; deutsche Übersetzung von Müller-Isberner et al., 1998, Ergänzungen „Haina" beziehen sich auf die deutsche Übersetzung)

Statische Variablen (Anamnese)
H1 Frühere Gewaltanwendung
H2 Alter bei 1. Gewalttat
Haina: H2a Geringes Alter bei Erstdelinquenz
H3 Stabilität von Partnerbeziehungen
H4 Stabilität in Arbeitsverhältnissen
H5 Alkohol-/Drogenmissbrauch
H6 Psychische Störung
H7 Psychopathy (PCL-R Wert)
H8 Frühe Anpassungsstörungen
Haina: H8a Inadäquater Erziehungsstil
Haina: H8b Fehlverhalten in Kindheit und Jugend
H9 Persönlichkeitsstörung
H10 Frühere Verstöße gegen Bewährungsauflagen
Klinische Variablen (Befund)
C1 Mangel an Einsicht
C2 Negative Einstellungen
C3 Aktive Symptome
C4 Impulsivität
C5 Fehlender Behandlungserfolg
Risikovariablen (Zukunft)
R1 Fehlen realisierbarer Pläne
R2 Destabilisierende Einflüsse
R3 Mangel an Unterstützung
R4 Fehlende Compliance
R5 Stressoren

strument nicht. Es kann aber bei psychisch Kranken sowohl für die Rückfallprognose bei Straftätern als auch für die Gefährlichkeitsprognose bei Patienten, die noch nicht straffällig geworden sind, eingesetzt werden.

6.5 Der SVR-20 (Sexual Violence Risk)

Von dem Autorenteam um Chris Webster (*Boer et al.,1997*) entstand, von dem gleichen Grundgedanken wie beim HCR-20 geleitet, der SVR-20 (Sexual Violence Risk), der ebenfalls von *Müller-Isberner und Mitarbeitern* ins Deutsche übersetzt wurde. Die Vorhersage sexueller Gewalttaten war, wie schon frühere Studien ergeben hatten, mit den bisherigen Instrumenten nämlich nicht mit der gleichen Treffsicherheit vorherzusagen wie die Prognose von gewalttätigen Rückfällen im Allgemeinen. Die Reliabilität und die prognostische Validität des Instrumentes waren nach den Ergebnissen bisheriger Untersuchungen auch geringer als die des HCR-20 (*MacPherson, 2003*). Die Autoren mahnen deshalb auch zur Vorsicht und geben folgende vier Ziele für die Anwendung des Instrumentes vor: Richtlinien für eine systematischere Risikobeurteilung und Verbesserung der Übereinstimmung verschiedener Beurteiler, Verbesserung der Anwendung empirischer Grundlagen für die Vorhersage sexueller Gewalttaten, Planung und Durchführung präventiver Maßnahmen auf empirischer Grundlage, Vorgaben für die Qualitätskontrolle von Risikoeinschätzungen. Dabei ist der SVR 20 „nur als erster Schritt zur Entwicklung eines minimalen Praxisstandards" gedacht.

6.6 Short-Term Assessment of Risk and Treatability (START)

Der START wurde von dem Hauptautor des HCR-20 und SVR-20 (*Webster et al.,2004*) entwickelt, nachdem die Anwendung dieses Instrumentes zwar die Vorteile strukturierter Risikoeinschätzung gezeigt hatte, aber auch die Notwendigkeit, weitere Fragestellungen im Umgang mit risikoträchtigen Populationen mit Hilfe strukturierter Einschätzungsinstrumente anzugehen. Aus dieser Arbeitsgruppe stammen weitere Instrumente, die nach ähnlichen Vorgaben Risikoeinschätzungen bei speziellen Populationen ermöglichen sollen, z.B. bei Jungen (EARL-20B), bei Mädchen (EARL-20G), bei Heranwachsenden oder bei intrafamiliären Gewalttätern. Der START ist entwickelt worden, um unmittelbar bevorstehende Gefahren, wie Gewalttätigkeiten, Bedrohungen, Selbstverletzungen, Suizide, Substanzmissbrauch, Fluchtversuche, Viktimisierung zu identifizieren und entsprechende Interventionen auf eine rationale Grundlage zu stellen. Er dient also dem unmittelbaren Risikomanagement und enthält deswegen vorwiegend dynamische Aspekte, die je nach Vorhandensein und Ausprägung entweder als Risikofaktoren oder als protektive Faktoren gewertet werden. Beispielsweise wird

Tabelle 6-10: SVR 20 (Boer et al., 1997; deutsche Übersetzung Müller-Isberner et al., 1997)

A. Psychosoziale Anpassung
1. Sexuelle Deviation
2. Opfer von Kindesmissbrauch
3. Psychopathy
4. schwere seelische Störung
5. Substanzproblematik
6. suizidale/homizide Gedanken
7. Beziehungsprobleme
8. Beschäftigungsprobleme
9. nicht-sexuelle gewalttätige Vordelinquenz
10. gewaltfreie Vordelikte
11. früheres Bewährungsversagen
B. Sexualdelinquenz
12. hohe Deliktfrequenz
13. multiple Formen der Sexualdelinquenz
14. physische Verletzung der Opfer
15. Waffengebrauch / Todesdrohung gegen Opfer
16. Zunahme der Deliktfrequenz oder -schwere
17. extremes Bagatellisieren oder Leugnen
18. delikfördernde Ansichten
C. Zukunftspläne
19. Fehlen realistischer Pläne
20. Ablehnung weiterer Interventionen

das Merkmal (1) „Soziale Fertigkeiten", das sich auf Kommunikation, Manieren und soziale Aktivitäten bezieht, folgendermaßen in protektive und Risikovariablen operationalisiert:

> *Protektiv:* u.a. höflich, gute kommunikative Fertigkeiten, beginnt Gespräche, verfügt über sozial angemessenes Verhalten, erlebt Befriedigung in sozialen Situationen.

Risiko: Vermeidet soziale Aktivitäten, zieht sich zurück und isoliert sich. Lässt sich nicht in Aktivitäten einbinden, hat schlechte Manieren, ist unfähig sich mitzuteilen, bedrängt andere.

Die Merkmale des START werden in Tabelle 6-11 aufgezählt.

Tabelle 6-11: Merkmale des START (Webster et al., 2004)

1. Soziale Fertigkeiten
2. Beziehungsgestaltung
3. Einstellung zu Beruf und Ausbildung
4. Freizeitgestaltung
5. Selbstversorgung
6. Kognitive Fähigkeiten
7. Gefühle und Stimmung
8. Substanzkonsum
9. Impulskontrolle
10. Äußere Einflüsse
11. Soziale Unterstützung
12. Wirtschaftliche Grundlage
13. Einstellungen
14. Compliance mit Medikamenten
15. Konformität mit Regeln
16. Anpassung und Verhalten
17. Einsicht in eigene Fähigkeiten und Grenzen
18. Ziele und Pläne
19. Coping-Strategien
20. Behandlungsbereitschaft
21. und 22. Patientenspezifische Merkmale (in Klartext zu ergänzen)

6.7 Kriterienliste der Fachkommissionen des Strafvollzugskonkordats der Nordwest- und Innerschweiz (Nach dem Autor benannt als sog. Dittmann-Liste)

In der Schweiz haben sich nach einem schweren Zwischenfall bei der Lockerung eines Strafgefangenen im Herbst 1993 eine Reihe von Kommissionen gebildet und es wurden neue Maßstäbe für den Umgang mit „gemeingefährlichen Straftätern" gesetzt (*Bauhofer et al.,2000*). Eine dieser Fachkommissionen hatte die Aufgabe, bei gefährlichen Straftätern, die in Haftanstalten untergebracht waren, Risikoeinschätzungen vorzunehmen und den Verantwortlichen Empfehlungen in Bezug auf Lockerungen und Entlassungen von Straftätern, die wegen Gewalt- und Sexualdelikten untergebracht sind, zu geben (*Dittmann,1998*). Für die Arbeit dieser Kommission, die interdisziplinär zusammengesetzt ist, hat V. Dittmann eine Kriterienliste zusammengestellt (siehe Anhang 1), die als Zusammenstellung der Erkenntnisse aus der bis zu diesem Zeitpunkt veröffentlichten Literatur und aus Überlegungen der Praxis entstanden ist. Die Liste verlangt Stellungnahmen zu den in Tabelle 6-12 aufgeführten Merkmalsbereichen.

Tabelle 6-12: Kriterienliste der Fachkommissionen des Strafvollzugskonkordats der Nordwest- und Innerschweiz

- Analyse der Anlasstat
- Bisherige Kriminalitätsentwicklung
- Persönlichkeit und psychische Störung
- Einsicht des Täters in seine Störung
- Soziale Kompetenz
- Spezifisches Konfliktverhalten
- Auseinandersetzung mit der Tat
- Allgemeine Therapiemöglichkeiten
- Reale Therapiemöglichkeiten
- Therapiebereitschaft
- Sozialer Empfangsraum
- Bisheriger Verlauf nach der Tat

Darüber hinaus gibt es einen Kriterienkatalog für die Beurteilung von Sexualstraftätern, deren Merkmale in Tabelle 6-13 aufgelistet sind.
Nach den Berichten der Arbeitsgruppe um Dittmann ist die Arbeit der Prognosegruppe erfolgreich (*Ermer & Dittmann,2001*). Entlassungen werden durch sie nicht verhindert und die Zahl der Zwischen- und Rückfälle ist bei den von der Fachkommission beurteilten Straftätern sehr gering, wobei allerdings nicht geklärt wurde, ob die klinische Fachkompetenz einzelner Mitglieder, die interdisziplinäre Zusammensetzung der Fachkommission, bei der sich jedes Mitglied bezüglich seiner Empfehlung vor den anderen

Tabelle 6-13: Kriterienkatalog für die Beurteilung von Sexualstraftätern (aus der Dittmann-Liste)

- Fixierte sexuelle Devianz
- Tatfrequenz bei Seriendelikten
- Progrediente deviante Phantasien und Handlungen
- Sadistische Phantasien und Handlungen
- In der Phantasie oder konkret lange vorgeplante Handlungen
- Massive Gewaltanwendung bei der Tat, Verletzung des Opfers, Waffengebrauch
- Früher Beginn sexueller Delinquenz
- Verschiedene Sexualdelikte
- Fremde Opfer
- Bagatellisierung oder Leugnung
- Projektion des Fehlverhaltens auf die Opfer
- Geltend gemachte Berechtigung zu sexueller Befriedigung ohne Einwilligung
- Deliktfördernde Grundhaltung („Frauen wollen das!", „Sexualität schadet Kindern nicht!")
- Unfähigkeit, angemessene stabile Partnerschaften einzugehen
- Falsche Selbsteinschätzung bezüglich Risikosituationen

rechtfertigen muss, oder die Anwendung eines strukturierten Instrumentariums die Treffsicherheit der Kommission bestimmte. Darüber hinaus ist – wie bei den meisten Untersuchungen vergleichbarer Art – die Zahl der falsch Positiven weiterhin unbekannt, also jener, die keine Rückfälle verursacht hätten, wenn sie entgegen der Empfehlung der Fachkommission aus den Haftanstalten entlassen worden wären.

6.8 Prognosefragebogen nach Weber und Leygraf

Ein weiterer Prognosefragebogen im deutschsprachigen Raum wurde von Weber und Leygraf entwickelt (*Weber, 1995*). Er enthält 120 Fragen, die meist vier, bei einigen Fragen fünf Antwortmöglichkeiten zulassen, sowie sechs Analogskalen, auf denen die Wahrscheinlichkeit bei so genannten Sonntagsfragen eingeschätzt werden sollen. Die Fragen sind in acht Themenbereiche aufgegliedert:

Charakteristika des Unterbringungsdelikts, Aktuelle Symptomatik, Sozialverhalten, Belastungsfaktoren der Persönlichkeit, Anpassungsverhalten, Emotion und Motivation, Leistungs- und Kontrollverhalten, Entwicklung und Verlauf (während des Klinikaufenthalts).
Inwieweit dieser Fragebogen auf seine prognostische Relevanz überprüft wurde, ist nicht bekannt bzw. wurde bislang nicht veröffentlicht.

6.9 Level of Service Inventory-Revised (LSI-R)

Das Level of Service Inventory (LSI) wurde von *Andrews u. Bonta* 1995 veröffentlicht, jedoch bislang weder ins Deutsche übersetzt noch in Deutschland erprobt. Dennoch soll es hier erwähnt werden, weil es im deutschsprachigen Raum keine Instrumente gibt, welche Rückfallvariabeln bei Strafgefangenen adäquat erfassen können. Das LSI soll nicht nur das Risiko erfassen, sondern auch die Defizite aufzeigen, die während einer Strafhaft ausgeglichen werden sollten.
Das LSI enthält 54 Merkmale aus zehn Bereichen (siehe Tabelle 6-14), von denen einige als vorhanden oder nicht vorhanden, andere in Abstufungen von 0 bis 3 gewertet werden. Die dabei erzielten Punkte werden addiert; der Punktwert ordnet den Untersuchten einer Risikokategorie zu, deren Rückfallrate bekannt ist. Bis einschließlich 13 Punkte wird ein niedriges Risiko angenommen (Rückfallrate in der Vergleichspopulation < 11,7 %); bis 23 Punkten wird das Risiko als gering bis mäßig bezeichnet (Rückfallrate in der Vergleichspopulation < 31,1 %); bis einschließlich 33 Punkten als mäßig (Rückfallrate in der Vergleichspopulation < 48,1 %); zwischen 34 und 40 Punkte wird das Rückfallrisiko als mäßig hoch eingestuft (Rückfallrate in der Vergleichspopulation < 57,3 %); darüber als hoch (Rückfallrate in der Vergleichspopulation < 76,0 %). Ab 24 Punkten (einschließlich Risikokategorie 2) wird eine engmaschige Überwachung sowohl innerhalb der Einrichtungen als auch nach einer Entlassung aus einer Haftanstalt empfohlen. Allerdings muss angemerkt werden, dass die Stichprobe, an welcher ursprünglich die Rückfallraten erhoben wurden, mit 956 Häftlingen relativ klein war und daraus allein noch keine allgemeinen Schlussfolgerungen abgeleitet werden können, auch war die Beobachtungszeit mit maximal zwei Jahren relativ kurz. Andererseits ist die Zuordnung zu Risikogruppen, deren Rückfallrate bekannt ist, eine große Hilfe für jeden Prognostiker, da er dann nicht mit arbiträren, quantitativ nicht fassbaren Beschreibungen wie geringe, hohe oder sehr hohe Wahrscheinlichkeit eines Rückfalls operieren muss.

Tabelle 6-14: Beurteilungsaspekte des LSI-R mit Beispielfragen

Kriminelle Vorgeschichte Beispielfragen: Drei oder mehr Vorverurteilungen? Vergehen gegen Bewährungsauflagen?
Schule/Arbeit Beispielfragen: Häufig ohne Beschäftigung? Jemals von der Schule verwiesen?
Finanzen Beispielfrage: Abhängigkeit von Sozialhilfe?
Familie/Ehe Beispielfrage: Unzufriedenheit mit partnerschaftlichen Situation?
Unterkunft Beispielfrage: Drei oder mehr Adressenwechsel im Vorjahr?
Freizeit/Erholung Beispielfrage: Keine Teilnahme an organisierter Freizeitbeschäftigung?
Bekanntenkreis Beispielfragen: Kriminelle Bekannte? Fehlen eines prosozialen Bekanntenkreises?
Alkohol/Drogen Beispielfragen: Alkoholprobleme? Gesetzesverstöße wegen Alkohol oder Drogen?
Emotionale/persönliche Probleme Beispielfrage: Gegenwärtige psychiatrische od. psychotherapeutische Behandlung?
Einstellungen/Orientierung Beispielfrage: Missachtung von Konventionen?

6.10 Static-99 und Static-2002

Der Static-99 wurde von Karl Hanson und David Thornton (*1999*) zur Einschätzung des Rückfallrisikos bei Sexualstraftätern anhand von Metaanalysen einer Vielzahl von Verlaufsuntersuchungen aus verschiedenen Institutionen in Kanada, USA und Großbritannien insbesondere an Straftätern, die wegen Vergewaltigung oder wegen Kindsmissbrauchs inhaftiert waren, entwickelt. Beide Autoren hatten ursprünglich eigenständige Prognoseinstrumente entwickelt, die dann zum Static-99 verbunden wurden. Bis auf Merkmal 5 werden jeweils entweder 0 Punkte (unzutreffend) oder 1 Punkt (zutreffend) vergeben. Maximal können 12 Punkte erreicht werden. In der Orginalstichprobe wurden innerhalb von 15 Jahren von den Probanden, die 0 Punkte erreichten, 13% mit einem Sexualdelikt und 15% mit einem Gewaltdelikt rückfällig, von jenen, die 6 und mehr Punkte erhielten, waren es 52% mit einem Sexualdelikt und 59% mit einem Gewaltdelikt.

Tabelle 6-15: Merkmale des Static-99

1. Alter zwischen 18 und 25 Jahren
2. Nie verheiratet
3. Gegenwärtiges Delikt (auch) nicht sexuelle Gewalttätigkeit
4. Frühere nicht sexuelle Gewalttätigkeit
5. Frühere Sexualdelikte (0 bis 3 Punkte)
6. Vier oder mehr Vorverurteilungen
7. Sexualdelikte ohne Berührung
8. Opfer, die nicht verwandt sind
9. Fremde als Opfer
10. Männliche Opfer

Durch die unterschiedliche Herkunft der beiden Autoren (Hanson aus Kanada und Thornton aus Großbritannien) und des Datenmaterials waren nach Ansicht der Autoren die Operationalisierungen und Kodierungsregeln für die Anwendung relativ kompliziert geworden. Deshalb wurde in einer Revision, dem Static 2002, eine Vereinfachung durchgeführt. In diesem Merkmalskatalog werden die einzelnen Merkmale auf einer Zwei-Punkte-Skala (vorhanden oder nicht vorhanden) oder auf einer Vier-Punkte-Skala bewertet, wobei die Zuordnungen einfacher als im Static-99 operationalisiert und die Merkmale etwas anders zusammengestellt sind.
Der Static-2002 wurde bislang noch zu selten empirisch evaluiert, um belegen zu können, dass er dem Static-99 überlegen ist. Von den Autoren, die mit dem Static-2002 dieselben Stichproben analysierten, die sie auch zur Evaluierung des Static-99 verwendeten, wurde eine geringfügige Überlegenheit des neueren Instrumentes angegeben. Der Vorteil dieses Instru-

Tabelle 6-16: Merkmale des Static-2002

Alter bei der Entlassung
Sexuelle Vordelinquenz
• Vorverurteilungen wegen Sexualdelikten
• Als Jugendlicher bereits Festnahmen wegen Sexualdelikten
• Mehr als eine Verurteilung wegen eines Sexualdelikts in 15 Jahren
Deviante sexuelle Interessen
• Verurteilungen wegen berührungsfreier Sexualdelikte
• Männliche Opfer
• Zwei oder mehr Opfer jünger als 12 Jahre
Beziehung zu den Opfern
• Jemals nicht verwandtes Opfer
• Jemals fremdes Opfer
Allgemeine Kriminalität
• Anzahl der Vorverurteilungen
• Jemals Bewährungsversagen
• Jahre in Freiheit vor dem Indexdelikt unter vier Jahren
• Jemals Verurteilungen wegen nicht sexueller Gewaltdelikte

mentes soll aber besonders in der höheren Übereinstimmung zwischen verschiedenen Untersuchern liegen (Interraterreliabilität).

6.11 Sex Offender Need Assessment Rating und Stable Dynamic Assessment (SONAR 2000 und Stable)

Die Autoren des Static-99 waren sich bewusst, dass dieses Instrument nicht geeignet ist, Interventions- und Behandlungsindikationen aufzuzeigen, dass es aber gerade für den Umgang und die Resozialisierungsaufgabe bei Sexualstraftätern erforderlich ist, Faktoren zu identifizieren, die therapeutisch angehbar sind und gleichzeitig das Risiko eines Rückfalls reduzieren. Sie haben durch Interviews mit Therapeuten und Bewährungshelfern versucht, sich ein Bild über die dynamischen Risikofaktoren bei Sexualstraftätern zu verschaffen (*R.K. Hanson,1998; R.Karl Hanson & Harris,2000*). Dabei wurden die Rückfälligen von den Nicht-Rückfälligen durch folgende Auffälligkeiten unterschieden: geringe soziale Unterstützung, Toleranz gegenüber sexuellen Übergriffen, antisozialer Lebensstil, geringe Selbstständigkeit, Schwierigkeiten bei der Zusammenarbeit mit der Bewährungshilfe. Vor den Rückfällen waren die Täter durch vermehrten Ärger und subjektive Belastung und Reizbarkeit aufgefallen. Aufgrund dieser Interviews und weiterer Analysen und Überlegungen haben Hanson und Harris ein Instrument erarbeitet, welches die dynamischen Risikofaktoren, die therapeutisch angehbar sind, zusammenfasst, den SONAR 2000, der später modifiziert und als „Stable" veröffentlicht wurde. Die Merkmale des SONAR 2000 sind in Tabelle 6-17 dargestellt.

Tabelle 6-17: SONAR-2000 (Hanson und Harris 2000)

Bedeutsame soziale Einflüsse
- Versorgungsansprüche an Menschen, für deren Sozialkontakt der Betroffene keine Gegenleistung erbringen muss.

Defizite bezüglich des Intimlebens
- Defizite bei Intimpartnern
- Emotionale Identifikation mit Kindern
- Feindschaft Frauen gegenüber
- Sozialer Rückzug/Einsamkeit
- Emotionale Kälte und Dickhäutigkeit

Selbstregulierung der Sexualität
- Sexuelle Triebstärke und Präokkupation
- Sexualität als Bewältigungsstrategie
- deviante sexuelle Interessen

Einstellungen zur sexuellen Bedürfnisbefriedigung
- Überzeugung zur sexuellen Aktivität berechtigt zu sein
- Vorstellung, dass „Frauen genommen werden wollen" (Rape attitudes)
- Vorstellung, dass Kinder an sexuellen Aktivitäten mit Erwachsenen Spaß haben und dass sie einen hierzu verleiten und verführen wollen (child molester attitudes)

Kooperation mit offiziellen Kontrollorganen
- Allgemeine Selbstregulierung
- Impulsivität
- Unfähigkeit, Probleme kognitiv zu lösen
- Negative Emotionalität/ Hostilität

6.12 Rückfallrisiko bei Sexualstraftätern (RRS)

Dieses Instrument wurde in Deutschland anhand der Analyse von 196 Sexualstraftätern, die fünf Jahre nach ihrer Haftentlassung beobachtet wurden, entwickelt (*Rehder,2001*). 67 (31,6%) von ihnen hatten einen erneuten Eintrag im Bundeszentralregister, 23 (11,8%) wurden mit einem Sexualdelikt rückfällig und 33 (16,8%) mit einem Gewaltdelikt. Aufgrund der Untersuchungen wurden verschiedene Instrumente erarbeitet: Der RRS-VE ist bei Vergewaltigern und der RRS-SM bei Tätern, die mit sexuellem Missbrauch aufgefallen sind, anzuwenden. Die Merkmale des RRS und deren quantitative Beschreibung sind in einem Handbuch operationalisiert.
Bei Sexualstraftätern allgemein wird der RRS (siehe Tabelle 6-19) ausgefüllt, allerdings werden die Merkmale unterschiedlich verrechnet, je nachdem, ob die Wahrscheinlichkeit einer neuen Haftstrafe angegeben werden soll (RRS-H) oder die Wahrscheinlichkeit eines neuen Sexualdelikts (RRS-S).

Tabelle 6-19: Rückfallrisiko bei Sexualstraftätern (RRS-H und RRS-S)

1.	Alter beim ersten Sexualdelikt (Jahre)
2.	Depressive Persönlichkeitsanteile
3.	Bindungs- und Beziehungsfähigkeit
4.	Hafterfahrung (Monate)
5.	Berufliche Leistungsbereitschaft
6.	Soziale Kompetenz
7.	Zahl der Verurteilungen wegen Sexualdelikten
8.	Bekanntheitsgrad zwischen Opfer und Täter
9.	Planung der Tat

Zur Frage der speziellen Rückfallwahrscheinlichkeit soll bei Vergewaltigern der RRS-VE (siehe Tabelle 6-19) und bei Missbrauchstätern der RRS-SM (siehe Tabelle 6-20) ausgefüllt werden.

6.13 Die Integrierte Liste der Risikovariablen (ILRV)

Die Integrierte Liste der Risikovariablen ILRV ist das Ergebnis von Bemühungen, klinische Kriterien für die Rückfallprognose zu erarbeiten, die 1985 begannen (*Ehlers et al.,1985*). Zum damaligen Zeitpunkt gab es weder in

Tabelle 6-20: Merkmale des RRS-VE

1. Alter beim ersten Sexualdelikt
2. Bekanntheitsgrad zwischen Opfer und Täter
3. Planung der Tat
4. Zahl sexueller Opfer
5. Alkoholisierung zum Tatzeitpunkt
6. Bedrohung des Opfers
7. Gestörte Realitätseinschätzung
8. Depressive Persönlichkeitsanteile
9. Konventionelles Geschlechtsrollenverständnis
10. Sten-Wert 16 PF E (16 Persönlichkeitsfaktoren-Test: Selbstbehauptung)
11. Sten-Wert 16 PF M (16 Persönlichkeitsfaktoren-Test: Unkonventionalität)
12. Sten-Wert 16 PF N (16 Persönlichkeitsfaktoren-Test: Überlegtheit)

Tabelle 6-21: Merkmale des RRS-SM

1. Alter beim ersten Sexualdelikt
2. Inzesttäter/Pädophiler
3. Zahl der Vorverurteilungen wegen Sexualdelikten
4. Zahl aggressiver Straftaten
5. Intensität des Sexualverhaltens bei der Tat
6. Bindungs- und Beziehungsfähigkeit
7. Depressive Persönlichkeitsanteile
8. Berufliche Leistungsfähigkeit

Deutschland noch in anderen Ländern umfassende und akzeptierte Listen von Prognosekriterien. Der damalige Ansatz bestand darin, das Expertenwissen erfahrener Prognostiker für eine allgemeine Anwendung brauchbar zu machen. In einer Analyse von Prognosegutachten erfahrener Gerichtsgutachter wurden jene Aspekte extrahiert, die wiederholt von den Gutachtern als bedeutsam erachtet wurden. Die Prognosen hatten sich in einer Nachuntersuchung bei den aufgrund der ausgewerteten Gutachten aus der Unterbringung Entlassenen („negatives", siehe Kap. 3) in 80% als richtig erwiesen (*Weber,1985*). Dabei wurde vorwiegend auf die klinisch relevanten Aspekte der Prognose abgehoben, welche über die von Kriminologen erarbeiteten Prädiktoren hinausgehen. Extrahiert wurden 8 wichtige Kriterien für die prognostische Entscheidung, die nicht als aufsummierbare Prädiktoren konzipiert waren; vielmehr sollte jeder Aspekt einen nach beiden Seiten offenen Bereich darstellen, in dem ein Proband einzuordnen ist: Krankheitseinsicht und Therapiemotivation, günstiger sozialer Empfangsraum, Abnahme klinischer Symptomatik, selbstkritische Auseinandersetzung bei der Tat, Offenheit bei der Selbstdarstellung, Bewährung in der bisher erlangten Freiheit, Nachreifung der Persönlichkeit, konkrete und realisierbare Zukunftsperspektiven. Diese Bereiche waren als Aspekte mit dimensionalem Charakter konzipiert. Die Zusammenschau der einzelnen Aspekte sollte die Prognosebeurteilung erleichtern, jedoch nicht die idiographische Beurteilung ersetzen. *Rasch (1985)* erarbeitete ebenfalls einen dimensionalen Ansatz, in dem folgende Bereiche zur Beurteilung empfohlen werden: die Auslösetat, die Persönlichkeit bzw. die Krankheit, aus der sich delinquentes Verhalten ableiten lässt, das Verhalten während der Unterbringung, der Gebrauch der Freiheit. In seinem Lehrbuch (*Rasch,1986*) fügte er den Aspekt „Perspektiven (Außenorientierung)" hinzu.

Der Autor dieses Buches benannte in der weiteren Entwicklung der Konzepte zur Prognosebeurteilung folgende Bereiche, die für die Prognose zu berücksichtigen sind: die Anlasstat, die prädeliktische Persönlichkeit, die postdeliktische Persönlichkeitsentwicklung und den sozialen Empfangsraum (*Nedopil,1986*). Unter dem Einfluss der Arbeiten von *Dietz (1985)* und *Hall (1987)* wurden Schätzungen der Basisraten für Rückfälligkeit in das Prognoseinstrument aufgenommen. Als die erste Auflage des HCR-20 (*C.D. Webster & Eaves,1995*) veröffentlicht wurde, wurde ein großer Überlappungsbereich zwischen den dort aufgeführten Merkmalen und den Merkmalen des Prognosekatalogs festgestellt. Die anamnestischen Daten (Historical Variables [HCR-20] oder Merkmale der prädeliktischen Persönlichkeit [ILRV]) waren fast identisch. Die anamnestischen Daten waren im HCR-20 besser operationalisiert und wurden deshalb bis auf das Merkmal „Psychopathy" direkt in den Merkmalskatalog übernommen ebenso wie einige klinische und einige Risikovariablen. Sie sind im ILRV mit beiden Zuordnungsnummern gekennzeichnet. Die vorletzte Version des ILRV wurde 1997 veröffentlicht (*Nedopil,1997*). Die PCL-R wurde als getrenntes Instrument der ILRV hinzugefügt, nicht aber integriert, weil es in den damaligen Untersuchungen die anderen Prognosekriterien bei weitem an Bedeutung übertraf. Von der international verbreiteten HCR-20 unterscheidet sich die ILRV vor allem durch die Mitberücksichtigung der Basisraten für Rückfälle und deren Modifikation durch die Besonderheiten des Indexdelikts (Teil A) sowie durch einige zusätzliche Merkmale, welche die postdeliktische Persönlichkeitsent-

wicklung ausführlicher beschreiben und den sozialen Empfangsraum differenzierter erfassen. Die Änderungen, welche bei der HCR-20 von der ersten zur zweiten Auflage, die nur noch Risikofaktoren aufzählt, durchgeführt wurden, sind in die ILRV nicht übernommen worden. Die ILRV wurde entwickelt, um den Klinikern eine Liste wichtiger Aspekte an die Hand zu geben, die bei Prognosebeurteilungen berücksichtigt werden sollten; sie sollte nicht nur Risikofaktoren, sondern auch protektive Faktoren enthalten. Da Instrumente das Denken ihrer Anwender beeinflussen, würde nach Ansicht des Autors eine Liste, die ausschließlich Risikofaktoren enthält, zwar die Beachtung dieser Risikofaktoren fördern, gleichzeitig aber dazu führen, dass protektive Faktoren übersehen würden.
Die quantitative Analyse der ILRV sollte für wissenschaftliche Untersuchungen möglich sein, nicht aber bei der praktischen Anwendung durchgeführt werden. Nach Auffassung des Autors ist es in der Praxis weit wichtiger, die einzelnen Risikofaktoren bei der individuellen Rückfallprognose im Rahmen eines hypothesengeleiteten Vorgehens zu erfassen und sie transparent zu interpretieren (siehe Kapitel 9), als eine Formel zur Errechnung eines Prognosescores zu entwickeln. Die Merkmale sollen vor allem dazu dienen, wesentliche empirisch gesicherte Risikofaktoren und protektive Aspekte nicht zu übersehen. In der derzeitigen, jüngsten Version wurde das Merkmal A5 von „Erkennbarkeit motivationaler Zusammenhänge" in „Erkennbarkeit kriminogener oder sexuell devianter Motivation" umbenannt, um eindeutiger zu fassen, was mit diesem Merkmal gemeint ist.
Die Operationalisierung der Merkmale und der Kodierungsbogen für wissenschaftliche Auswertungen finden sich im Anhang.

6.14 Zusammenschau der Prognoseinstrumente

Die Vielzahl der heute zur Verfügung stehenden Prognoseinstrumente macht einen sinnvollen Einsatz und eine vernünftige Einschätzung der Bedeutung dieser Instrumente erforderlich. Es entspräche einerseits sicherlich heute nicht mehr dem Stand der Wissenschaft, auf den Einsatz von Prognoseinstrumenten zu verzichten oder die in diesen Prognoseinstrumenten enthaltenen Variablen nicht zu berücksichtigen, es wäre andererseits aber auch verfehlt, eine Prognose ausschließlich oder auch nur überwiegend mit einem Punktwert, der mit einem Prognoseinstrument erzielt wurde, zu begründen. Die meisten Prognoseinstrumente wurden geschaffen, um die aus der empirischen Forschung gewonnenen Erkenntnisse zusammenzufassen und für den Praktiker anwendbar zu machen und um quantitative Grundla-

Tabelle 6-22: Integrierte Liste der Risikovariablen (ILRV)

A) Das Ausgangsdelikt
- 1 Statistische Rückfallwahrscheinlichkeit
- 2 Bedeutung situativer Faktoren für das Delikt
- 3 Einfluss einer vorübergehenden Krankheit
- 4 Zusammenhang mit einer Persönlichkeitsstörung
- 5 Erkennbarkeit kriminogener oder sexuell devianter Motivation

B) Anamnestische Daten
- 1 (H1) Frühere Gewaltanwendung
- 2 (H2) Alter bei 1. Gewalttat
- 3 (H3) Stabilität von Partnerbeziehungen
- 4 (H4) Stabilität in Arbeitsverhältnissen
- 5 (H5) Alkohol-/Drogenmissbrauch
- 6 (H6) Psychische Störung
- 7 (H8) Frühe Anpassungsstörungen
- 8 (H9) Persönlichkeitsstörung
- 9 (H10) Frühere Verstöße gegen Bewährungsauflagen

C) Postdeliktische Persönlichkeitsentwicklung (Klinische Variablen)
- 1 Krankheitseinsicht und Therapiemotivation
- 2 Selbstkritischer Umgang mit bisheriger Delinquenz
- 3 Besserung psychopathologischer Auffälligkeiten
- 4 (C2) Pro-/antisoziale Lebenseinstellung
- 5 (C4) Emotionale Stabilität
- 6 Entwicklung von Coping-Mechanismen
- 7 Widerstand gegen Folgeschäden durch Institutionalisierung

D) Der soziale Empfangsraum (Risikovariablen):
- 1 Arbeit
- 2 Unterkunft
- 3 Soziale Beziehungen mit Kontrollfunktionen
- 4 Offizielle Kontrollmöglichkeiten
- 5 Verfügbarkeit von Opfern
- 6 (R2) Zugangsmöglichkeit zu Risiken
- 7 (R4) Compliance
- 8 (R5) Stressoren

PCL-R Wert

(Die Items der HCR-20 von Webster und Eaves (1995) wurden, sofern diese besser operationalisiert und klarer waren, direkt übernommen. Diese Merkmale sind durch Klammern und eine zweite Zuordnungsbezeichnung gekennzeichnet.)

gen für neue Forschungen zu schaffen. Prognoseinstrumente haben somit für die Praxis eine große Bedeutung, aber auch Grenzen, die sich folgendermaßen zusammenfassen lassen:
Die in den Prognoseinstrumenten enthaltenen Kriterien tragen dazu bei, wichtige Aspekte bei der Risikoabwägung nicht zu übersehen und die psychiatrische Einschätzung leichter nachvollziehbar zu machen.

- Sie beschränken sich auf das Aufzeigen von aktuarischen Risikofaktoren künftiger Delinquenz.
- Prognoseinstrumente können nur für Fälle eingesetzt werden, für die sie auch konstruiert werden. Kein einzelnes Prognoseinstrument ist für alle in Betracht kommenden Beurteilungen geeignet.
- Prognoseinstrumente helfen, die Gedankengänge des Gutachters durchschaubar werden zu lassen und seine Entscheidungen anhand allgemeinen, klinischen und kriminologischen Wissens überprüfbar zu machen.
- Kriterienkataloge und statistische Prognoseverfahren sind jedoch bei der Betrachtung des Einzelfalls überfordert und methodisch unzureichend.
- Die Risikoeinschätzung muss dynamische Aspekte der Entwicklung des einzelnen Patienten mit einbeziehen.
- Zur individuellen Prognose bedarf es über die Anwendung von Instrumenten hinaus einer differenzierten Einzelfallanalyse anhand eines transparenten methodischen Ansatzes und eines individuellen Vorschlags zum Risikomanagement.

Im Folgenden (Tabelle 6-23 und Tabelle 6-24) werden die wesentlichen Prognoseinstrumente, für die empirische Daten zur Treffsicherheit bzw. Validität vorliegen, und ihre Indikationen zusammengestellt.

6.15 Alter als protektiver Faktor

Eine heute noch zu wenig beachtete Variable in den verschiedenen Instrumenten zur Risikoeinschätzung ist das Alter der Untersuchten. Lediglich im Static-99 wird ein Entlassungsalter von weniger als 25 Jahren als besonders risikoreich angesehen und der Static-2002 unterscheidet 3 Altersgruppen „unter 25, unter 35 und unter 50“ mit abnehmendem Risiko, je älter die Täter bei Haftentlassung waren. In den anderen Untersuchungsinstrumenten fehlt ein Altersbezug jedoch gänzlich. Bei vielen Gutachten zur Entlassung aus Sicherungsverwahrung, lebenslanger Haft und gelegentlich auch aus dem Maßregelvollzug hat man es jedoch mit Menschen zu tun, die das

Tabelle 6-23: Prognoseinstrumente und ihre Indikationen

Instrument zur Risikoeinschätzung: Autoren	**Indikation:**
Psychopathy Checklist Revised (PCL-R) Hare 1990	Straftäter allgemein
Violence Risk Assessment Guide (VRAG) Harris et al. 1993	Gewalttaten allgemein
Level of Service Inventory - Revised (LSI-R) Andrews u. Bonta 1995	Straftäter, die nicht psychisch krank sind
Historical, Clinical and Risk Variables (HCR-20) Webster et al. 1995/1997	Psychisch kranke Gewalttäter
Integrierte Liste von Prognosevariablen (ILRV) Nedopil 1997	Psychisch kranke Rechtsbrecher
Kriterien zur Beurteilung des Rückfallrisikos besonders gefährlicher Straftäter Dittmann 1999	Gewalttäter mit Zusatz für Sexualstraftäter

Tabelle 6-24: Spezielle Instrumente zur Risikoeinschätzung für Sexualstraftäter

Instrument zur Risikoeinschätzung: Autoren	**Indikation:**
Sex Offender Risk Appraisal Guide (SORAG) Rice et al. 1997	sexuelle Gewalttaten
Sexual Violence Risk 20 (SVR 20) Boer et al. 1997	sexuelle Gewalttaten
Static 99 bzw Static 2002 Hanson and Thornton 1999	Sexualdelikte allgemein (statische Risikofaktoren)
SONAR 2000 bzw. STABLE Hanson and Harris 2000	Sexualdelikte allgemein (dynamische Risikofaktoren)

sechzigste Lebensjahr schon überschritten haben. Gelten für diese Untergebrachten die gleichen Risikovariablen wie für jüngere Täter?
Empirische Untersuchungen zur Beantwortung dieser Frage gibt es bislang nur für die PCL-R, und dort lediglich für die mittlerweile in den Hintergrund getretene 2-Faktoren-Struktur.
Unabhängig von den Beurteilungsmöglichkeiten anhand von Prognoseinstrumenten kann das Alter selber als protektiver Faktor gewertet werden, der etwa ab dem 50. Lebensjahr beginnt an Bedeutung zu gewinnen und ab dem 70. Lebensjahr insbesondere bei Gewalt und Sexualdelikten vermutlich ein so ausschlaggebendes Gewicht erhält, dass dann alle anderen Risikofaktoren zu vernachlässigen sind. Es gibt mittlerweile einige Untersuchungen, die den Einfluss des Alters auf die Rückfallraten untersucht haben. Die älteste diesbezügliche Arbeit stammt von *Beck & Shipley (1997)*. Diese Arbeitsgruppe hat die Wiederverhaftungsraten von 108580 Straftätern, die in den USA aus der Haft entlassen wurden, untersucht. *Hanson (2001)* hat an mehreren Stichproben die spezielle Rückfälligkeit auch in Abhängigkeit vom Alter überprüft und *Jehle et al. (2003)* haben im Auftrag des deutschen

Tabelle 6-25: Rückfallraten in Abhängigkeit vom Entlassungsalter (Rückfälle in Prozent)

Autoren (Jahr) Untergruppe	**18-20**	**21-24**	**25-29**	**30-34**	**35-39**	**40-44**	**45-49**	**50-59**	**60-69**	**70+**
Hanson (2003) Inzest	31		9	8	7	6	5	5,5	0	0
Hanson (2003) Extrafamiliärer Kindsmissbrauch	21		26	24	20	19	17	9	0	0
Hanson (2003) Vergewaltigung	23		20	17	12	13	12	8	5	0
Beck (1997) 1 Vorverurteilung	49		29	24	7	12				
Beck (1997) > 7 Vorverurteilungen	81		73	65	56	38				
BMJ (2003) Alle Folgeentscheidungen	44	61	57	56	51	46	45	50	36	
BMJ (2003) Haftstrafen > 2Jahre	5,5	8,2	6,8	6,2	5,5	4,2	4,2	2,7	1	

Bundesministeriums der Justiz (BMJ) die Bundeszentralregisterauszüge ausgewertet, um altersabhängige Sanktionierungen nach Vorverurteilungen zu erfassen. Die Ergebnisse dieser Arbeiten sind in Tabelle 6-25 zusammengefasst.
Nicht übersehen werden sollte allerdings aus psychiatrischer Sicht, dass es altersbedingt zwei psychopathologisch bedingte Risikofaktoren gibt. Bei demenziellen Abbauprozessen können einerseits Enthemmungen, verminderte Impulskontrolle und ein Nachlassen der verinnerlichten Normenkonformität, andererseits paranoide Syndrome das Auftreten von Normüberschreitungen und Delinquenz begünstigen. Gerade Patienten mit temporofrontalen Demenzen neigen relativ häufig zu Normverletzungen (*Diehl et al.,2005*), wobei hier eher aufgrund der Enthemmungen geringere Straftaten wie Ladendiebstahl, Betrug o.Ä. vorkommen, während paranoide Syndrome auch mit erheblicher Gewalttätigkeit verbunden sein können. Prognostisch ist Delinquenz, die altersbedingt erstmalig auftritt, als ungünstig einzuschätzen, weil es eine effektive Therapie nicht gibt und häufig nur überwachende Prävention bleibt.

7. Die Beantwortung unterschiedlicher prognostischer Fragestellungen

Aus den Erkenntnissen der letzten Jahre lässt sich ableiten, dass für unterschiedliche prognostische Fragen, die an Gutachter gestellt werden, unterschiedliche Prognoseparameter ausschlaggebend sein könnten. Die prognostischen Fragestellungen, die an Gutachter gestellt werden, betreffen folgende unterschiedliche Bereiche:

Einweisungsprognose	Vorhersage der generellen Wahrscheinlichkeit eines kriminellen Rückfalls
Behandlungsprognose vor und während der Unterbringung	Vorhersage, ob bei dem Betroffenen die Wahrscheinlichkeit eines Rückfalls durch eine Therapie deutlich verringert wird
Lockerungsprognose während der Unterbringung	Vorhersage, ob es während Lockerungen zu (k)einem Zwischenfall kommen wird
Entlassungsprognose nach einer Entlassung	Vorhersage der Unwahrscheinlichkeit eines Rückfalls

Die prognostischen Fragen haben nicht nur einen unterschiedlichen Inhalt, sondern gelten auch für unterschiedliche Zeiträume. Während die Einweisungsprognose, welche das Rückfallrisiko grundsätzlich einschätzen soll, keine zeitliche Begrenzung berücksichtigen darf, gelten Lockerungsprognosen für begrenzte Zeiträume von Stunden bis Wochen. Es ist daher fraglich, ob für die beiden unterschiedlichen Prognosen die gleichen Risikofaktoren

oder aber vollständig andere die zuverlässigsten Prädiktoren für Rück- und Zwischenfälle sind.
Die Behandlungsprognose in Bezug auf Therapien im psychiatrischen Maßregelvollzug, in einer Suchtbehandlung und in sozialtherapeutischen Abteilungen von Strafanstalten geht wiederum einer ganz anderen Frage nach, nämlich ob ein vor der Behandlung erkennbares Rückfallrisiko durch eine Behandlung so weit reduziert werden kann, dass dadurch eine Resozialisierung des Betroffenen möglich sein wird.
Die Entlassungsprognose, die für die Beendigung einer Unterbringung ausschlaggebend ist, ist von einer Vielzahl von Faktoren abhängig, die nicht mehr von der unterbringenden Einrichtung und auch nicht vom prognostizierenden Gutachter kontrolliert werden können. Allerdings wird auch bezüglich dieser Prognose zunehmend von einer reinen Risikoeinschätzung abgegangen und ein Risikomanagement angestrebt (Siehe Kapitel 9).

7.1 Einweisungsprognose

Die Einweisungsprognose befasst sich im Wesentlichen mit der Vorhersage der generellen Wahrscheinlichkeit eines kriminellen Rückfalls im langfristigen Verlauf und weitgehend unabhängig von den später stattfindenden oder zumindest möglichen Interventionen. Muss das Risiko eines Rückfalls für längere Zeiträume und für wenig bekannte und sich ändernde Situationen abgeschätzt werden, so haben die statischen Risikofaktoren und Basisrate für Rückfälligkeit in einer spezifischen Tätergruppe die größte prognostische Bedeutung *(Hall,1987; Nedopil,1998; Serin & Amos,1995)*.
Während erstere das größte Gewicht in den meisten gängigen Prognoseinstrumenten haben, ist die Basisrate für Rückfälligkeit lediglich im ILRV enthalten (siehe Kapitel 6.13). Allerdings liefern eine Reihe von Prognoseinstrumenten (z.B. VRAG [Kapitel 6.2], LSI-R [Kapitel 6.9], Static 99 [Kapitel 6.10]) die Möglichkeit, die Untersuchten aufgrund der Punktwerte, die mit den Instrumenten erzielt wurden, einer Gruppe von Delinquenten zuzuordnen, deren Rückfallrate aus früheren Untersuchungen bekannt ist.

7.2 Behandlungsprognosen

Während die Wahrscheinlichkeit eines kriminellen Rückfalls, sofern sie unabhängig von therapeutischen oder kontrollierenden Maßnahmen betrachtet werden muss, durch statische Risikofaktoren und die Basisrate für Rück-

fälligkeit in einer spezifischen Tätergruppe am zuverlässigsten vorhergesagt werden kann, ist die Frage des Erfolgs einer Behandlung (die Behandlungsprognose) möglicherweise von ganz anderen Faktoren abhängig. Hier spielen naturgemäß jene Faktoren die größte Rolle, die einer Veränderung durch Therapie zugänglich sind, also vorwiegend fixierte dynamische (veränderbare) Risikofaktoren (siehe Kapitel 4.4) und protektive Faktoren, sowie der Zugang zu einer adäquaten Therapiemethode und zu einem passenden Therapiesetting. Allerdings dürfen statische und dynamische Risikofaktoren nicht getrennt voneinander gesehen werden, da einerseits statische Faktoren fixierte dynamische Faktoren bedingen können (Beispiel: Eine Broken-Home-Situation in der Kindheit ist ein statischer Faktor; er kann aber eine dissoziale Einstellung, die als fixierter dynamischer Faktor gewertet werden muss, bedingen), andererseits kann ein statischer Faktor Ausdruck eines dynamischen Risikofaktors sein (Beispiel: Frühe Gewaltanwendung als statischer Risikofaktor kann Folge einer mangelnden Impulskontrolle sein, die wieder als fixierter dynamischer Risikofaktor zu betrachten ist).
Aufgabe der Therapie ist es, das Gewicht von Risikofaktoren zu minimieren und es durch die Stärkung von protektiven Faktoren zu kompensieren. Daher ist zunächst die Frage zu stellen, bei welchen Rechtsbrechern überhaupt eine Behandlungsindikation besteht, da nur, wenn eine solche Indikation besteht, eine Behandlungsprognose sinnvoll abzugeben ist. Wenn keine Risikofaktoren vorliegen, ist eine Behandlung nicht sinnvoll, weil eine Indikation nicht vorliegt. Es kann bei Tätern ohne erkennbare Risikofaktoren davon ausgegangen werden, dass eine Therapie schon deswegen unnütz wäre, weil sie auch ohne Behandlung rückfallfrei bleiben würden. Die Schwierigkeit besteht darin, diese Tätergruppe mit ausreichender Sicherheit zu identifizieren. Gleichwohl dürfte dies allein aus statistischen Gründen mit höherer Treffsicherheit gelingen als bei jenen Tätern, die für dauerhaft gefährlich gehalten werden (Häufige Ereignisse sind leichter vorherzusagen als seltene Ereignisse – und über 50% der Erstinhaftierten bleiben rückfallfrei.).
Eine obligatorische Zuführung zu einer Therapie, wie sie z.B. gemäß § 9 StVollzG für alle Sexualstraftäter vorgeschrieben ist, macht deswegen wenig Sinn, weil Untersuchungen zeigen, dass mehr als die Hälfte dieser Täter auch ohne Behandlung auch im langfristigen Verlauf nicht rückfällig wird *(Beier, 1995; Hanson & Bussière, 1998; Lösel, 1999,* siehe auch Kapitel 5.3.3 und 8.3). Bei einem Großteil von ihnen dürften von vornherein behandelbare Risikofaktoren nicht erkennbar sein. Die Unsicherheit bezüglich der Identifikation jener Täter, bei denen keine Wiederholungsgefahr besteht, lässt es sinnvoll erscheinen, auch einen Teil jener Sexualstraftäter einer The-

rapie zuzuführen, bei denen eine eindeutige Prognose nicht abgegeben werden kann.

7.2.1 Ausgleich dynamischer Risikofaktoren

Weiter muss bei der Behandlungsprognose berücksichtigt werden, dass nur die dynamischen Risikofaktoren einer Therapie zugänglich sind, da die statischen Risikofaktoren dadurch, dass sie sich in der Vergangenheit manifestiert haben, nicht mehr änderbar sind. Es muss gleichzeitig berücksichtigt werden, dass die statischen Risikofaktoren für die langfristige Prognose weitaus mehr Gewicht haben als die dynamischen Risikofaktoren. Zwar ist eine Verrechnung zwischen den statischen und den dynamischen Risikofaktoren im Einzelfall schwierig, es muss jedoch bedacht werden, dass eine Therapie bei jenen Tätern, die sich durch ein ausgeprägtes Übergewicht an statischen Risikofaktoren auszeichnen, nicht so viel am Risikoprofil ändern wird, dass nach heutigem Wissen eine günstige langfristige Rückfallprognose gestellt werden kann. Eine Therapie wird dann die Chancen auf Entlassung wegen günstiger Prognose nicht verbessern. Nach dem heutigen Wissen über die Prognosemethoden und den damit verbundenen Unsicherheiten sowie den hohen Anforderungen an die Sicherheit durch die in den letzten Jahren verabschiedeten Gesetze bleibt für solche Fälle bestenfalls Resignation und humane Unterbringung *(Nedopil,2000)*, bis altersbedingte Veränderungen das Rückfallrisiko reduziert haben. Der heutige Erkenntnisstand über den Verlauf dissozialer und delinquenter Persönlichkeiten legt nahe, dass einige Täter bis ins Alter von 60 Jahren rückfallgefährdet bleiben und dieses Risiko nicht durch Therapie beseitigt werden kann. Allerdings ist der Anteil solcher Straftäter geringer, als die meisten vermuten (siehe Kapitel 6.15), selbst wenn es schwer fällt, gerade bei dieser Hochrisikogruppe zwischen den Rückfälligen und Nicht-Rückfälligen zu unterscheiden *(Rusche, 2003; Steadman,1973; Thornberry & Jacoby,1979)*.

Für Behandlungsprognosen bei Rechtsbrechern fehlt uns heute noch weitgehend das Rüstzeug. Wie viele Fehlprognosen in dieser Hinsicht gemacht werden, zeigt der Umgang mit der Einweisung in die Entziehungsanstalt gemäß § 64 StGB, in deren Vorfeld genau diese Fragen beantwortet werden sollten. Immerhin werden derzeit ca. 50% der in einer Entziehungsanstalt nach § 64 StGB Untergebrachten vorzeitig wegen Aussichtslosigkeit der Behandlung aus der Klinik in eine Haftanstalt verlegt.

Ein wissenschaftlich begründetes Instrumentarium für die Erarbeitung der Behandlungsprognose gibt es allenfalls in Ansätzen. Immerhin können sowohl die klinischen Aspekte des Prognosemoduls (ILRV) (siehe Tabelle 6-22) oder des HCR-20 (siehe Tabelle 6-9) als Anhaltspunkte dienen. Auch der LSI-R (siehe Tabelle 6-14) liefert Anhaltspunkte für jene Risikofaktoren, die therapeutische, pädagogische oder kustodiale Interventionen nahe legen. Für Sexualstraftäter bietet der Sonar 2000 bzw. der Stable (siehe Tabelle 6-17) eine klinisch plausible Zusammenfassung von dynamischen Risikofaktoren, die einer Behandlung zugänglich sein könnten.

7.2.2 Protektive Faktoren

Protektive Faktoren werden bei den heutigen Risikoeinschätzungen und Behandlungsprognosen noch weitgehend außer Acht gelassen, obwohl sie für die Resozialisierung und Reintegration von großer Bedeutung sind. Emotionale Stabilität, Flexibilität, Anpassungsfähigkeit und Fähigkeit zur Distanzierung sind nicht nur bei Kindern und Jugendlichen Schutzfaktoren gegen dissoziale Einflüsse (*Lösel & Bender, 1999*), sondern wirken auch bei Erwachsenen protektiv gegen Normüberschreitungen. Derartige Überlegungen kommen in der internationalen Literatur und der Diskussion um die Prognose bei psychisch gestörten Rechtsbrechern bislang zu kurz. Sie sind aber gerade bei der Vorhersage, ob Therapie nützen kann, von großer Bedeutung, da Studien aus anderen Bereichen gezeigt haben, dass protektive Faktoren für den Erfolg und die Stabilität des Erfolges von Drogenentwöhnungstherapien (*Küfner, 1999*) und auch bei der Fürsorgeerziehung jugendlicher Dissozialer oft ausschlaggebend sind.
Forschungen zu protektiven Faktoren bei psychisch Kranken oder bei erwachsenen Rechtsbrechern gibt es kaum, allerdings lassen sich aus den Forschungen über Jugendliche protektive Faktoren ableiten, die auch bei psychisch gestörten Rechtsbrechern eine Rolle spielen dürften. Als wesentlicher Schutzfaktor wurde eine Eigenschaft beschrieben, die in der angloamerikanischen Literatur als "resilience" bezeichnet wird und am ehesten mit "Festigkeit und Stabilität" übersetzt werden könnte (Tabelle 7-1). Weitere protektive Faktoren sind in Tabelle 7-2 zusammengefasst. Es wäre sicherlich verdienstvoll und weiterführend, den Einfluss dieser protektiven Faktoren auf die Rückfallwahrscheinlichkeit von Straftätern auf breiterer Basis zu untersuchen.

Tabelle 7-1: Eigenschaften, die unter den Begriff Resilience fallen (Küfner, 1999)

1.	Eine unkomplizierte, positive Lebenseinstellung, die positive Reaktionen des Umfelds hervorruft
2.	Die Fähigkeit zur Distanzierung von negativen Einflüssen, z.B. coping-Verhalten und Fähigkeit zur Distanzierung von affektiv belastenden Ereignissen
3.	Die Fähigkeit zur Herstellung von sinnhaften Bezügen zwischen dem eigenen Verhalten und der eigenen Lebensperspektive
4.	Die Fähigkeit zu Empathie und das damit verbundene Aufrechterhalten von sozialen Beziehungen
5.	Die realistische Einschätzung der Anforderungen durch die Umwelt und der eigenen Chancen
6.	Die Fähigkeit, soziale Probleme zu lösen
7.	Intellektuelle Fähigkeiten

Tabelle 7-2: Weitere protektive Faktoren (Lösel, 1999)

1.	Eine sichere Bindung an eine Bezugsperson innerhalb oder außerhalb der Familie
2.	Emotionale Zuwendung
3.	Kontrolle und Konsistenz im familiären, schulischen oder beruflichen Bereich
4.	Vorbilder, die auch unter widrigen Umständen Stabilität und Festigkeit ("resilience") gezeigt haben
5.	Aktives Bewältigungsverhalten
6.	Soziale Unterstützung durch nicht-delinquente Freunde oder Partner
7.	Erfolg in Schule oder Beruf und damit verbundene Bindung an dort vermittelte Werte und Normen
8.	Soziale Beziehungen zu nicht-delinquenten Gruppen
9.	Erfahrungen der Selbstverwirklichung in nicht-delinquenten Aktivitäten
10.	Kognitive Schemata, Überzeugungen und soziale Informationsprozesse, die nicht aggressionsfördernd sind
11.	Erfahrungen von Struktur und Sinnhaftigkeit im eigenen Leben

7.3 Lockerungsprognosen

Lockerungen im Maßregelvollzug sind kein Selbstzweck, sondern notwendiger Bestandteil der Behandlung. Lockerungen werden zwar von vielen Patienten häufig als selbstverständliche Folge von Wohlverhalten oder längerer Aufenthaltsdauer angesehen; auch von politischer Seite wurde früher ein Lockerungsanspruch der Patienten begründet; aus Sicht des forensischen Psychiaters haben Lockerungen jedoch einen therapeutischen und einen prognostischen Zweck. Aus therapeutischer Sicht dienen sie neben der Motivation für die Patienten der Erprobung von gewachsener Autonomie, von vermehrter Selbstverantwortung und von erlernten, prosozialen Verhaltensstrategien. Sie sind erforderlich, um die Patienten mit lebensnahen Konfliktfeldern zu konfrontieren und die in der Therapie gewonnenen Copingstrategien in dem lebensnahen Umfeld mit sukzessiv weniger sichererem Schutzraum zu erproben.

Da Therapie im Maßregelvollzug die Patienten für ein Leben in Freiheit mit den dort jeweils vorherrschenden Konfliktfeldern, Belastungen, Verlockungen und Verführungen vorbereiten und befähigen soll, wäre eine Therapie, deren Wirkung nicht in diesem Umfeld erprobt worden wäre, wenig hilfreich. Die Ergebnisse der Therapie wären praktisch nicht aussagekräftig. Lockerungen sind deshalb nicht etwas, was „gewährt" wird, sie sind vielmehr notwendige Behandlungsschritte, die gefordert werden müssen. Diese Schritte dürfen allerdings nicht zu Lasten des sozialen Umfeldes durchgeführt werden. Erprobung heißt nicht leichtfertiges Prüfen, ob jemand bei einer Lockerung rückfällig wird oder nicht; Erprobung heißt vielmehr, die in der Therapie erlernten Fähigkeiten und Fertigkeiten im zunehmend größeren Freiraum und zunehmend ausgeweiteten Konfliktfeldern zu erproben und dabei Bewältigungsstrategien, Zuverlässigkeit, Absprachefähigkeit und Eigenverantwortung zu überprüfen.

Die Entscheidung, ob solche Lockerungen durchgeführt werden, hängt somit immer von einer prognostischen Entscheidung ab, wobei das Ergebnis dieser Prognose sein muss, dass es im Rahmen der Lockerung nicht zu Normverstößen oder gar Rückfällen kommen wird.

Voraussetzungen für Lockerungen sind somit das Erreichen eines therapeutischen Zwischenschrittes und die Prognose, dass durch das Erreichen dieses Zwischenschrittes der Patient in die Lage versetzt wird, die Belastungen der nächsten Lockerungsstufe zu bewältigen und den Verlockungen in dieser Lockerungsstufe zu widerstehen.

Trotz einiger Übereinstimmungen zwischen Entlassungs- und Lockerungsprognosen bestehen zwischen diesen beiden Prognosen gravierende Un-

terschiede, so dass die Instrumente und die Methoden, die bei Entlassungsprognosen angewendet werden müssen, nicht direkt auf die Erstellung von Lockerungsprognosen übertragen werden können. Hierfür sprechen folgende Argumente:
Der soziale Empfangsraum ist ein ganz wesentlicher prognostischer Aspekt bei einer Rückfallprognose vor der Entlassung. Er spielt aber bei Lockerungen in engem Rahmen (z.B. Ausführung in Begleitung von Fachpersonal) keine Rolle als Risiko- oder Schutzvariable.
Bisherige Untersuchungen haben gezeigt, dass die sog. historischen Variablen, d.h. die anamnestischen Daten, für eine Rückfallprognose nach Entlassung das größte Gewicht haben. Diese Faktoren haben jedoch bei der Prognose von Zwischenfällen im Maßregelvollzug (z.B. aggressiven Übergriffen) nur sehr geringe Bedeutung *(Müller-Isberner,1995)*. Auch sexuelle Perversionen, die in Bezug auf eine Langzeitprognose einen hohen Risikofaktor darstellen, sind in den meisten Fällen für die Kurzzeitprognose, auf die es bei der Lockerung ankommt, ohne großes Gewicht.
Eine unabhängige Expertengruppe, die 1995 nach einem Tötungsdelikt während einer Lockerung aus dem Maßregelvollzug in Eickelborn ein Gutachten abgab, erwähnte bezüglich der Kriterien für die Gewährung von Lockerungen kaum eines der Merkmale, welches in den dargestellten Prognoseinstrumenten enthalten ist. In den Empfehlungen dieser Expertenkommission *(Schüler-Springorum et al.,1996)* wurden folgende Kriterien genannt:
Begleiteter Ausgang setzt zumindest eine stabile Therapeuten-Klient-Beziehung voraus,
unbegleiteter Ausgang darüber hinaus bereits eine ernsthafte Auseinandersetzung des Klienten mit seiner spezifischen risikoträchtigen Problematik sowie seine Fähigkeit und Bereitschaft, Risiken zu erkennen und zu vermeiden. Sein Verhalten muss in der Therapie kontrolliert und bearbeitet werden.
Beurlaubungen bedürfen zusätzlich einer Festigung des therapeutischen Fortschritts sowie der Fähigkeit des Klienten, seine Zeit sinnvoll zu strukturieren, einer sinnvollen Gestaltung der Urlaubszeit sowie einer Außenkontrolle innerhalb des sozialen Umfelds, in dem er sich bewegt.

Vor dem Hintergrund praktischer Erfahrungen und theoretischer Überlegungen ist somit zu erkennen, dass Zwischenfälle während der Unterbringung im Maßregelvollzug und bei Lockerungen nicht durch die gleichen Parameter vorausgesagt werden können, welche zur Prognose von Rückfällen nach Entlassungen aus geschlossenen Einrichtungen verwendet werden.

Empirisch-wissenschaftliche Untersuchungen über Ursachen und Hintergründe von Lockerungszwischenfällen und Zwischenfällen innerhalb des Maßregelvollzugs gibt es kaum (siehe Kapitel 8.2.2.1). *Steinböck (1997)* schätzte, dass zwei bis vier Prozent der Maßregelvollzugspatienten schwer wiegende Delikte in den Einrichtungen oder bei Lockerungen begehen, wobei diese Zahl in den letzten Jahren zurückgegangen sein dürfte. Die Anzahl weniger schwerwiegender Verstöße dürfte weit höher liegen, wobei nach verschiedenen Untersuchungen *(Quinsey et al.,2001)* der überwiegende Teil der Zwischenfälle von wenigen Patienten ausgeht und es sinnvoll erscheint, diese wenigen Patienten rechtzeitig zu identifizieren. Der Großteil der Maßregelvollzugspatienten durchlebt den Maßregelvollzug ohne Zwischenfälle oder allenfalls mit einem, meist nachvollziehbaren und verständlichen kleineren Zwischenfall *(Quinsey,2000)*. Zu vergleichbaren Ergebnissen kamen empirische Untersuchungen im deutschsprachigen Raum, wobei insgesamt die Zahl der Zwischenfälle innerhalb der Anstalt und bei Lockerungen relativ selten ist. *Pollähne (1994)* hat in einer Untersuchung, die sich auf die Jahre 1987 bis 1990 bezieht, bei 20.000 Ausgängen ohne Begleitung und 5.000 Tagen Urlauben pro Jahr eine Entweichung je 500 Lockerungsmaßnahmen und zu einem schwerwiegenderen Zwischenfall pro Jahr sowie etwa bis zu 30 gravierendere Zwischenfälle pro Jahr innerhalb der Einrichtung festgestellt. Auch die Untersuchung von *Nowara (1997)* weist auf die geringe Zahl von gravierenden Zwischenfällen während der Unterbringung hin, wobei die Zwischenfälle aber in der Zeit von 1984 bis 1997 angestiegen sind und eine liberalere Unterbringungspraxis für dieses Ansteigen verantwortlich gemacht wurde. In einer jüngeren Arbeit (*Mahler et al.,2000*) weisen die Autoren ebenfalls darauf hin, dass die Zahl der Entweichungen gering ist, dass es bei 99.515 Lockerungen 190 Entweichungen gab, wobei jede 10. Entweichung zu einem Delikt führte. Die Rate von schweren Delikten lag bei 0,008 Prozent. Auch aus diesen Studien ist ableitbar, dass das Problem der Entweichungen auf relativ wenige Patienten beschränkt ist. Vergleichbare Untersuchungen aus sozialtherapeutischen Einrichtungen oder aus dem offenen Vollzug von Haftanstalten wurden bislang nicht publiziert.

Als erste Konsequenz aus den empirischen Untersuchungen ergibt sich die Forderung, möglichst jene Patienten, die ein hohes Risiko für Entweichungen und für Zwischenfälle innerhalb und außerhalb der Institution darstellen, so gut wie möglich zu identifizieren. Die Identifikation von Hochrisikopatienten allein ermöglicht jedoch keine ausreichende Gewähr gegen Lockerungsmissbrauch und Zwischenfälle. Vielmehr sind auch bei Hochrisikopatienten Zwischenfälle relativ seltene Ereignisse, sie kommen in größeren Abständen (meist seltener als einmal pro Halbjahr) vor. Aber auch bei den nicht als Hochrisikopatienten identifizierten Untergebrachten kommt es gelegentlich zum Lockerungsmissbrauch und zur Delinquenz. Aus diesem Grunde ist es erforderlich, Kriterien zu finden, die einem Zwischenfall bzw. einem Lockerungsmissbrauch vorangehen und im Einzelfall die Vorhersage eines Zwischenfalls ermöglichen können. Gleichzeitig sind jene Aspekte zu identifizieren, die Lockerungen ohne das Risiko eines Rückfalls wahrscheinlich machen (protektive Faktoren). Das publizierte Wissen über die diesbezüglichen Risikofaktoren bzw. die diesbezüglichen protektiven Faktoren ist noch gering.

Empirische Daten darüber, welche Warnsignale einem Zwischenfall vorausgehen und wie viel Zeit im Voraus derartige Warnsignale erkennbar sind, gibt es praktisch nicht.

Die Arbeit von *Pollähne (1994)* zeigt, dass sich die von den Therapeuten als relevant erachteten Lockerungskriterien zum Teil mit den später bei Zwischenfällen gefundenen und sich als bedeutsam erweisenden Merkmalen widersprechen: Die Ärzte gaben folgende Kriterien an, die für eine Lockerung sprechen würden:

1. eine höhere Lockerungsstufe im Vorfeld der Lockerungsentscheidung
2. das Bestehen einer therapeutischen Beziehung
3. eine sexuelle Problematik, die für die Delinquenz relevant war
4. die Diagnose einer nicht organischen Psychose und
5. die Annahme einer geringen Relevanz psychiatrischer Symptomatik für die zukünftige Delinquenz.

Demgegenüber ergab die empirische Analyse der Zwischenfälle folgende Risikofaktoren in absteigender Reihenfolge

1. das Bestehen einer therapeutischen Beziehung
2. ein Suchtmittelmissbrauch als gegenwärtige Diagnose
3. die Neigung zu Selbstaggressionen
4. eine Selbstwertproblematik als delinquenzrelevant und
5. ein hohes Alter bei der Beurteilung der Lockerungsprognose

Ein unproblematischer Verlauf fand sich dagegen, wenn folgende Kriterien bei den Patienten vorlagen:

1. keine Entweichungen im bisherigen Maßregelverlauf
2. eine Selbstwertproblematik als zentrales Problem der Behandlung
3. das Vorhandensein eines Partners, der als Bezugsperson zur Verfügung stand
4. eine habituelle Neigung zu gravierenden Reaktionen

5. das Vorhandensein von Bekannten als Bezugspersonen
6. wenn der Täter wegen einer Wiederholungstat untergebracht war.

Die hier genannten Lockerungskriterien, die aus einer retrospektiven Analyse gewonnen wurden, stellen ebenso wie die Risikofaktoren eine relativ unsystematische Sammlung von Kriterien dar und erlauben kaum eine Hypothese, die es dem Kliniker ermöglicht, eine strukturierte Risikoeinschätzung bei Lockerungen vorzunehmen.
Aufgrund einer retrospektiven Analyse hat Quinsey (persönliche Mitteilung September 2002) Merkmale identifiziert, die einem Zwischenfall vorausgingen. Seine Arbeitsgruppe hat dazu bei jedem Patienten, der einen Zwischenfall verursachte, das Verhalten im Monat vor dem Ereignis verglichen mit dem Verhalten dieses Patienten in einer zwischenfallfreien Zeit. Die von ihm gefundenen Merkmale, die einem Zwischenfall, unabhängig davon, ob er gewalttätig war oder nicht, vorausgingen, sind in Tabelle 7-3 aufgezählt.
Die in Tabelle 7-4 aufgeführten Besonderheiten wurden überzufällig häufig im Vorfeld gewalttätiger Zwischenfälle registriert.
Die akuten dynamischen Risikofaktoren in diesen Untersuchungen gelten für allgemeine oder für gewalttätige Zwischenfälle, nicht aber für einen Rückfall in Sexualdelinquenz, wenngleich sie auch bei diesen Tätern geprüft werden sollten.

7.3.1 Organisatorisches Vorgehen bei Lockerungsprognosen

Nach dem derzeitigen Wissensstand erscheint es für das konkrete Vorgehen bei Lockerungsentscheidungen sinnvoll, den Entscheidungsprozess für Lockerungen denklogisch in mehrere Schritte aufzugliedern, um dadurch eine gewisse Systematik zu erreichen. Um aber nicht in eine ungerechtfertigte Schematik zu verfallen, sollte in jedem Einzelfall geprüft werden, wie weit diese Systematik angewandt werden kann. In Tabelle 7-5 wird versucht, diese Denkschritte in eine chronologische Reihenfolge zu bringen, ohne dass die Dauer der einzelnen Abschnitte vorgegeben werden kann.

7.3.1.1 Identifizierung von Hochrisikopatienten

In einem ersten Schritt erscheint es sinnvoll, vor dem Beginn jeglicher Lockerungen Patienten, die ein hohes Risiko eines Lockerungsmissbrauchs oder eines Zwischenfalls in einer Einrichtung bergen, zu identifizieren: Der-

Tabelle 7-3: Auffälligkeiten in den Tagen vor Zwischenfällen (Quinsey, 2002)

1.	übernimmt keine Verantwortung für das eigene Verhalten
2.	verleugnet oder übergeht eigene vorherige Gewalttätigkeiten
3.	zeigt Angst, Verärgerung oder Frustration
4.	zeigt keine Reue oder Schuldgefühle
5.	hat unrealistische Entlassungspläne
6.	hat Flucht oder Fluchtversuche begangen
7.	bricht die therapeutische Beziehung zum Bezugspfleger oder sonstigem Pflegepersonal ab
8.	hat ungewöhnliche Denkinhalte
9.	zeigt psychotisches Verhalten
10.	beschwert sich über das therapeutische Team
11.	zeigt keine Empathie, kümmert sich nicht um andere und berücksichtigt deren Interessen nicht
12.	hat antisoziale Einstellungen und Werte
13.	verleugnet jedwede Probleme
14.	zeigt geringe Compliance mit gegenwärtigen Überwachungsbedingungen und notwendigen Einschränkungen
15.	zeigt nur wenig Fähigkeiten im Coping
16.	hat eine geringe Compliance mit der pharmakologischen Behandlung
17.	wird inaktiver
18.	Weigerung an nicht medizinischer Therapie teilzunehmen
19.	flacher Affekt
20.	fehlende Rücksichtnahme auf andere
21.	floride psychiatrische Symptomatik
22.	manische Symptomatik
23.	sozialer Rückzug

Tabelle 7-4: Auffälligkeiten in den Tagen vor aggressiven Zwischenfällen (Quinsey, 2002)

1.	Aufkündigung der therapeutischen Beziehung zu den Verantwortlichen (z.B. Klinikleitung, Oberarzt)
2.	fehlende Berücksichtigung der Interessen anderer
3.	unangemessenes Misstrauen
4.	Verleugnung früherer Gewalthandlungen
5.	Ärger
6.	manische Symptomatik
7.	unkonventionelle Einstellungen
8.	flacher Affekt
9.	Verworrenheit im Denken und in der Selbstorganisation
10.	fehlende Compliance bei der Medikation

artige Patienten sind zunächst durch die statischen Risikofaktoren zu identifizieren. Der weitaus überwiegende Teil der Patienten, die wegen eines gravierenden Zwischenfalls bei einer Lockerung vom Autor untersucht wurden, zeichnete sich durch einen hohen Wert in der Psychopathy-Checklist (PCL-R) aus. Bei den meisten waren auch weitere statische Risikofaktoren erkennbar. Es kommt jedoch nicht allein auf ein durchgehendes Muster dissozialer Verhaltensweisen an. Auch Täter, deren Delinquenz statistisch durch hohe Rückfallwahrscheinlichkeit gekennzeichnet ist (wie z.B. Kindsmissbrauch bei Pädophilen), stellen ein besonderes Risiko dar. Auch Patienten, die relativ jung (vor oder in der Pubertät) mit Delinquenz beginnen, die relativ häufig delinquent waren, denen es bis jetzt nicht gelang, ihre Stabilität in Partnerbeziehungen oder einem Arbeitsverhältnis zu beweisen und die einen erheblichen Alkohol- oder Drogenmissbrauch betrieben, müssen als Risikopatienten bezeichnet werden. Besondere Aufmerksamkeit verdienen darüber hinaus Patienten, die sich durch frühe Anpassungsstörungen auszeichnen, insbesondere, wenn ein Aufmerksamkeitsdefizit-Hyperaktivitätssyndrom (ADHS) vorlag und gleichzeitig von den Betreffenden mehrfach Gewaltdelikte begangen wurden. Das Gleiche gilt für Patienten mit mehreren Krankheiten oder Störungen im Sinne der Komorbidität und für Patienten, die schon wiederholt gegen Auflagen, Weisungen oder Bewährungsbedingungen verstoßen haben (die z.B. schon wiederholt Lockerungen missbraucht haben).
Hochrisikopatienten bedürfen einer durchgehenden, besonderen Überprüfung des Risikos von Lockerungsmissbrauch. Die Verantwortlichen müssen sich eines erhöhten Risikos von Lockerungsmissbrauch bewusst sein, Lockerungen müssen sorgfältig erwogen und das Verhalten während der Lockerungen regelmäßig überprüft werden.

7.3.1.2 Definition von Lockerungshindernissen

In einem zweiten Schritt scheint es sinnvoll, Lockerungshindernisse zu definieren. Abstrakt und allgemein formuliert ist das Fortbestehen der delinquenzbedingenden Faktoren als wesentliches Lockerungshindernis zu werten. In einer Befragung bei den Maßregelvollzugseinrichtungen wurde beispielsweise von allen Einrichtungen das Merkmal „Besserung der Symptomatik" als Indikator für Lockerungsmöglichkeiten und „Fortbestehen der Symptomatik" als Risikofaktor angegeben (*Stübner et al.,2003* und Kapitel 8.2).

Über eine delinquenzbedingende psychopathologische Symptomatik hinaus ist jedoch auch zu prüfen, ob weitere, delinquenzbedingende Faktoren eine Rolle spielen. So wäre beispielsweise ein Fortbestehen von Impulsivität, von Wahndynamik, von sexueller Präokkupation, von Craving nach Suchtmitteln, aber auch eine delinquenzbedingende Kombination von Risikofaktoren, z.B. von Depravation und Impulsivität oder von manipulierenden Tendenzen und antisozialen Einstellungen als Lockerungshindernis zu überprüfen. Auch selbstgeäußerte Flucht- und Missbrauchstendenzen sind Lockerungshindernisse, selbst wenn sie in der Befragung und in den wissenschaftlichen Untersuchungen nicht erwähnt werden. In der Zusammenschau sind es im Wesentlichen die fixierten dynamischen Risikofaktoren, die als Lockerungshindernisse aufgefasst werden müssen. Diese fixierten dynamischen Risikofaktoren lassen sich, wenn man die diesbezügliche Literatur zusammenschaut, in vier Bereiche einteilen (Tabelle 7-5), wobei die Bereiche unterschiedlich zu gewichten sind, je nachdem, ob es sich um psychisch kranke Rechtsbrecher handelt oder um Gefängnisinsassen.

Tabelle 7-5: Lockerungshindernisse während stationärer Unterbringungen

a) Klinische Aspekte Für den Maßregelvollzug dürften die klinischen Aspekte im Vordergrund stehen. Sie sind im HCR-20 (siehe Tabelle 6-9) unter den C-Variablen, in der ILRV (siehe Tabelle 6-21) als klinische Variablen zusammengefasst. Sie wurden auch als häufigste Risikofaktoren von den befragten Einrichtungen genannt, nämlich: 1. Fehlen von Krankheitseinsicht und Therapiemotivation 2. Fortbestehen psychopathologischer Auffälligkeiten (Fortbestehen der Symptomatik) 3. Fortbestehen von emotionaler Labilität und Impulsivität 4. Fehlen von Copingmechanismen (adäquaten Bewältigungsstrategien in Belastungssituationen) 5. Entwicklung eines Hospitalisierungssyndroms 6. Nichtansprechen auf Behandlung
b) Allgemeine Delinquenzbereitschaft (krimineller Lebensstil) Der zweite Bereich umfasst Aspekte der allgemeinen Delinquenzbereitschaft und kann unter dem Titel „krimineller Lebensstil" zusammengefasst werden. Hierbei sind aufgrund empirischer Untersuchungen folgende Faktoren relevant: 1. fortgesetzte, ausgeprägte Dissozialität auch innerhalb der Einrichtung 2. Fortbestehen kriminogener Bedürfnisse, worunter zu verstehen ist, dass die Einstellung, die Wahrnehmung und das Verhalten bezüglich Arbeit, Erziehung, Bekanntenkreis, Autoritäten und zwischenmenschlichen Beziehungen zwangsläufig zu Konflikten mit Normen und Gesetzen führen.

Tabelle 7-5: Fortsetzung

3. Fortbestehen des Wunsches, eine kriminogene Umgebung aufzusuchen, z.B. Idealisierung krimineller Freunde oder Schwärmen von krimineller Kameradschaft. 4. Fehlende Bereitschaft, sich mit der bisherigen eigenen Delinquenz auseinander zu setzen.
c) Soziale Fehlanpassung Als dritter Bereich ist die soziale Fehlanpassung zu berücksichtigen. Hier sind folgende Faktoren zu bedenken: 1. Ein Fortbestehen von Substanzmissbrauch 2. Ein Mangel an Selbstwertgefühl und Selbstsicherheit 3. Ein Fortbestehen der Neigung, Verlockungen und Verführungen zu erliegen 4. Ein Fehlen von Coping-Strategien bei Frustration und Verärgerung. 5. Das Fortbestehen einer infantilen Versorgungserwartung und die Unfähigkeit, eigene Anstrengungen zur Überwindung misslicher Situationen zu erbringen. 6. Ein fortbestehender Mangel an Zuverlässigkeit in der Alltagssituation des Maßregelvollzugs oder der therapeutischen Abteilung
d) Sexuelle Deviation Darüber hinaus sind bei Sexualdelinquenten weitere fixierte dynamische Risikofaktoren als Lockerungshindernisse zu berücksichtigen. Nach dem derzeitigen Stand des Wissens müssen hier v. a. jene Variablen erwähnt werden, die von Hanson und Harris zusammengestellt wurden und die auch im Sonar 2000 enthalten sind, nämlich, 1. Fortbestehen einer gefühlsmäßigen Identifikation mit Kindern 2. Fortbestehen einer feindseligen Einstellung gegenüber Frauen 3. Ein Rückzug aus sozialen Beziehungen 4. Fortbestehen von Einsamkeit 5. Fehlen von sorgendem Interesse für andere 6. Fortgesetzte Präokkupation mit dem eigenen Geschlechtstrieb 7. Das Fortbestehen von sexueller Betätigung (z.B. Masturbation oder Betrachtung pornographischen Materials) als Coping für andere Belastungen und Entwertungen 8. Fortbestehende Intensität der abweichenden sexuellen Interessen 9. Weiterbestehen der Überzeugung, zur sexuellen Aktivität berechtigt zu sein. 10. Weiterbestehen von „rape attitudes", nämlich der Vorstellung, dass Frauen nach Sex verlangen und genommen werden wollen. 11. Das Weiterbestehen von „child molester attitudes", nämlich der Vorstellung, dass Kinder an sexuellen Aktivitäten mit Erwachsenen Spaß haben, dass sie Männer hierzu verleiten wollen und verführen.

Welche Entlassungshindernisse im Einzelfall zu erwarten und zu berücksichtigen sind, kann bei den jeweiligen Patienten schon relativ früh, lange bevor Lockerungen geplant werden, erwogen werden. Die Prüfung, ob Lockerungshindernisse noch vorliegen, ob neue Lockerungshindernisse aufgetreten sind oder ob die Lockerungshindernisse durch geeignete Maßnahmen überwunden wurden, sollte vor der Gewährung jeder neuen Lockerungsstufe erfolgen. Die Analyse von Zwischenfällen zeigt jedoch, dass sich Zwischenfälle häufig nicht unmittelbar nach Gewährung einer neuen Lockerungsstufe ereignen, sondern nach einer gewissen Zeit, wenn die Achtsamkeit sowohl des Patienten auf sich selber als auch des Personals auf den Patienten nachlässt. Es sollte zwar selbstverständlich sein und wird in den meisten Fällen auch so gehandhabt, dass regelmäßig vor Ausführungen, Beurlaubungen oder Ausgängen prognostisch überprüft wird, ob die Lockerungsvoraussetzungen noch bestehen. Gleichwohl empfiehlt sich eine systematische Überprüfung der Lockerungsvoraussetzungen und der möglichen Lockerungshindernisse in vorgegebenen Zeitabständen. Diese Zeitabstände können individuell variieren. Auf eine solche systematische Überprüfung auch nach der Einstufung in eine höhere Lockerungsstufe sollte jedoch nicht verzichtet werden.

7.4 Entlassungsprognosen

Die Entlassungsprognose, die für die Beendigung einer Unterbringung ausschlaggebend ist, ist von einer Vielzahl von Faktoren abhängig, die nicht mehr von der Einrichtung und auch nicht vom prognostizierenden Gutachter kontrolliert werden können. Diese Prognose ist umso sicherer abzugeben, je höher das Ausmaß der Supervision ist, dem sich der Betreffende zu unterziehen bereit ist *(Müller-Isberner et al.,1997)*. Muss das Risiko eines Rückfalls für längere Zeiträume und für wenig bekannte und sich ändernde Situationen abgeschätzt werden, so haben erneut die statischen Risikofaktoren und die Basisrate für Rückfälligkeit in einer spezifischen Tätergruppe die größte prognostische Bedeutung *(Hall,1987; Nedopil,1998; Serin & Amos,1995)*. Es ist unrealistisch zu erwarten, dass therapeutisch bedingte Verhaltensmodifikationen ohne weiteres Training über unbegrenzte Zeiträume anhalten. Nach längeren Zeiträumen wird es zunehmend wahrscheinlicher, dass die ursprünglichen Persönlichkeitsstrukturen wieder mehr oder weniger zum Vorschein kommen. Es werden dann ähnliche Ergebnisse von Risikoeinschätzungen zu erwarten sein wie bei der Einweisungsprognose. Demgegenüber dürften bei individuell angepasster Weiterbetreuung

Tabelle 7-6: Unterbringungsmodus, diagnostische, therapeutische und Sicherungsaufgaben im Verlauf einer Maßregelvollzugsbehandlung

Unterbringungsmodus	**Diagnostische und therapeutische Aufgaben**	**Sicherungsaufgaben im Lauf der Rehabilitation**
Aufnahme des Patienten	Eingangsuntersuchung Diagnostische Hypothesen	Überprüfung des unmittelbaren intramuralen Gefährdungspotentials
Stationäre Eingangsbeobachtung	Entwicklung von Hypothesen zur Delinquenzgenese Aufstellung eines ersten Therapieplanes unter Zugrundelegung der diagnostischen Hypothesen, Korrekturen der diagnostischen Hypothesen	Identifikation von Hochrisikopatienten Definition von Entlassungs- und Lockerungshindernissen Erfassung und Dokumentation intramuraler Zwischenfälle
Geschlossene stationäre Behandlung	Fortschreibung des Therapieplanes, Korrekturen der diagnostischen und therapeutischen Hypothesen, Überprüfung des Therapiefortschrittes	Überprüfung der Risikos des Patienten und der Entlassungs- und Lockerungshindernisse Dokumentation intramuraler Zwischenfälle Entwicklung von Hypothesen zur Erfassung von Risiken im Einzelfall Erste Lockerungsprognosen
Offene stationäre Behandlung	Adaptation der Therapie an lebensnähere Bedingungen	Kontinuierliche Lockerungsprognosen unter Zugrundelegung der allgemeinen und der individuellen protektiven und Risikofaktoren
Rehabilitation	Erprobung der in der Therapie gewonnenen Fähigkeiten und Fertigkeiten, Ausdauer und Verlässlichkeit in halbstationärer, ambulanter Therapie oder in Beurlaubungen aus offener stationärer Behandlung	Fortsetzung der Lockerungsprognosen für zunehmend längere Zeiträume nach den gleichen Grundsätzen

und Supervision andere Risikofaktoren Bedeutung erhalten: Hierzu gehört zweifelsohne die Verlässlichkeit und Stabilität des „Sozialen Empfangsraums". Soziale Unterstützung, ein soziales Netzwerk und informelle ebenso wie formelle Kontrolle gehören neben der Fortsetzung von Therapie und Rehabilitation zu den Faktoren, die Resozialisationsfortschritte stabilisieren, ebenso wie die Bereitschaft des zu Entlassenden, mit dem sozialen Netzwerk zu kooperieren. Die Faktoren, die hierbei zu berücksichtigen sind, sind im HCR-20 (siehe Tabelle 6-9) unter dem Punkt Risikovariablen, im ILRV (siehe Tabelle 6-21) unter Bereich D „Sozialer Empfangsraum" aufgelistet. Die Forschung über ambulante Nachsorge hat die Bedeutung von sozialem Netzwerk und sozialer Kontrolle für die Legalbewährung von Patienten, die aus dem Maßregelvollzug entlassen wurden, nachgewiesen *(Freese, 2003; Hodgins & Müller-Isberner,2004; Jöckel & Müller-Isberner, 1997; Müller-Isberner et al.,1997; Nedopil & Banzer,1996)*. Die Risikofaktoren, die im Laufe dieser ambulanten Nachsorge zu beachten sind, sind bislang allerdings nur unzureichend erforscht. Es dürfte sich aber auch mehr um die bereits bekannten akuten dynamischen Risikofaktoren (siehe Tabelle 7-3 und Tabelle 7-4) handeln. Vermutlich spielen jedoch weitere dynamische Risikofaktoren eine Rolle, da während einer ambulanten Nachsorge Prognosen für längere Zeiträume abzugeben sind als innerhalb eines stationären Settings, in welchem nahezu tägliche Risikoeinschätzungen erfolgen. Risikofaktoren, die mittelfristige Prognosen, die für mehrere Wochen gelten sollen, ermöglichen, sind derzeit noch nicht systematisch erforscht. Allerdings gibt es eine Reihe praktischer Erfahrungen, die auf den derzeit aus dem stationären Setting bekannten Methoden zur Risikoeinschätzung und zum Risikomanagement aufbauen. *Freese (2003)* beschreibt diesbezüglich einen systematischen, aber individuell angepassten Vorgehensplan, der die Risiken und Bedürfnisse des einzelnen Patienten, die zu erwartenden Alarmsignale und die vorgesehenen Interventionsstrategien vorausschauend festlegt und einer Art „Ampelprinzip" folgend drei Risikostufen festlegt: „Grün" bedeutet eine Fortsetzung des bisherigen Rehabilitationsprogramms, „Rot" eine protektive und präventive Intervention (aus dem Verkehr ziehen - Auszeit) und „Gelb" eine verstärkte Beobachtung und Kontrolle.

Das Wissen über die Bedeutung verschiedener Risikofaktoren für die unterschiedlichen prognostischen Fragestellungen ist in Tabelle 7-7 dargestellt.

Tabelle 7-7: Unterschiedliche Risikofaktoren bei unterschiedlichen prognostischen Fragestellungen

Einweisungsprognose	statische Risikofaktoren und Basisrate für Rückfälligkeit in einer spezifischen Tätergruppe
Behandlungsprognose	fixierte dynamische (veränderbare) Risikofaktoren, protektive Faktoren, adäquate Therapiemethode und passendes Therapiesetting, ausreichend realistische Erprobungsmöglichkeiten
Lockerungsprognose	akute dynamische Risikofaktoren, weitere dynamische Risikofaktoren??
Entlassungsprognose	abhängig vom Ausmaß der Supervision: Ohne Supervision: statische Risikofaktoren und Basisrate für Rückfälligkeit in einer spezifischen Tätergruppe Mit Supervision: akute dynamische Risikofaktoren, weitere dynamische Risikofaktoren??

8. Empirische Daten

8.1 Ergebnisse des Münchner Prognoseprojektes

Cornelis Stadtland und Norbert Nedopil

Das Münchner Prognoseprojekt wurde vor fast 20 Jahren begonnen. Ausgangspunkt war, dass zu diesem Zeitpunkt Nachuntersuchungen über die Gültigkeit prognostischer Einschätzungen nur bei jenen Tätern durchgeführt werden konnten, die aufgrund einer günstigen Prognose entlassen wurden (siehe *Weber,1985; Webster & Eaves,1995*). Die Zahl der falsch positiven Rückfallvorhersagen konnte nicht festgestellt werden. Deshalb wurden bei Schuldfähigkeitsbeurteilungen Risikoeinschätzungen durchgeführt, ohne dass diese Risikoeinschätzungen in der Folgezeit ausgewertet oder bekannt gemacht wurden und sich so auf den weiteren Werdegang der Untersuchten ausgewirkt hätten. Ab Anfang 2001 wurden Untersucher trainiert und die Daten mit Hilfe der in der Zwischenzeit entwickelten strukturierten Prognoseinstrumente, z.B. der HCR-20 erhoben. Für jeden Probanden lag standardmäßig die Dokumentation mit dem FPDS (*Nedopil & Graßl,1988*) vor. Die prognostisch relevanten Kriterien waren seinerzeit so ausführlich erfasst worden, dass eine nachträgliche Anwendung der später entstandenen Instrumente möglich war. Routinemäßig wurden bei allen Gutachten PCL-R, ILRV und HCR-20 (siehe Kap.6.1, 6.4, 6.13) ausgefüllt. Aufgrund des umfangreichen Datenmaterials kann eine Vielzahl von Fragen beantwortet werden. Darüber hinaus können je nach neuer Fragestellung oder Indikation weitere Instrumente oder Erhebungsbögen angewandt werden. Mittlerweile wurden auch der VRAG (siehe Kap.6.2) und bei Sexualstraftätern auch SVR-20, SORAG und Static-99 (siehe Kap.6.3, 6.5, 6.10) ausgefüllt.

Acht oder neun Jahre nach der Begutachtung wurden die Bundeszentralregisterauszüge (BZR) für jeweils zwei Gutachtenjahrgänge angefordert und die erhobenen Variablen je nach Fragestellung mit den Rückfällen, die sich aufgrund der Eintragungen im BZR finden lassen, verglichen. Da bei Schuldunfähigen die Art des Rückfalls erst nach dem 1. Oktober 2002 im BZR dokumentiert wird, können die Eintragungen im BZR „Verfahren ein-

gestellt wegen Schuldunfähigkeit" bis zu diesem Zeitpunkt nicht sicher ausgewertet werden.
In den bisherigen Auswertungen wurde der Frage nachgegangen, welchen Einfluss psychiatrische Krankheiten auf die Rückfälligkeit von Straftätern haben und ob einzelne Prognoseaspekte bei psychiatrisch kranken und bei gesunden Tätern ein unterschiedliches Gewicht haben. Das Münchner Prognoseprojekt erforscht die Treffsicherheit von Prognoseinstrumenten für jugendliche und erwachsene Probanden sowie speziell für Sexualstraftäter *(Stadtland & Nedopil, 2003; Stadtland & Nedopil, 2004 a,b; Stadtland et al., 2005 a,b,c)*.
Bislang wurden 302 Probanden, die in den Jahren 1992 bis 1995 zur Frage der Schuldfähigkeit begutachtet worden waren, in das Projekt einbezogen. Es handelt sich dabei ausschließlich um Probanden, die bis zum Jahr 2002 entweder aus einer Haftanstalt oder einem forensisch-psychiatrischen Krankenhaus entlassen oder die nach der Begutachtung nicht inhaftiert worden waren. Verstorbene oder in der Zwischenzeit in ihre Heimatländer abgeschobene Probanden wurden von der Auswertung ausgeschlossen. Es verblieben 262 Probanden in der Stichprobe. Die in den damaligen Anklagen aufgeführten Delikte (jeweils das schwerste Delikt) sind in Tabelle 8-1 aufgeführt.

Tabelle 8-1: Delikte bei den begutachteten Probanden

Delikte	N	%
Tötungsdelikte	56	(21,4)
Körperverletzung	39	(14,9)
Vergewaltigung	12	(4,6)
Andere Sexualdelikte	3	(1,1)
Raub	17	(6,5)
Betrug	20	(7,6)
Diebstahl	26	(9,9)
Entführung	5	(1,9)
Brandstiftung	14	(5,3)
Drogendelikte	31	(11,8)
Ladendiebstahl	3	(1,1)
Andere	36	(13,7)
Summe	262	100

Die Angeklagten waren zum Zeitpunkt der Untersuchung im Durchschnitt 34,6 (von 15 bis 71) Jahre alt. Die Stichprobe enthielt 211 (80.5%) Deutsche und 51 (19.5%) Angeklagte aus anderen Herkunftsländern, überwiegend aus Ost- und Südeuropa. Der Großteil von ihnen war männlich (219; 83.6%), 43 (16.4%) Untersuchte waren weiblich. Zum Zeitpunkt der Anklage waren 148 (56.5%) unverheiratet, 52 (19.8%) verheiratet, 22 (8.4%) getrennt lebend, aber nicht geschieden, 33 (12.6%) geschieden, 6 (2.3%) verwitwet, bei einem war der Familienstand unbekannt.
Die 262 Probanden wurden im Durchschnitt 58,6 Monate lang (von 1 – 138 Monaten) in Freiheit nachbeobachtet. Die Nachbeobachtungszeit wurde als „Time at Risk" bezeichnet und endete mit dem ersten Eintrag im Bundeszentralregister. Wenn im Anschluss noch weitere, schwerere Rückfälle auftraten, wurde der jeweils schwerste Rückfall gewertet. Für die nicht rückfälligen Probanden endete die „Time at Risk" immer mit dem Zeitpunkt der Anforderung der Bundeszentralregisterauszüge 2001 oder 2002. Die Evaluationen aus den Jahren 1992-1993 wurden am Ende des Jahres 2001, die aus den Jahren 1994-1995 Ende 2002 ausgewertet.
Die Rückfälle werden in diesem Kapitel zur besseren Übersicht in zwei Gruppen zusammengefasst.

1. Rückfall mit einer nicht gewalttätigen Straftat (alle Einträge in das BZR, bei denen keine Gewalt registriert wurde)
2. Rückfall mit einer Gewalttat

Probanden mit Einträgen wegen Bewährungsversagen ohne Delikt, z.B. weil ein Betroffener ohne Genehmigung die Stadt verlassen hatte, wurden als nicht rückfällig gewertet.

Statistische Auswertung
Vergleiche zwischen Delikt und Diagnosegruppen erfolgten mit Relativem Risiko (RR). Die prädiktive Validität der Prognoseinstrumente wurde mit Hilfe Receiver Operated Characteristics (ROCs) berechnet (siehe Kap 4.3.2).
Um den Zeitpunkt der Rückfälle zu vergleichen, wurden Überlebensfunktionen berechnet. Bei der Überlebensfunktion nach Kaplan-Meier wird die beobachtete Häufigkeit des ersten Rückfalls zu jedem Zeitpunkt grafisch dargestellt (siehe Kapitel 4.3.3).
Alle Daten wurden mit dem Programm SPSS 12.0® (SPSS Inc.) ausgewertet.

8.1.1 Anzahl und Art von Rückfällen

Von allen 262 in der Untersuchungsstichprobe verbleibenden Probanden wurden in der Beobachtungszeit 159 (60,7%) Probanden nicht rückfällig. 66 (25.2%) Untersuchte traten erneut mit nicht-gewalttätigen Straftaten in Erscheinung und 32 (12.2%) begingen im Beobachtungszeitraum Gewalttaten. Weitere fünf Probanden (1.9%), die alle an einer Schizophrenie litten, hatten zwar einen erneuten Eintrag in das BZR, aber es standen keine Daten über die Schwere ihrer jeweiligen Tat zur Verfügung. Diese fünf Fälle wurden den nicht-gewalttätig Rückfälligen zugeordnet, da Gewalttaten in aller Regel einen neuen Eintrag in das BZR zur Folge haben.
Ein Ziel des Projektes war es, den Einfluss psychiatrischer Krankheiten auf das Risiko erneuter Straftaten und damit auf die Rückfallprognose zu erforschen (Stadtland et al., 2004a).
Dieser Zusammenhang wird in der internationalen Literatur bis heute kontrovers diskutiert (*Bischof,1988; H.-L. Bischof,2000; Dimmek & Duncker,1996; Feder,1991; Holocomb & Ahr,1988; Marquart et al.,2001; Nedopil,2001; Solomon et al.,1994; Tehrani et al.,1998*). Dabei zeigen sich generell zwei entgegengesetzte Denkrichtungen: Im HCR-20 und von ihm übernommen in der ILRV werden gravierende psychiatrische Erkrankungen (major mental disorders), vor allem die Schizophrenie, als Risikofaktor für gewalttätige Rückfälle aufgelistet. Diese Zuordnung basiert auf epidemiologischen Untersuchungen, in denen alle Straftaten in einer bestimmten Population ausgewertet werden und anschließend berechnet wird, welchen Anteil psychiatrisch Kranke daran haben. (*Arseneault et al.,2000; Haller et al.,2001; S. Hodgins et al.,1996*); (*Swanson et al.,1990*); (*Wallace et al.,1998*). Z. B. wurde in einer Untersuchung von Haller 2001 in einem Beobachtungszeitraum von 12 Jahren in einem fest definierten Untersuchungsgebiet mit etwa 350.000 Einwohnern das strafrechtlich relevante Verhalten aller volljährigen Bürger evaluiert und ausgewertet, bei wie vielen Tätern eine Life-time-Prävalenz einer schizophrenen Psychose vorlag (*Haller et al.,2001*). Es zeigte sich, dass Schizophrene im Vergleich zur Allgemeinbevölkerung ein relativ erhöhtes Risiko für sämtliche Straftaten von 1,55 (95% KI 1,25 - 1,91), für Gewaltdelikte von 3,17 (95% KI 2,42 - 4,61) und für Tötungen (n = 8) von 38,10 (95% KI 17,92 - 80,98) hatten. Vergleichbare Ergebnisse wurden in einer Vielzahl von Studien berichtet (Übersicht in *Nedopil, 2004a*).
Auf der anderen Seite wird im Violence Risk Appraisal Guide (*Harris & Rice,1997*) diese Erkrankung als protektiver Faktor, der das Rückfallrisiko für Gewalttaten verringert, beschrieben. Schizophrene, die aus forensisch psy-

chiatrischen Kliniken entlassen wurden, begingen in einer 11 Jahre andauernden Nachuntersuchung weniger schwerwiegende erneute Straftaten als andere Maßregelvollzugspatienten (*Lee,2003*). Die Arbeitsgruppe um *Quinsey* (*Quinsey et al.,1975a; Quinsey et al.,1975b*) fand schon 1975, dass Patienten mit Persönlichkeitsstörungen nach der Entlassung aus einem Hochsicherheitskrankenhaus häufiger, Schizophrene dagegen deutlich seltener rückfällig wurden. Andere Autoren zeigten, dass entlassene Patienten mit Schizophrenien weniger oder geringer schwerwiegende Rückfälle begingen als Nichtschizophrene (*Rice & Harris,1992*). Für schizophrene Patienten wurde beschrieben, dass das Rückfallrisiko mit der Schwere des Indexdeliktes ansteigt. *Rice & Harris (1992*) und *Harris & Rice (1997*) vermuteten, dass in den meisten Studien die kriminelle Vergangenheit der Betroffenen nicht berücksichtigt wurde. Ohne kriminelle Vorgeschichte ist nach der Auffassung von Rice und Harris bei Schizophrenen das Risiko für erneute Straftaten nicht erhöht (*Rice & Harris,1992*). *Hodgins et al. (2003*) zeigten, dass forensisch psychiatrisch betreute Schizophrene, also Rechtsbrecher, die aus dem Maßregelvollzug entlassen wurden, seltener durch Gewalttätigkeiten auffielen als Schizophrene, die aus einer allgemeinpsychiatrischen stationären Behandlung entlassen wurden. Ihre Rückfallwahrscheinlichkeit muss also nicht höher sein als jene anderer Straftäter.

Bei anderen psychiatrischen Diagnosen ist der Einfluss der Störung auf das Rückfallrisiko weniger umstritten. Der ungünstige Einfluss eines Alkohol- oder Substanzmissbrauchs auf Kriminalität und Rückfallkriminalität ist durch eine Vielzahl von Untersuchungen belegt (*Hore, 1990; Pernanen, 1991; Pillmann et al., 2000; Soyka et al.,1993*), ebenso wird für Persönlichkeitsstörungen des Cluster B nach DSM IV übereinstimmend eine erhöhte Rückfallwahrscheinlichkeit angegeben (*Nedopil,2004b*). Weiterhin umstritten ist aber die Bedeutung von organischen Psychosen für die Wahrscheinlichkeit von Rückfällen (*Nedopil,2000*).

Die bisherigen Auswertungen des Münchner Prognoseprojektes (siehe Tabelle 8-2) zeigten, dass die Rückfallhäufigkeit in Bezug auf Delikte allgemein bei Probanden mit Substanzmissbrauch, Persönlichkeitsstörungen und einer Kombination aus beiden erhöht ist (*Stadtland et al.,2005*). Die Daten bestätigten den ungünstigen Einfluss eines Alkohol- oder Substanzmissbrauchs. Ein besonders hohes Rückfallrisiko wurde bei den Probanden gefunden, deren Eltern bereits einen Alkoholmissbrauch betrieben hatten (*Stadtland & Nedopil,2003*). Generell fanden wir auch, dass das Risiko für gewalttätige Rückfälle nur bei Probanden mit organischen Psychosen, Persönlichkeitsstörungen und ADHD erhöht ist. Bei allen anderen Diagnosegruppen wurden bis jetzt keine signifikanten Zusammenhänge gefunden.

Tabelle 8-2: Diagnosen und Rückfälle bei 262 Probanden des Münchner Prognoseprojekts

Diagnose	**Zahl der Proban-den**	**Alle Rückfälle**			**Gewalttätige Rückfälle**		
	N	N	%	OR	N	%	OR
Organische Psychose	14	6	42,9	1,09	4	28,6	2,3
Substanzmissbrauch	62	27	43,5	1,11	5	8,1	0,65
Schizophrenie	25	10	40,0	1,02	1	4	0,33
Affektive Störung	16	4	25,0	0,64	1	6,2	0,5
Anpassungsstörung	7	3	42,9	1,09	1	14,3	1,17
Persönlichkeitsstörung	32	16	50,0	1,27	8	25	2,05
Persönlichkeitsstörung u. Substanzmissbrauch	17	9	52,9	1,35	3	17,6	1,44
Intellektuelle Behind.	7	2	28,6	0,73	0	0	0
ADHD	3	2	66,7	1,70	2	66,7	5,46
Keine Diagnose	79	22	27,8	0,71	7	8,9	0,73
Summe	262	103	39,3	1	32	12,2	1

Die Anzahl der nachbeobachteten Probanden reichte bis jetzt noch nicht aus, um für alle Erkrankungen zuverlässige Aussagen abgeben zu können. Erwähnenswert ist bisher, dass bei den 25 von uns nachbeobachteten Probanden mit Schizophrenien nur einer einen gewalttätigen Rückfall beging (*Stadtland et al.,2005*).

8.1.2 Instrumente zur Risikoeinschätzung

Eine weitere Untersuchung ging der Frage nach, wie exakt die Rückfälle durch die Instrumente PCL-R, HCR 20 und deren Subgruppen (H, C und R) und die ILRV vorausgesagt werden konnten. Hierzu wurden ROC-Analysen durchgeführt und die Flächen unter den Kurven (AUC) für jedes Instrument und einzelne Teile der Instrumente berechnet. Bei der psychiatrischen Rückfallprognose sind vorwiegend gewalttätige Rückfälle von Bedeutung. Diese Rückfälle bergen das größte Risiko für die Allgemeinheit, treten aber gleichzeitig am seltensten auf und sind allein dadurch am schwierigsten vorherzusagen, weil grundsätzlich seltene Ereignisse schwieriger vorherzusagen sind als häufige. Der HCR-20 ist speziell geschaffen

worden zur Vorhersage von Gewalttaten. Deshalb wurde geprüft, welches der drei untersuchten Instrumente bzw. welche ihrer Subgruppe von Merkmalen jene 32 gewalttätigen Rückfälle aus der Stichprobe aller 262 Probanden am besten vorhersagen konnte. Die Ergebnisse der Treffsicherheit (AUC und Konfidenzintervall) von PCL-R, HCR-20 und ILRV zur Vorhersage sind in Tabelle 8-3 dargestellt.
Die Ergebnisse der Treffsicherheit der PCL-R, der HCR-20 und der ILRV zur Vorhersage von ausschließlich gewalttätigen (n= 32) Rückfällen sind in der rechten Spalte dargestellt.
Zusammenfassend zeigte sich bei unserer Untersuchung, dass sich die gewalttätigen kriminellen Rückfälle mit allen untersuchten Instrumenten und Teilinstrumenten gut bis sehr gut vorhersagen ließen (am genauesten mit der PCL-R: AUC .715). Diese Daten bestätigen damit die Ergebnisse anderer Arbeitsgruppen (*Tengstrom,2001; Bonta et al.,1998*) auch für eine deutsche Stichprobe.

Tabelle 8-3: Treffsicherheit der PCL-R, der HCR-20 und der ILRV zur Vorhersage von allen und von ausschließlich gewalttätigen Rückfällen

	Alle Rückfälle (n=103) Davon 71 ohne Gewalt und 32 mit Gewalt		Gewalttätige Rückfälle (n=32)	
	AUC	95% KI	AUC	95% KI
PCL-R1	.644***	.574 - .713	.715***	.615 - .815
HCR H	.642***	.573 - .711	.693***	.594 - .792
HCR C	.605**	.535 - .675	.673**	.579 - .767
HCR R	.609**	.537 - .681	.695***	.593 - 798
HCR Gesamt2	.640***	.570 - .709	.710***	.612 - .808
ILRV A	.650***	.582 - .719	.630***	.525 - .735
ILRV B	.628**	.558 - .697	.680**	.579 – 781
ILRV C	.574*	.502 - 645	.682**	.584 – 780
ILRV D	.555	.482 - 628	.652**	.551 - .752
ILRV Gesamt3	.610**	.540 - .681	.694***	.593 – 795

*p < .05; ** p < .01; ***; p < .001 (zweiseitig)
1 = Fehlende Werte n = 4
2 = Fehlende Werte n = 4
3 = Fehlende Werte n = 3

8.1.3 Kaplan-Meier-Überlebensanalysen

Alle drei Instrumente wurden mit Hilfe der gefundenen Mittelwerte in zwei Gruppen unterteilt:

Gruppe 1: Probanden, deren Score unter oder gleich (•) dem Mittelwert der Gesamtgruppe lag.

Gruppe 2: Probanden, deren Score über (>) dem Mittelwert der Gesamtgruppe lag.

Bei der PCL-R wurde ein Mittelwert von 10,8, bei der HCR-20 von 15,46 und bei der ILRV von 29,09 gefunden.
Im Anschluss wurde untersucht, ob Probanden, deren Score unter oder gleich dem von uns gefundenen Mittelwert lag, später rückfällig wurden als jene, deren Score über den Mittelwerten der Gesamtgruppe lag.
Die Überlebensfunktionen für die drei Instrumente sind in den Abbildungen 8-1 (PCL-R), 8-2 (HCR-20) und 8-3 (ILRV) dargestellt.

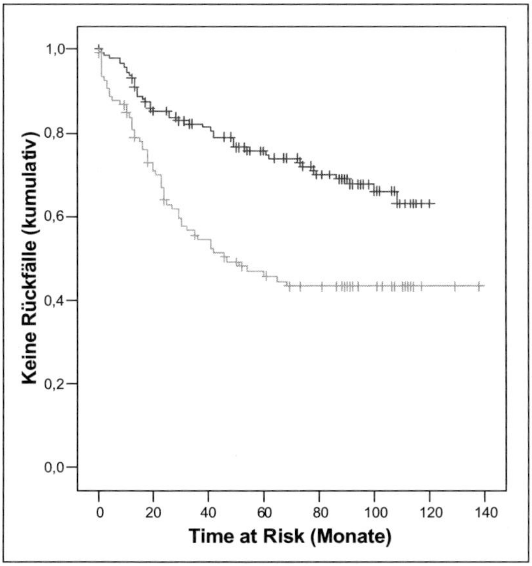

(obere Linie: PCL-R kleiner oder gleich dem Mittelwert der Gesamtgruppe (10,8) (Log RanK: 0,0000; Breslow: 0,0000; Tarone-Ware: 0,0000)

Abb. 8-1: Kaplan-Meier-Analyse für die PCL-R

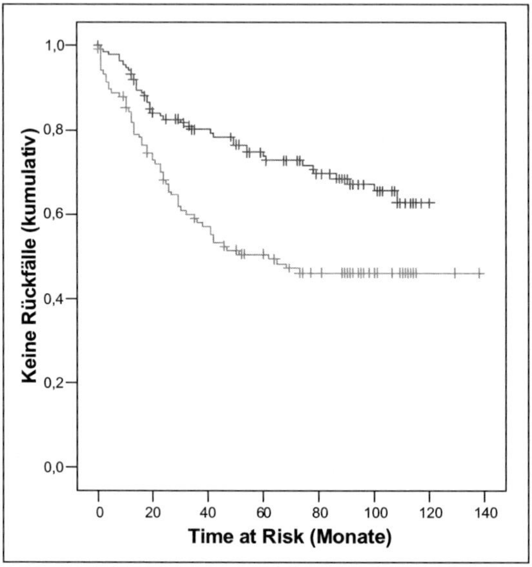

(obere Linie: HCR-20 unter oder gleich dem Mittelwert der Gesamtgruppe (15,46) (Log RanK: 0,0004; Breslow: 0,0001; Tarone-Ware: 0,0002)

Abb. 8-2: Kaplan-Meier-Analyse für den HCR-20

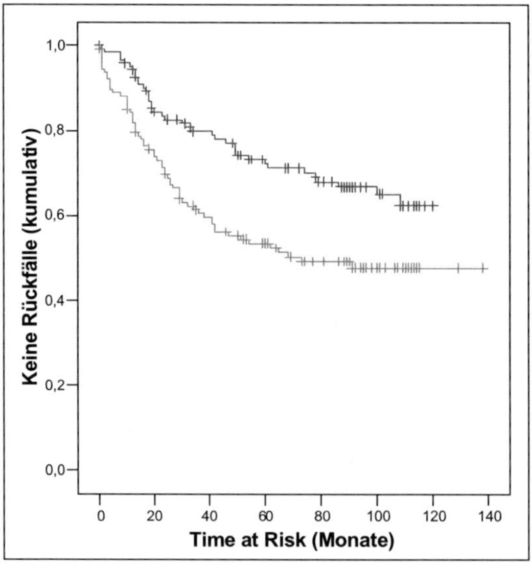

(obere Linie: ILRV unter oder gleich dem Mittelwert der Gesamtgruppe (29,09) (Log RanK: 0,0021; Breslow: 0,0007; Tarone-Ware: 0,0011)

Abb. 8-3: Kaplan-Meier-Analyse für die ILRV

8.1.4 Die einzelnen Instrumente

8.1.4.1 PCL-R

Bei unserer Untersuchung war die prädiktive Validität der PCL-R zur Vorhersage gewalttätiger krimineller Rückfälle hoch signifikant und allen anderen Prognoseinstrumenten und Teilinstrumenten, wenn auch nur leicht, überlegen. Probanden mit unter dem Mittelwert der Gesamtgruppe liegenden PCL-R-Scores (kleiner oder gleich 10,8) wurden hoch signifikant später rückfällig.
Die Überlegenheit der Treffgenauigkeit war unabhängig von der psychiatrischen Diagnose. Höhere Psychopathiescores korrelierten bei der von uns untersuchten Stichprobe sowohl bei psychiatrisch kranken Probanden, jenen, die eine Persönlichkeitsstörung hatten oder einen Substanzmissbrauch betrieben, und psychiatrisch Gesunden mit häufigerer Rückfälligkeit (*Stadtland et al.,2005*). Diese Ergebnisse bestätigen die Resultate früherer retrospektiver Untersuchungen (*Nedopil,1997*). Gleichwohl erfüllten nur wenige Probanden die Grenzwerte für die Diagnose einer Psychopathie (cut-off bei 25: n = 5; cut-off bei 30: n = 2).

8.1.4.2 HCR-20

In einer Reihe von Untersuchungen und einer Metaanalyse wurden die historischen Items (H) des HCR 20 als jene identifiziert, die zukünftige Gewalttaten und kriminelle Rückfälle bei psychisch Kranken am zuverlässigsten voraussagen konnten. Klinische Variablen erbrachten dagegen die geringste Treffsicherheit (*Bonta et al.,1998; Harris & Rice,1997; Tengstrom,2001*). Bei differenzierter Betrachtung erbrachte unsere Untersuchung ein davon abweichendes Ergebnis. Nur wenn alle Rückfälle (mit und ohne Gewalt) betrachtet werden, war die Treffsicherheit der HCR-H-Variablen den klinischen und den Risikovariablen deutlich überlegen und sogar geringfügig höher als die Treffsicherheit des HCR-20-Gesamtscores. Betrachtet man aber ausschließlich die Gruppe der 32 Probanden, die mit Gewalttaten rückfällig wurden, nahmen die Risiko-Variablen des HCR 20 ebenso wie die klinischen Variablen an Gewicht zu. Die Treffsicherheit der Risiko-Variablen war für diese Gruppe sogar leicht höher als die der historischen Variablen und wurde nur noch von der prädiktiven Validität des Gesamtinstruments überboten.

Auch mit dem HCR-20 waren Aussagen über den Rückfallzeitpunkt möglich. Probanden mit unter dem Mittelwert der Gesamtgruppe liegenden HCR-20-Scores (kleiner oder gleich 15,46) wurden hoch signifikant später rückfällig.

8.1.4.3 ILRV

Rückfälle allgemein (nicht gewalttätige und gewalttätige) waren in unserer Untersuchung mit allen untersuchten Prognoseinstrumenten nur relativ ungenau vorherzusagen, jedoch am genauesten mit dem Teil A der ILRV (AUC .650). Für die Treffsicherheit bezüglich gewalttätiger Rückfälle waren die anamnestischen Daten der ILRV (Teil B) sowie die klinischen Variablen der postdeliktischen Persönlichkeitsentwicklung (Teil C) den Variablen des Ausgangsdelikts (Teil A) und den Risikovariablen des sozialen Empfangsraums (Teil D) überlegen. Wie auf Grund der ähnlichen Itemstruktur nicht anders zu erwarten, war die prädiktive Validität der ILRV sehr ähnlich der Validität des HCR-20. Die etwas geringere Treffsicherheit der ILRV-B-Variablen in direktem Vergleich zu den fast identischen HCR-20-H-Variablen in Bezug auf gewalttätige Rückfälle erklärt sich dadurch, dass im Gegensatz zum HCR-20 in der ILRV die dominierende PCL-R nicht als ein Einzelitem integriert wurde. Auf der anderen Seite zeigt dieses Ergebnis auch, dass bei der Anwendung der ILRV die zusätzliche Anwendung der PCR-R sinnvoll ist und die Genauigkeit der Prognosen weiter erhöht.
Wie bereits bei den beiden anderen untersuchten Instrumenten gezeigt, war die ILRV ebenfalls in der Lage, zuverlässige Hinweise über Risikozeiträume zu geben. Probanden, deren ILRV-Scores unter dem Mittelwert der Gesamtgruppe lagen (kleiner oder gleich 29,09), wurden hoch signifikant später rückfällig, bzw. Probanden mit Scores über dem Mittelwert früher.

8.1.5 Das Problem der falsch Positiven

Die Auswertung der mit den Prognoseinstrumenten erhobenen Daten hat Ergebnisse gebracht, die mit jenen anderer Untersucher vergleichbar sind. Die Instrumente haben sich ebenso wie in vielen anderen Studien auch bei den hier untersuchten Probanden bewährt. Es kann aus diesen Ergebnissen geschlossen werden, dass die Instrumente und die untersuchten Rechtsbrecher mit jenen anderer Studien vergleichbar sind. Überprüfungen, ob auch in dieser Studie die Prognose mit Hilfe der Instrumente zuverlässiger abgegeben werden kann als mit ausschließlich klinischen Methoden, stehen noch aus. Die ursprünglich gestellte Frage nach der Zahl der falsch Positiven kann zwar noch nicht endgültig beantwortet werden, es lassen sich aber erste Ergebnisse errechnen. Wie in Kapitel 4.1 dargestellt, hängen Sensitivität und Spezifität sowie Anteile der falsch Negativen und falsch Positiven von dem Grenzwert (cut-off) ab, ab welchem man den Untersuchten als rückfallgefährdet einstuft. Untersuchte oberhalb dieses Grenzwertes gelten dann als „gefährlich", Untersuchte unterhalb des Grenzwertes als „nicht-gefährlich".

Exemplarisch wurde diese Überprüfung bei den 262 Probanden anhand der PCL-R durchgeführt, weil diese am ehesten dimensionalen Charakter und direkte Korrelationen zwischen Punktwert und Rückfallrisiko aufweist (*Hemphill et al.,1998*) und weil sie in unserer Studie die höchste prädiktive Validität in Bezug auf gewalttätige Rückfälle hatte. In Abb. 8-4 wurden für jeden Wert der PCL-R diejenigen, die höhere Werte hatten als diesen Cut-off-Wert, addiert und die Rückfälligen und die Nicht-Rückfälligen einander gegenübergestellt.

Aus den dargestellten Daten ist z.B. ersichtlich, dass insgesamt 92 der 262 Untersuchten einen PCL-R Wert von über 12 hatten, 21 davon wurden mit einem Gewaltdelikt rückfällig, 71 begingen kein erneutes Gewaltdelikt. Würde man Täter mit einem Wert von über 12 als rückfallgefährdet anse-

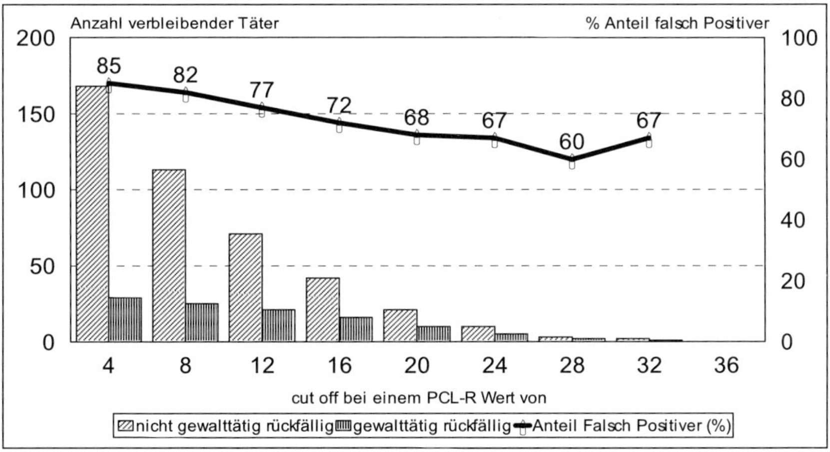

Abb. 8-4: Auswirkungen verschiedener cut-off-Werte auf die Zahl und den Anteil falsch-positiver (tatsächlich nicht rückfällig)

hen, würde man bei 71 Probanden, d.h. bei 77 % der Untersuchten eine falsch positive Gefährlichkeitsprognose abgeben. Bei einem Grenzwert von 24, bei dem in Europa die Diagnose Psychopathie gestellt wird, wenn Aktenanalysen zugrunde gelegt werden, verbleiben noch 15 Untersuchte mit höheren Werten, von ihnen wurden 5 mit Gewalttaten rückfällig, die Zahl der falsch Positiven würde 10, ihr Anteil 67 % betragen. Nur 4 Täter hatten einen Wert von über 30, dem Grenzwert für Psychopathie in Nordamerika, von ihnen wurden zwei mit Gewaltdelikten rückfällig, die Rate der falsch Positiven würde immer noch bei 50 % liegen. Der Anteil der falsch Positiven ist beim HCR-20 noch höher, wenn man das Instrument schematisch anwenden würde (siehe Tabelle 8-4).

Tabelle 8-4: Anteil falsch Positiver bei ausgewählten HCR-20-Werten

HCR-20-Wert	**Anzahl verbleibender Täter**	**Täter mit gewalttätigen Rückfällen**	**Anteil falsch positiver Prognosen**
über 20	81	18	77,8 %
über 25	39	13	66,7 %
über 30	11	4	63,6 %

Das Problem der falsch positiven Risikoeinschätzungen stellt sich insbesondere bei der Verlängerung der Sicherungsverwahrung über 10 Jahre hinaus und bei der nachträglichen Sicherungsverwahrung, wo die Rückfallgefahr belegt werden muss und falsche Risikoeinschätzungen zu Lasten der Untergebrachten vermieden werden sollen (siehe Kapitel 2.2.1.1)

8.1.6 Identifizierung der Rückfallfreien

Umgekehrt stellt sich auch die Frage, ob man die Nicht-Rückfälligen sicher identifizieren kann, d.h. die Frage, wie viele Falsch-Negative es bei einem gewählten Grenzwert gibt und ab welchem Grenzwert keine Rückfälligen mehr in der Stichprobe verbleiben. Hierzu wurden bei jedem cut-off-Wert diejenigen, die niedrigere Werte hatten, addiert und wiederum die Rückfälligen und die Nicht-Rückfälligen einander gegenübergestellt (siehe Abb. 8-5). Aus der Abbildung ist ersichtlich, dass erst bei einem Grenzwert der

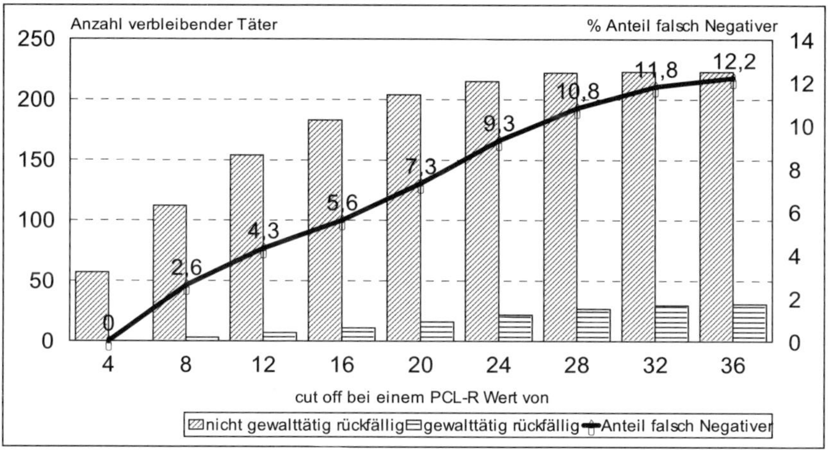

Abb. 8-5: Auswirkungen verschiedener cut-off-Werte auf die Zahl und den Anteil falsch-negativer (tatsächlich rückfällig)

PCL-R von 4 kein Täter mehr in der Stichprobe war, der nicht mit einem Gewaltdelikt rückfällig geworden wäre.

Werden die Daten auf diese Weise analysiert, so zeigt sich, dass der Überlappungsbereich zwischen Rückfälligen und Nicht-Rückfälligen wesentlich größer ist, als die theoretischen Annahmen und die signifikanten Unterschiede in verschiedenen methodischen Modellen dies vermuten lassen. Dieser Überlappungsbereich erschwert die prognostische Entscheidung und sollte den Prognostiker zur Zurückhaltung mahnen und ihn davor bewahren, sein Können zu überschätzen. Es sollte aber auch Ansporn sein, prognostische Methoden weiter zu verbessern und an den Einzelfall angepasste Modelle zu entwickeln, die treffsicherere Risikoeinschätzungen ermöglichen.

8.2 Empirische Daten zu Zwischenfallsanalysen und Lockerungsprognosen

Susanne Stübner und Norbert Nedopil

Zwischenfälle während stationärer Behandlung werden dann in der Öffentlichkeit beachtet, wenn sie Außenstehende betreffen, insbesondere wenn sie während Lockerungsmaßnahmen vorkommen. Intramurale Zwischenfäl-

le beschäftigen zwar weniger Presse und Öffentlichkeit, sind für die Therapie von psychiatrischen Patienten (siehe Kap. 7.2 und 7.3) für die Sicherheit des Personals und der Mitpatienten sowie für das Klima einer Einrichtung von großer Bedeutung,
Nach den Untersuchungen von *Steinert et al. (1991)* sowie von *Richter & Berger (2001)* hatten intramurale Zwischenfälle in 9% bzw. 4,6% Arbeitsunfähigkeit und in 7% bzw. 10% ärztliche Behandlung zur Folge. Daneben treten nicht selten psychische Folgen auf. Sie können weitere Konsequenzen, z.B. hohen Personalwechsel und erhöhten administrativen Aufwand *(Rice & Harris,1997)* nach sich ziehen, wodurch wieder das therapeutische Klima beeinflusst wird.
Im Maßregelvollzug haben Zwischenfälle auch Bedeutung für die Rückfallprognose, die ausschlaggebend ist für das Ende einer stationären Unterbringung. Die individuelle Analyse intramuraler Zwischenfälle dient in vielen Fällen der Vorbereitung der Rückfallprognose (siehe Kap.4.3). Zwischenfallsanalyse und Lockerungsprognose sind demnach eng miteinander und mit der Entlassungsprognose verknüpft (siehe Kap. 9).

Zur Methodik der Zwischenfallsanalyse
Die Erforschung von Zwischenfällen lässt sich grob nach vier wichtigen Untersuchungsgegenständen untergliedern: Zwischenfallserhebungen, Risikoeinschätzung, Interventionen und Konsequenzen. Die Untersuchungen bauen dabei teilweise aufeinander auf: Die Etablierung und Validierung eines Instrumentes zur Risikoeinschätzung beispielsweise kann erst erfolgen nach Entwicklung einer Theorie über die Faktoren, die mit Zwischenfällen assoziiert sind, diese wiederum können nur durch Zwischenfallserhebungen festgestellt werden.
Zwischenfallserhebungen erfolgen unter Berücksichtigung verschiedener Bedingungen (z.B. Beschreibung des Klientels und der Unterbringung nach verschiedenen Kriterien) und nach Definition des Zwischenfalles. In den meisten Fällen werden Häufigkeit, Art und Schwere des Zwischenfalls sowie assoziierte Faktoren erfasst.
Einflussnehmende Faktoren können wiederum verschiedentlich unterteilt werden, beispielsweise

- nach der Richtung der angenommenen Beeinflussung: nach Risikofaktoren, protektiven Faktoren, Moderator- und Mediatoreffekten (Baron & Kenny,1986),
- nach den hauptsächlich agierenden Personen (Patienten, Personal, Variablen der Personal-Patienten-Dynamik (Bradley et al.,2001)),

- nach situativen und organisatorischen Variablen bzw. Umgebungsvariablen,
- nach der Zeit (statisch-historisch, fixiert dynamisch, akut dynamisch, zukunftsbezogen).

Es erscheint sinnvoll, der Betrachtung der Zwischenfallsanalyse einige Hinweise auf zahlreiche und kritische methodische Schwierigkeiten voranzustellen, da sie die Datenlage erheblich prägen und die Ergebnisse in ihrem Kontext interpretiert werden müssen. Wegen dieser Schwierigkeiten wurde von *Steinert (2002c)* eine Metaanalyse als nicht durchführbar erachtet, da sich in der Literatur eine Vielzahl unterschiedlicher Definitionen, Stichproben und Ergebnisvariablen fanden. Häufig wurden nur kleinere Stichprobengrößen untersucht und oft lediglich bestimmte Teilbereichte oder spezifische Bedingungskonstellationen abgebildet.
Schanda & Taylor (2001) stellten fünf methodenkritische Aspekte heraus, welche die Interpretation erschweren:

1. unterschiedliche Definitionen für gewalttätiges Verhalten;
2. unterschiedliche gesellschaftliche Bedingungen und Kriminalitätsraten;
3. diverse Untersuchungssettings;
4. verschiedene Informationsquellen;
5. schwer vergleichbare Bezugsgrößen.

In den meisten Studien werden ausschließlich gewalttätige Zwischenfälle erfasst, was eine erhebliche Vorauswahl bedeutet; aber auch unter dieser Beschränkung variieren die Zwischenfalls- oder Gewaltdefinitionen *(Haller & Deluty,1988)* zwischen verbaler Gewalt, Drohungen, Gewalt gegen Gegenstände, Mitpatienten oder Personal.
Ferner ergibt sich ein methodisches Problem im Hinblick auf etwaige Rückschlüsse auf gewalttätiges Patientenverhalten aus eingreifenden und u.U. gewalttätigen Maßnahmen seitens des Personals (wie Fixierung, Zwangsmedikation etc.). Hierbei wurde es als methodisch unbefriedigend erachtet, sowohl derartige Maßnahmen einfach als Folgen gewalttätigen Patientenverhaltens zu klassifizieren als auch sie schlichtweg zu ignorieren *(Apperson et al.,1993; Linaker & Busch-Iversen,1995; T Steinert,2002b)*. Die Datenlage ist somit insgesamt widersprüchlich *(Barlow et al.,2000)*, was großteils auf die unterschiedlichen Stichproben zurückgeführt wird *(Steinert,2002b)*, wodurch wiederum verschiedene Selektionseffekte zu berücksichtigen sind.
In Bezug auf die in den einzelnen Untersuchungen herangezogenen Informationsquellen ergeben sich Unterschiede *(Schanda & Taylor 2001)*; es handelt sich um offizielle Meldungen, Auswertungen von Krankengeschich-

ten, retrospektiv selbst berichtetes Aggressionsverhalten, eigens konstruierte Fragebögen oder Ratinginstrumente, z. B. Overt Aggression Scale *(OAS, Yudolfsky et al.,1986)* oder Staff Observation Aggression Scale (SOAS, *Palmstierna & Wistedt,1987*).
Eine Übersicht zu den verschiedenen Skalen findet sich bei *Steinert & Gebhardt (1998)*. *Schanda und Taylor (2001)* diskutieren die Problematik der Anwendung der Skalen, die möglicherweise eine hohe Gewaltbereitschaft psychisch Kranker suggerieren könnten, ohne dass vergleichbare Daten über vergleichbare Verhaltenweisen in der Allgemeinbevölkerung vorliegen (z.B. Türenschlagen).
Ein bedeutendes methodisches Problem besteht ferner darin, dass bereits bei einem vermuteten Risiko Interventionen erfolgen, d.h. die Einschätzungen führen bereits zu Eingriffen und beeinflussen den Verlauf *(Litwack et al.,1993; Mc Niel & Binder,1994, 1995; Steinert,2002b)*. Allein durch den Entschluss einer „neutralen" Beobachtung aggressiven Verhaltens auf einer Station wird bereits die Situation verändert (*Taylor & Schanda,2000*). Die bloße Untersuchung führt zu einer vermehrten Registrierung, zu früherer Erkennung und besserer Prävention, was sich positiv im klinischen Alltag auswirkt, aber die wissenschaftliche Untersuchung weiter erschwert *(Schanda & Taylor 2001)*.
Ein weiteres Problem bei der Interpretation ist die hohe Dunkelziffer, die von verschiedenen Autoren auf 20 – 80% der tatsächlichen Ereignisse geschätzt wird *(Kidd & Stark,1995; M. Lanza,1992; Lion et al.,1981; Morrison,1993)*. *Litwack (2002)* betonte im Hinblick auf die Komplexizität und die methodischen Schwierigkeiten die Notwendigkeit weiterer deskriptiver und qualitativer Analysen.

8.2.2 Daten von Zwischenfallsanalysen

Die meisten Studien über intramurale Zwischenfälle befassen sich hauptsächlich mit gewalttätigem Verhalten (Übersichten z.B. bei *Davis,1991; Schanda & Taylor 2001; Steinert,2002a; Steinert,2002c)*.
Die Häufigkeiten gewalttätiger Zwischenfälle wurden in internationalen Studien mit insgesamt sehr unterschiedlichen Raten angegeben. Im Rahmen einer deutschen Studie an sechs Kliniken einschließlich forensischer Abteilungen wurde eine Inzidenz gewalttätiger Übergriffe auf Mitarbeiter von 2,5% aller Aufnahmen berichtet (*Richter & Berger,2001*). Diese Zahlen lagen im Vergleich zu einer anderen deutschen Voruntersuchung etwas höher (1,9% tätliche Aggression, bzw. Androhung, *Steinert et al.,1991*), was

die Autoren darauf zurückführten, dass die Erfassung direkt über die Pflegekräfte erfolgte und nicht über die Basisdokumentation, die vom ärztlichen Personal und zudem mit zeitlicher Verzögerung ausgefüllt wird und die Vorfälle nur indirekt erfasst.
Im Maßregelvollzug beschrieben *Schanda et al. (2000)* Raten von 16,5 pro 100 Patienten/Jahr (ausschließlich körperliche Gewalt). Vergleichende Untersuchungen zwischen forensischem und allgemeinpsychiatrischem Setting fanden keine Unterschiede hinsichtlich der Häufigkeiten *(Heilbrun et al.,1995; Steinert et al.,1991).*
Zur Schwere der Zwischenfälle wird weitgehend übereinstimmend berichtet, dass dramatische Ereignisse selten vorkommen (z.B. *Fottrell,1980a; Haller & Deluty,1988; Harris & Varney,1986; Bjorkly,1999; Soliman & Reza,2001). Sheridan et al. (1990*) gaben an, dass 3,4% aller Übergriffe als schwerwiegende Ereignisse einzuordnen waren.
Seit längerer Zeit wird auch darauf hingewiesen, dass sowohl im klinischen wie im forensischen Bereich extra- und intramurale Zwischenfälle durch unterschiedliche Risikoprofile charakterisiert sind (*Steadman & Morrissey,1981; Steinert,2002b*). Während z.B. das größere Gewaltrisiko bei Männern unter extramuralen Bedingungen unbestritten ist, ist das Risiko für aggressives Verhalten während der Hospitalisierung weit weniger geschlechtsspezifisch geprägt *(Rüesch et al.,2003).*

8.2.2.1 Allgemeine Risikofaktoren für Zwischenfälle

Es konnten bislang wenig Faktoren isoliert werden, zu denen nicht kontroverse Ergebnisse bezüglich ihrer Risikovalenz vorliegen. Nach der Übersichtsarbeit von *Steinert (2002b)* werden die in Tabelle 8-5 aufgeführten Merkmale als Risikofaktoren für gewalttätige Zwischenfälle betrachtet.
Schanda und Taylor (2001) nennen eine Reihe anderer Risikofaktoren, die auch Einstellungen und Verhaltensweisen des Personals einschließen (siehe Tabelle 8-6).
Als die robustesten Parameter zur Prädiktion intramuraler Gewalt erscheinen bislang die vorangegangene Gewalt *(Barlow et al.,2000; Schanda & Taylor 2001; Rüesch et al.,2003)* und ein junges Alter *(Barlow et al.,2000; James et al.,1990; Rabinowitz & Garelik-Wyler,1999; Spießl et al.,1998; Schanda & Taylor 2001; Grassi et al.,2001; Rüesch et al.,2003). Watts et al. (2003*) bezeichneten höheres Alter als protektiven Faktor.
Unterschiedliche Einschätzungen gibt es auch zu der Frage, ob einzelne Krankheitsbilder zu unterschiedlichen Risikoprofilen für gewalttätige Zwi-

Tabelle 8-5: Risikofaktoren für gewalttätiges Verhalten von Patienten in Institutionen

Patientenbezogene Variablen	**Personalbezogene bzw. institutionsbezogene Variablen**	**Umgebungsvariablen, situative Faktoren**
Vorgeschichte von Gewalttätigkeit	Ungünstige Milieueinflüsse	Konzentration „schwieriger" Patienten
Ausgeprägte psychopathologische Symptomatik	Mangelnde pflegerisch-therapeutische Qualifikation	Erste Behandlungstage
Feindselig-ablehnende Haltung		

Nach der Übersichtsarbeit von *Steinert (2002b)*

Tabelle 8-6: Risikofaktoren für gewalttätiges Verhalten von Patienten in Institutionen. Nach der Übersichtsarbeit von Schanda und Taylor (2001)

Patientenbezogene Variablen	**Variablen, die Umgebung u. Personal betreffen**
Niedere soziale Schicht	Sehr große/ überfüllte Station
Vorgeschichte von Gewalttätigkeit	Mangel an Pflegepersonal
Diagnosen („grob, unpräzise"): Schizophrenie, Manie, organische Psychosen, Demenz, Wesensänderung (antisoziale) Persönlichkeitsstörung, Substanzmissbrauch	Negative persönliche Einstellung, Mangel an Erfahrung, Fehlende Schulung des Personals
Symptomebene: Feindseligkeit, Depressivität, Ärger, Agitation und Denkstörungen, Angst, Psychotisch/paranoide Symptome	turbulentes Stationsklima
	Fehlende Kontinuität des Personals

schenfälle führen. Einige Autoren fanden keine Unterschiede zwischen einzelnen Diagnosegruppen (z.B. *Kennedy,1993*). Eine positive Assoziation mit Schizophrenie wurde von einer Reihe anderer Autoren postuliert (z.B. *Fottrell,1980b; Barlow et al.,2000; Hodgkinson et al.,1985; Steinert et al.,1991)*, konnte aber in anderen Studien nicht repliziert werden (z.B. *Soliman & Reza,2001; Torpy & Hall,1993*). Es wurde ein erhöhtes Risiko bei bipolaren Störungen berichtet (z.B. *Barlow et al.,2000; Beck et al.,1991; Harris & Rice,1997)*, bei organischen Psychosen oder Demenzen (z.B. *Kay et al.,1988; Hodgkinson et al.,1985; Mc Niel & Binder,1995)*, bei Persönlichkeitsstörungen (z.B. *Hodgkinson et al.,1985; Lapierre et al.,1995; Palmstierna & Wistedt,1989)* und bei Substanzmissbrauch (z.B. *Kay et al.,1988; Lapierre et al.,1995; Palmstierna & Wistedt,1989).*
Barlow et al. (2000) betonten, dass der Anteil von Patienten mit der jeweiligen Diagnose in der Studienpopulation berücksichtigt werden muss, wenn ein diagnosenabhängiges Risikoprofil erstellt wird. Besondere Bedeutung ist den Doppeldiagnosen von Schizophrenien und Substanzkonsum *(Swanson et al.,1990)* sowie Persönlichkeitsstörungen und Substanzkonsum beizumessen. Auch *Hoptman et al. (1999)* benannten aus den Ergebnissen ihrer Studie über forensische Patienten Doppeldiagnosen als besonderen Risikofaktor. Bezüglich des Substanzkonsums, der im stationären Setting ihrer Darstellung nach nicht stattfinde, vermuteten sie, dass das Risiko durch assoziierte Eigenschaften, wie Impulsivität, bedingt werde.
Ebenso unterschiedliche und gegensätzliche Ergebnisse wurden gefunden hinsichtlich einer Prädiktion durch das Geschlecht: Einige Studien fanden eine Korrelation zwischen gewalttätigen Zwischenfällen und männlichem Geschlecht (z.B. *Flannery et al.,2000; Owen et al.,1998b*), andere zu weiblichem Geschlecht (z.B. *Binder & Mc Niel,1990; Fottrell,1980b*), andere wiederum konnten keine Korrelationen nachweisen (z.B. *Barlow et al.,2000; James et al.,1990; Noble & Rodger,1989; Bjorkly,1999; Schanda & Taylor,2001; Soliman & Reza,2001).*
Bezüglich der psychopathologischen Aspekte, die für intramurale Zwischenfälle von Bedeutung sind, finden sich in der Literatur unterschiedliche Ergebnisse: Übereinstimmend wurden Zusammenhänge zwischen gewalttätigem Verhalten und Feindseligkeit berichtet (z.B. *Mc Niel & Binder,1995; Steinert et al.,2000)*, ebenso zwischen Gewalttätigkeit und psychotischen Symptomen (z.B.*Bjorkly,1999; Taylor,1998). Mc Niel & Binder (1995)* sowie *Kay et al. (1988)* beobachteten auch einen Zusammenhang von Aggressivität und Depressivität, dies steht im Widerspruch zu den Ergebnissen von *Barlow et al. (2000)*, die ein erniedrigtes Risiko bei depressiven Störungen fanden. In einzelnen Studien wurden bestimmte Merkmalskombinationen

bei Patientenuntergruppen bezüglich ihres Risikopotentials untersucht, wie z.B. aggressive Zwischenfälle bei Minderbegabten *(Ettle & Wolfersdorf, 2003)*.
Differenzierte Übersichten zu den einzelnen psychopathologischen Symptomen, die mit aggressivem Verhalten verbunden sein sollen, finden sich bei *Schanda & Taylor (2001)* und *Steinert (2002b)*, wobei die Befunde aus verschiedenen Studien oft widersprüchlich waren. *Mc Niel & Binder (1995)* machten darauf aufmerksam, dass den einzelnen psychopathologischen Symptomen bei verschiedenen Störungsbildern unterschiedliche Bedeutungen hinsichtlich eines Risikopotentiales beigemessen werden muss. Aus verschiedenen Untersuchungen wird erkennbar, dass im intramuralen Bereich andere Risikofaktoren für Gewalttätigkeiten beachtet werden müssen als für die Risikoeinschätzung außerhalb psychiatrischer Kliniken *(Spießl et al.,1998; Steadman et al.,1998; Nedopil,2000; Steinert et al.,2000)*. In seiner Übersichtsarbeit postuliert *Steinert et al. (2000)*, dass Variablen, die Patienten mit einem hohen Gewaltrisiko charakterisieren, ihre prädiktive Bedeutung verlieren, wenn Stichproben untersucht werden, die ausschließlich aus Hochrisiko-Patienten bestehen. In diesen Stichproben gewännen dann anamnestische und statische Variablen an Bedeutung. Der Autor folgert, dass aus diesem Grund die Beurteilung des Gewaltrisikos innerhalb forensischer Institutionen eine Mittelposition zwischen der Situation in der Gesellschaft und derjenigen der psychiatrischen Akutstation einnehme. *Hoptman et al. (1999)* berichteten über forensische Patienten, dass frühere Inhaftierungen nicht mit gewalttätigem Verhalten korrelierten.
Vielfach repliziert werden konnte die Beobachtung, dass ein Großteil der Zwischenfälle von einer kleinen Gruppe von Patienten verursacht wird (z.B. *Barlow et al.,2000; Flannery et al.,2000; Fottrell,1980b; Soliman & Reza,2001; Owen et al.,1998a; Pearson et al.,1986; H. Schanda & Taylor,2001; Rüesch et al.,2003*).
Soliman & Reza (2001) fanden bei klinischen Patienten eine starke Korrelation zwischen gewalttätigen Zwischenfällen und einem häufigen Medikationswechsel sowie einer langen Hospitalisierung. Auch andere Autoren benennen eine Chronifizierung der Störung als Risikofaktor (*Barlow et al.,2000; Noble & Rodger,1989; Rüesch et al.,2003*). Gewalttätiges Verhalten korrelierte mit der Länge psychiatrischer Aufenthalte (*Greenfield et al.,1989*). Auch Arbeitslosigkeit gilt als Risikofaktor (*Spießl et al.,1998; Schanda & Taylor,2001; Rüesch et al.,2003*), ebenso die Zugehörigkeit zu einer niedrigen sozialen Schicht (*Noble & Rodger,1989; Edwards et al.,1988; Rasmussen & Levander,1996*). *Spießl et al.(1998)* fanden eine Risikoerhöhung bei mangelnder sozialer Kompetenz.

In den zitierten Studien wurde der Großteil der Risikofaktoren auf Seiten der Patienten gesehen. Mehrere Autoren weisen jedoch nachdrücklich auf die Bedeutung situativer Faktoren hin. Die bisher spärliche Datenlage wird teilweise auf die Tatsache zurückgeführt, dass patientenbezogene Variablen weniger komplex, leichter zu erheben und zu operationalisieren sind (*Steinert et al.,2000*).
Auf Seiten des Personals wurde mangelnde Erfahrung als Risikofaktor für gewalttätiges Verhalten beschrieben (*James et al.,1990; Rasmussen & Levander,1996*). *Richter & Berger (2001)* stellten fest, dass jüngere und weniger erfahrene Mitarbeiter häufiger von gewalttätigen Übergriffen betroffen waren, daneben fanden *Steinert et al. (1991)* auch, dass Frauen häufiger Opfer intramuraler Gewalt wurden als Männer. Auch das Fehlen einer klaren Rolle beim Personal wurde als kritisch benannt (*Katz & Kirkland,1990*). Vom therapeutischen Personal sind am häufigsten Schwestern und Pfleger Opfer von Übergriffen. In der Regel wird sich auch das Pflegepersonal am häufigsten als Opfer betrachten (*Aquilina,1991; Bjorkly,1999; Richter & Berger,2001*). Es darf jedoch nicht übersehen werden, dass Mitpatienten zumindest genauso häufig – und im forensischen Bereich weitaus häufiger – von Zwischenfällen betroffen sind als das therapeutische Personal.
Als weitere Umgebungsfaktoren, die für die Entstehung von intramuraler Gewalt bedeutsam sind, gelten eine Konzentration „schwieriger" Patienten (*Gebhardt & Steinert,1999*) und die Größe und Überfüllung von Stationen (*Lanza,1983; Bradley et al.,2001; Haller & Deluty,1988*) sowie die Unruhe und Turbulenz (z.B. (*Haller & Deluty,1988*) auf Stationen.
Auch Konflikte mit einer anderen Person fanden sich häufig im Vorfeld aggressiver Übergriffe (*Richter & Berger,2001*), ferner Konflikte im Zusammenhang mit pflegerischen Handlungen oder die Verweigerung eines Wunsches. *Bjørkly (1999)* berichtete, dass gewalttätigen Zwischenfällen häufig Situationen vorausgingen, in denen es um eine Grenzsetzung gegangen war. Ebenso wurde ein Kontrollmangel des Personals als bedeutsam erachtet (*Lanza,1983*) oder wenige oder schlecht organisierte Aktivitäten (*Katz & Kirkland,1990*). Patientenübergriffe erfolgen meist nicht ohne vorherige aggressive Signale (*Powell et al.,1994; Whittington & Ptterson,1996*).
Richter & Berger (2001) stellten den von ihnen beobachteten Gipfel gewalttätiger Übergriffe in den Morgenstunden in einen Zusammenhang mit der höchsten Dichte des Personals und dem damit verbundenen höchstmöglichen Konfliktpotential. *Soliman & Reza (2001)* diskutierten dagegen den von ihnen gemessenen Gipfel in den Abendstunden im Zusammenhang mit

einer geringeren Personaldichte; letztere wurde auch in anderen Studien als bedeutsam angesehen (z.B. *Lanza,1983; Lanza et al.,1994*).
Bezüglich des Zeitpunkts gewalttätiger Zwischenfälle fanden Richter und Berger (*Richter & Berger,2001*) eine Häufung am ersten Tag (11%) bzw. an den Folgetagen (18% an den Tagen 2-8). Vergleichbare Beobachtungen machten *Barlow et al. (2000)*; sie fanden zudem eine Häufung von Übergriffen zwischen 8 und 9 Uhr und eine schwächere Spitze zwischen 23 und 24 Uhr. Auch *Shah et al. (1991)* berichteten von Aggression als einem Tageszeit-Phänomen. *Bradley et al. (2001)* fanden in ihrer Untersuchung einen Gipfel in den Nachmittagsstunden, ebenso *Daffern et al. (2004)*, die einen Höhepunkt zwischen 16 und 17 Uhr angaben. *Soliman & Reza (2001)* berichteten über Häufungen in den Abendstunden und an den Wochenenden.

8.2.2.2 Risikoeinschätzung

Zur Risikoeinschätzung wurden insgesamt relativ wenige Untersuchungen durchgeführt, u.a. einige Studien zur Treffsicherheit von Experteneinschätzungen, zu Vergleichen zwischen klinischer und aktuarischer Prognose und zur Validität semiquantitativer Skalen.
Die Problematik klinischer Einschätzungen wurde bereits in Kap. 3 eingehend diskutiert. In Bezug auf Zwischenfälle konnten einige systematische Fehler ermittelt werden. Kliniker neigen zur Unterschätzung des Gewaltrisikos bei weiblichen Patienten und zur Überschätzung des Risikos bei nichtweißen Minderheiten und männlichen Patienten (*Mc Niel & Binder,1995*). Auch *Hoptman et al. (1999)* berichteten aus ihrer Untersuchung an einer forensischen Institution von einer Überrepräsentation von Minderheiten in der als gefährlich betrachteten Gruppe und von einer mangelnden Beachtung der Doppeldiagnosen als Risikofaktoren.
Brown & Lloyd (2002) stellten bei Ärzten, die in weniger, mittel und hoch gesicherten Bereichen tätig waren, fest, dass sich im unstrukturierten klinischen Interview wenig Konkordanz bezüglich der Einschätzung der Gefährlichkeit von Patienten erzielen ließ, dass diese aber durch die Benutzung operationalisierter Kriterien (OP RISK) gesteigert werden konnte.
Im forensischen Setting fanden *Hoptman et al. (1999)*, dass die Behandler bei 36 % aller Patienten gewalttätiges Verhalten vorhergesagt hatten, 33% aller Patienten waren tatsächlich gewalttätig, es waren allerdings nicht notwendigerweise dieselben Patienten. Richtige Vorhersagen wurden in 71% der Fälle getroffen, die Sensitivität der Prognose lag bei 54%, die Spezifität

bei 79%. Es wurde postuliert, dass sich die forensischen Psychiater der Basisraten bewusst sind und diese in ihre Einschätzungen mit einbezogen.
Elbogen et al. (2002) untersuchten, ob klinisch tätige Psychiater die Informationen aus der aktuellen Forschung in ihre Einschätzungen integrieren und Items aus verschiedenen Risikobeurteilungsskalen als wichtig erachteten. Ein interessantes Ergebnis war, dass den dynamischen und den Verhaltensvariablen signifikant mehr Relevanz beigemessen wurde als den aktuarischen Faktoren.
Ein systematisches, auf empirischen Erkenntnissen beruhendes Vorgehen, um Risikofaktoren für Zwischenfälle rechtzeitig zu erfassen und um nachvollziehbar und transparent zu intervenieren, damit Zwischenfälle vermieden werden, wurde bislang nicht veröffentlicht. Einzelne Studien bemühen sich, Material zu sammeln und wissenschaftlich aufzubereiten, es liegen erste Ansätze für Instrumente zur Erfassung von Risikofaktoren vor (siehe Kapitel 6.6 und 7.3). Die Überprüfung der Validität der Instrumente im europäischen Maßregelvollzug steht aber noch aus. Aus methodischen Gründen erscheint es sinnvoll, zwischen Risikofaktoren für Zwischenfälle in der Klinik und Lockerungshindernissen zu unterscheiden und davon wiederum die Risikofaktoren für Zwischenfälle bei Lockerungen zu trennen. Es ist zwar zu vermuten, dass zwischen den Merkmalen eine große Überlappung besteht, es wäre aber verfehlt, von vornherein davon auszugehen, dass diese Risikofaktoren identisch sind.

8.2.3 Eigene Untersuchungen

Um der Frage nach Risikofaktoren während stationärer Behandlung und bei Lockerungen nachzugehen, wurden von den Autoren in Kooperation mit Bayerischen Maßregelvollzugseinrichtungen, insbesondere mit dem Bezirkskrankenhaus Haar, zwei Studien durchgeführt.

8.2.3.1 Erfassung von Risikovariablen für Zwischenfälle im stationären Bereich

In der Maßregelvollzugsklinik Haar mit 300 Betten für männliche stationäre Patienten (2/3 der Patienten waren nach § 63 StGB, 1/3 nach § 64 StGB untergebracht) wurden alle Zwischenfälle in standardisierten Formularen von den zuerst bemerkenden Personen, d.h. zumeist Pflegekräften, aber auch Ärzten erfasst. Vermerkt wurden die Art des Zwischenfalls (Alkohol

oder Drogenmissbrauch, Suizid oder Suizidversuch, Gewalt, mechanische Beschränkung, Flucht, Fluchtversuch etc.), Station, Datum und Stunde.
Aus der Routinedokumentation konnten klinische Parameter aller Patienten als Bezugsgrößen gewonnen und mit den Zwischenfallsinformationen verknüpft werden. Es handelte sich dabei um Angaben zu Indexdelikt, Diagnose, Aspekte der Therapie und Prognoseparameter aus PCL-R (*Hare,1990*), HCR 20 (*Webster et al.,1997*) und FPDS (*Nedopil & Graßl,1988*).
Ferner wurden die einzelnen Stationen charakterisiert hinsichtlich ihrer Sicherheitsausstattung und des mittleren Ausbildungsgrades des dort tätigen Personals.
Die Graduierung der Sicherungsstufe der Stationen wurde durch einen Summenscore aus mehreren Faktoren, wie spezielle bauliche Sicherungen (z.B. Zäune, doppelte Schleusen), Videoüberwachung, permanente Anwesenheit von Sicherheitspersonal, sowie durch die Möglichkeit zur Isolierung und mechanischen Beschränkung gekennzeichnet.
Informationen über Diagnosen und Behandlung wurde den Behandlungsfragebögen, die im Rahmen der Routinedokumentation jährlich ausgefüllt wurden, entnommen.
Bei einer Querschnittserhebung ergab sich, dass die Indexdelikte der Patienten zumeist schwere Verbrechen wie Totschlag oder Mord (16%), Sexualdelikte einschließlich Vergewaltigung (20%), Brandstiftung (16%) und Körperverletzung und Raub (34%) waren. Die meisten Patienten litten an Störungen aus dem schizophrenen Formenkreis (35%) sowie an Substanzmissbrauch und -abhängigkeit (39%), es folgten Persönlichkeitsstörungen (16%) und organische Störungen (6%).
Zwischen Dezember 2000 und Februar 2003 wurden insgesamt 685 Patienten überwacht, insgesamt wurden 366 Zwischenfälle auf 288 ausgefüllten Bögen dokumentiert, davon 169 von der psychiatrischen Klinik und 115 von der Entziehungsanstalt (4 wurden nicht klassifiziert). Zwischenfälle wurden dokumentiert mit einer mittleren Häufigkeit von 10,7 pro Monat (Maximum 22, Minimum 4).
Die Zwischenfälle wurden von 185 Patienten begangen, ein Drittel (53) dieser Patienten hatte mehr als einen Zwischenfall verursacht. Am häufigsten kamen Entweichungen, Flucht oder Fluchtversuche vor (72), es folgten Gewalt gegen andere Patienten (50), Bedrohung (34) und Alkoholmissbrauch (44). Eine mechanische Beschränkung war bei 50 Patienten erforderlich (siehe Tabelle 8-7). Sehr schwere Zwischenfälle, wie gewalttätige Handlungen oder Entweichungen, die zu einer Mitteilung an die Staatsanwaltschaft geführt hatten, waren selten und zeigten einen statistisch signifikanten Abfall über den Untersuchungszeitraum (im Jahr 2001: 34 gewalttä-

Tabelle 8-7: Art und Häufigkeit der Zwischenfälle

Art des Zwischenfalls	**n**
Suizid oder Suizidversuch	3
Autoaggressives Verhalten	1
Fixierung	50
Entweichung	
Entweichung/Entweichungsversuch	58
Unerlaubte Ausdehnung genehmigter Ausgänge	13
Substanzkonsum	
Alkoholkonsum	44
Drogenkonsum	24
Medikamentenabusus	2
Dealen	3
Gewalt	
Bedrohung	39
Gewalt gegen das Personal	16
Gewalt gegen Mitpatienten	50
leichter physischer Übergriff	39
schwerer physischer Übergriff	5
Mord/Totschlag	0
Sachbeschädigung (eigenes Eigentum)	2
Sachbeschädigung (fremdes Eigentum)	4
Brandstiftung	6
Raub, Eigentumsdelinquenz mit Gewalt	0
Eigentumsdelinquenz ohne Gewalt	5
Sexualdelinquenz	0
befürchtete Sexualdelinquenz	2

tige Handlungen, 32 Fluchtversuche, im Jahr 2002: 26 bzw. 15; T-Test, p=0,032).

Die meisten Patienten, die Zwischenfälle verursacht hatten, waren in einem Alter zwischen 20 und 40 Jahren (siehe Abb. 8-6). Die Indexdelikte zeigten keine signifikante Korrelation zu Zwischenfällen auf den Stationen. Auch bezüglich der Diagnosen fanden sich keine Unterschiede.

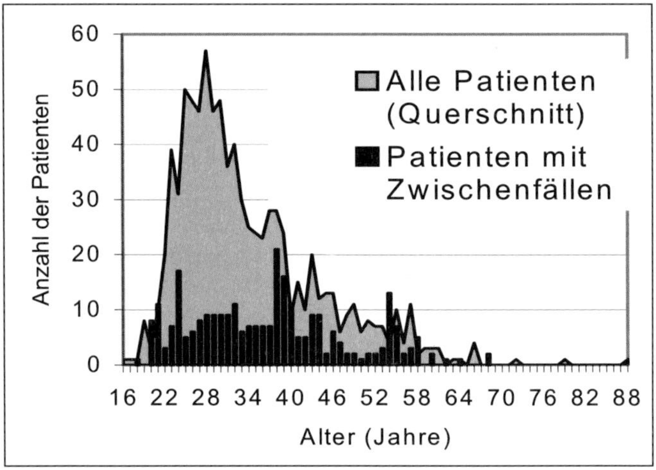

Abb. 8-6: Altersverteilung aller Patienten und Patienten mit Zwischenfällen

Die Zwischenfallsraten zeigten unterschiedliche Durchschnittswerte für die einzelnen Wochentage, wobei keine statistische Signifikanz für dieses Phänomen nachgewiesen werden konnte. Die durchschnittlich niedrigste Zwischenfallrate konnte an Samstagen gefunden werden (12,2) und die höchste Rate an Sonntagen (17).

Die Verteilung der Zwischenfälle über den Tag hinweg zeigte ebenfalls unterschiedliche Durchschnittswerte nach der Tageszeit, wobei die niedrigste Zwischenfallrate während der Nacht zu verzeichnen war und die höchste am späten Nachmittag (siehe Abb. 8-7).

Eine Diskriminanzanalyse von Prognose-Instrumenten wie PCL-R und HCR-20 oder ILRV zeigte für keines eine signifikante Korrelation zwischen Summenscores und Zwischenfällen, aber einzelne Merkmale der Erhebungsinstrumente korrelierten deutlich mit den Zwischenfällen. Die höchste Korrelation ergab sich für das Merkmal C2 aus dem HCR-20, „negative Einstel-

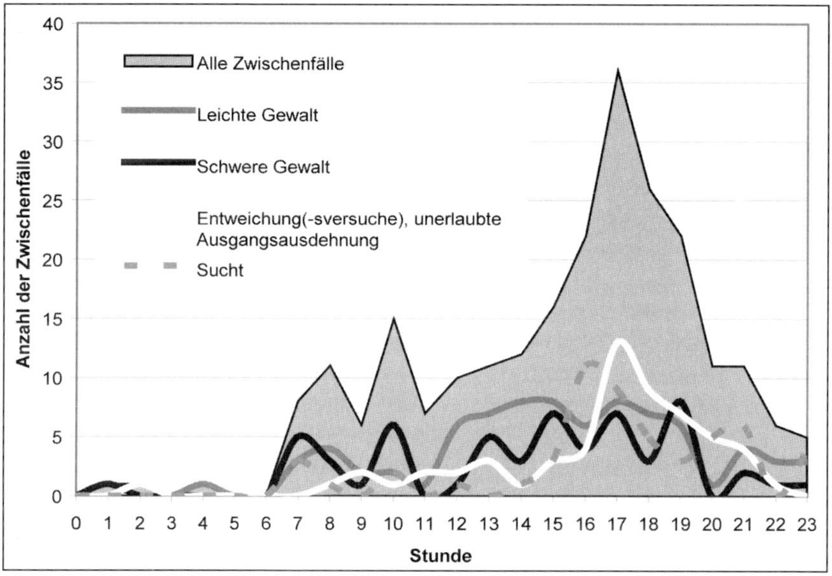

Abb. 8-7: Untergruppen von Zwischenfällen und Tageszeit

lungen". Drei weitere Parameter, die sich auf die Therapie beziehen, korrelierten statistisch hoch signifikant mit Zwischenfällen:

1. Beschränkung der therapeutischen Gespräche auf das Thema des „klinischen Alltags",
2. Mangel an Compliance und
3. „lediglich unspezifische Therapie".

Um die situativen Risikofaktoren zu erfassen, wurden die Stationen nach der Häufigkeit von Zwischenfällen aufgeteilt, solche über und solche unter dem Durchschnittswert. Dabei zeigte sich als wesentlicher Einfluss die Berufserfahrung des Personals. Die durchschnittliche Berufserfahrung auf den Stationen mit wenig Zwischenfällen betrug im Mittel 9.2 Jahren, auf den Stationen mit mehr Zwischenfällen betrug sie hingegen 5.5 Jahre, was eine statistisch signifikante Differenz darstellte.
Zusammenfassend können aus dieser Untersuchung folgende Schlussfolgerungen gezogen werden:

- Eine Beziehung zwischen vorangegangener Delinquenz, Diagnose und spezialisierten Behandlungsprogrammen konnte weder zu Art und noch zu Schweregrad von Zwischenfällen gefunden werden.
- Wenn sich die Therapie vorwiegend auf die Themen des klinischen Alltags beschränkte, ist das möglicherweise ein Indikator dafür, wie eingeengt die Patienten auf die nahe liegenden Probleme und wie notwendig die Klärung dieser Probleme für die Therapeuten ist. Es ist nachvollziehbar, dass diese Präokkupation mit den naheliegensten Problemen auch zu Konflikten im Nahbereich führt.
- Mangelnde Compliance und Unfähigkeit zu spezifischen Therapieformen können als weitere Risikovariable für intramurale Zwischenfälle gewertet werden.

Im Verlauf der Untersuchung konnte ein Rückgang der Häufigkeit sowohl bei den schweren Zwischenfällen, die wegen der Meldepflicht an die Staatsanwaltschaft dokumentiert wurden, als auch bei den Zwischenfällen insgesamt, die lediglich mit dem Erhebungsinstrument erfasst wurden, beobachtet werden. Als Hauptursache für diesen Rückgang kann eine Zunahme des Sicherheitsbewusstseins und eine Verbesserung der Sicherungsmöglichkeiten auf den einzelnen Stationen vermutet werden. Zugleich war ein Bezugspflegesystem etabliert worden. Der Rückgang kann auch dahingehend interpretiert werden, dass die Kenntnis von Risikovariablen und das Bewusstwerden des Zusammenhangs von Risiken und Zwischenfällen eben diese Zwischenfälle verhindert. Im Weiteren kann dies dazu führen, dass ursprünglich als Risikofaktoren identifizierte Merkmale nicht mehr mit Zwischenfällen korrelieren. Dies soll aber nicht die klinische Prognose entwerten. In Kapitel 3 wurde der Zusammenhang zwischen klinischer Prognose, aktuarischen Risikofaktoren und Zwischen- bzw. Rückfällen problematisiert und vor einem Ignorieren klinischer Parameter gewarnt. Die Korrelation von Zwischenfällen mit dem Parameter C2 aus dem HCR-20 „negative Einstellungen" könnte in Übereinstimmung zu den Befunden der Korrelation mit „feindselige Haltung" dahingehend interpretiert werden, dass sich häufig im Vorfeld aggressiver Handlungen Ablehnung und Entwertung potentieller Opfer finden. Dass diese Merkmale die höchsten Korrelationen aufwiesen, zeigt auch die Bedeutung klinischer Variablen für die Prognose von intramuralen Zwischenfällen.

8.2.3.2 Lockerungsprognose

In der klinischen Praxis werden Lockerungen in verschiedenen Freizügigkeitsstufen erteilt.

Die einzelnen Lockerungsstufen richten sich dabei sowohl nach einem Zeitkriterium (Stunden bis Tage) als auch nach einem räumlichen Kriterium (außerhalb einer Station bis zu Reisen) und nach einem Kriterium der Begleitung (in Begleitung mit Personal bis unbegleitet), wobei die Kriterien sowohl abhängig wie unabhängig voneinander kombiniert werden. Besonders markante Einschnitte sind in Tabelle 8-8 zusammengestellt.

Tabelle 8-8: Markanteste Lockerungsstufen im Maßregelvollzug

Markanteste Lockerungsstufen	
Stufe 0 (A)	Kein Ausgang
Stufe I (A)	Ausgang in Begleitung von Personal (Ausführung nach § 11 StVollzG)
Stufe II (B)	Ausgang im Gelände der Klinik
Stufe III (C)	Ausgang außerhalb des Geländes
Stufe IV (D)	Beurlaubung

Das Gewähren von Lockerungen richtet sich nicht nur nach dem klinischen Befund und der therapeutischen Notwendigkeit einer Erprobung erworbener Fertigkeiten in realitätsnahen Bedingungen, sondern auch entscheidend nach dem vermuteten Risiko bezüglich Unzuverlässigkeit, Zwischenfällen und der Gefährdung potentieller Opfer. Für den jeweiligen Lockerungsschritt sind spezifische kurz- bis mittelfristige Prognoseentscheidungen zu treffen.

Steinböck (1997) stellte fest, dass die Rate an schweren Zwischenfällen in Ausgängen sehr niedrig ist. Aus einer Untersuchung aus der Klinik für Gerichtliche Psychiatrie Haina in Hessen zwischen 1981 - 1983 kam es bei 993 Beurlaubungen von 153 Patienten zu zwei Straftaten, einer Sachbeschädigung und einem Einbruchsdiebstahl (*Lietz & Gretenkord,1985*). In einer Nachuntersuchung bis 1986 zeigten die Auswertungen von Krankengeschichten von 234 Patienten 13 Urlaubsmissbräuche, darunter zwei Straftaten (*Heinz & Jöckel,1989*). Aus der standardisierten Erfassung von Entweichungen aus Haina ergaben sich Daten zu Straftaten bei 21 von 154 Entweichungen (vorwiegend gewaltlose Eigentumsdelikte); innerhalb von drei

Jahren kam es zu einer Brandstiftung und fünf sonstigen Gewaltdelikten (Körperverletzung) (*Gretenkord & Müller-Isberner,1991*). In den letzten drei Jahren ereigneten sich in dieser Klinik keine gravierenden Zwischenfälle bei Lockerungen mehr (Müller-Isberner & Eucker 2004).
In früheren Untersuchungen wurde die Zahl der Zwischenfälle deutlich höher angegeben. Aus einer Aktenanalyse des Krankenhauses Haar über einen Zeitraum von 20 Jahren (1962-1981) fanden sich 103 Straftaten von 50 Patienten, davon 33 während Entweichungen aus Vollzugslockerungen, die übrigen innerhalb der Klinik (*Bischof,1986*); beim überwiegenden Teil der Straftaten handelte es sich um BtM- und Eigentumsdelikte. Es fanden sich zwei schwere Körperverletzungsdelikte, zwei Raubdelikte, sechs Sexualstraftaten (darunter zwei exhibitionistische Handlungen) und ein Tötungsdelikt. Dies bedeutete eine Rate von einem gravierenden Zwischenfall alle zwei Jahre (*Steinböck,1997.*) *Leygraf (1988)* berichtete aus einer bundesweiten Aktenerhebung von 781 Patienten einen Anteil von 3,9% Patienten, die während der Unterbringung erneut straffällig wurden (37 von 39 Delikten während Lockerungen, darunter 2 Tötungsdelikte, 11 gewaltsame Sexualdelikte, 3 Brandstiftungen und 2 gewaltsame Eigentumsdelikte).
In einer neueren Studie von *Mahler et al. (2000)* wurde eine Rückfallrate bei Lockerungen von 0,008% ermittelt. Im Beobachtungszeitraum wurden 99.515 Lockerungen angewandt. Es wurden zwischen 1992 und 1996 190 Entweichungen festgestellt, es kam zu 22 neuen Delikten, darunter zu keinem Tötungsdelikt, zwei Gewaltdelikten, vier Sexualdelikten, zehn Eigentumsdelikten und drei Brandstiftungen. Über den Beobachtungszeitraum hinweg fand sich eine abnehmende Tendenz der Entweichungen, aber eine tendenzielle Zunahme der Entweichungen mit Rückfalltaten. In der Gruppe der entwichenen Patienten zeigten sich überproportional viele mit der Diagnose einer Persönlichkeitsstörung. Aus den Akten wurden Hinweise auf weitere Auffälligkeiten während der Entweichungen berichtet, überwiegend Alkoholkonsum, auch Abusus anderer psychotroper Substanzen und ein Suizidversuch. Eine Analyse des Lockerungsstatus zeigte, dass sich die meisten Entweichungen aus dem unbegleiteten Einzelausgang heraus ereigneten (83, fünf Delikte, zwei gravierend), gefolgt von Entweichungen in der Beurlaubung (38, sechs Delikte, zwei gravierend), aus dem begleiteten Einzelausgang (23, sieben Delikte, eines gravierend) und dem Gruppenausgang (19, zwei Delikte). Mehr als die Hälfte der Entweichungen endete im Verlauf von ein bis drei Tagen, und ebenfalls die Hälfte wurde durch eine freiwillige Rückkehr beendet.
Fraglich scheint nach wie vor die prognostische Relevanz des Verhaltens in der Maßregel für das Verhalten nach Entlassung (*Steinböck,1997*). *Quinsey*

& Maguire (1986) konnten keinen Zusammenhang zwischen Tätlichkeiten in einer Hochsicherheitsklinik und späterem gewalttätigen Verhalten finden. Dieser Befund kontrastiert mit den Ergebnissen aus einer Haftanstalt (*Moore 1999*, siehe auch Kapitel 5.2.3). Hier zeichnet sich ein weiterer Untersuchungsbedarf ab.

8.2.3.3 Risikoeinschätzung

Während es zur Rückfallprognose im Fall einer Entlassung aus dem Maßregelvollzug eine Reihe von gut untersuchten Prädiktoren und etablierte Prognoseinstrumente gibt (siehe Kap. 6), fehlen derartige Instrumente für Lockerungsprognosen.
Der überwiegende Teil der Veröffentlichungen zur Lockerungsprognose befasst sich mit der Analyse von Einzelfällen, mit der Zusammenschau von Expertenmeinungen und mit Empfehlungen, die Fachleute aufgrund individueller Überzeugungen an Entscheidungsträger weitergaben (*Schüler-Springorum et al.,1996; Welzel,1990*). Interessante und zugleich irritierende Ergebnisse erbrachte eine klinische Studie von Pollähne (*Pollähne,1994*), welche die diesbezügliche Situation im Maßregelvollzug zwischen 1987 und 1990 beleuchtete: In einem Vergleich zwischen angenommenen klinischen Argumenten, die für oder gegen Lockerungen sprachen, und den tatsächlichen vorliegenden Korrelationen zu Zwischenfällen zeigten sich erhebliche Unterschiede und mitunter sogar konträre Verhältnisse (siehe Kapitel 7.3)
Wenig empirische Daten liegen bislang zu Standarisierung oder Qualitätssicherung von Lockerungsprognosen (*Quinsey,2002*) vor. Die spärliche Datenlage ist nicht nur angesichts der Relevanz von Zwischenfällen für den Alltag im Maßregelvollzug erstaunlich, da dort eine Vielzahl von Lockerungsentscheidungen zu treffen sind (s.o.) und ernsthafte Zwischenfälle zu gravierenden Rückschlägen führen, sondern auch weil Lockerungsprognosen und Bewährung bei Lockerungen wichtige Bausteine für die Prognoseentscheidung zur Entlassung aus dem Straf- und Maßregelvollzug sind (siehe Kap. 7.3.1)
Aufgrund des derzeit bestehenden Defizits an empirischen Daten wurde von den Autoren zunächst versucht, das bestehende Expertenwissen zu sammeln, abzubilden und zu untersuchen.
Hierzu wurde eine Expertenbefragung durchgeführt. Fragebögen wurden an alle vierzehn forensischen Institutionen in Bayern gesandt (*Stübner et al.,2003*). Es wurde gefragt nach Kriterien, die in der Entscheidung von

Maßregelvollzugslockerungen relevant erscheinen und im klinischen Setting der jeweiligen Institution Anwendung finden. Hierbei wurde unterschieden nach diesbezüglich allgemein als relevant zu betrachtenden Kriterien und nach speziellen Faktoren, die bei den einzelnen markanten Lockerungsstufen als besonders bedeutsam angesehen werden.
Die Antworten zeigten große Unterschiede zwischen den einzelnen Institutionen, zumeist schien kein intern definierter Merkmalskatalog vorzuliegen. Insgesamt lagen 923 Antworten vor, wovon 438 (entsprechend 47,5%) Risikofaktoren betrafen und 485 (entsprechend 52,5%) Argumente, die eher für eine Gewährung von Lockerungen sprechen würden. 193 Antworten betrafen allgemeine Aspekte, 139 die Lockerungsstufe I (Ausgang in Begleitung von Personal [Ausführung gemäß § 11 StVollzG9]), 180 Stufe II (Ausgang in Begleitung von Angehörigen), 176 Stufe III (Unbegleiteter Ausgang) und 235 Stufe IV (Beurlaubungen).
82,1% aller Antworten bezogen sich auf den Patienten (bei den Risikovariablen waren es 87,3%, bei den protektiven Variablen 77,5%), 9,4% auf seine Beziehung zum therapeutischen Team, 8,1% auf das soziale Umfeld, d.h. die Angehörigen oder den sozialen Empfangsraum und 0,3% betrafen unterschiedliche andere Personen, zumeist des juristischen Systems.
64,9% aller Antworten bezogen sich auf stabile dynamische Faktoren, lediglich 7,3% auf statische Faktoren. Antworten, die sich auf akute dynamische Faktoren bezogen, fanden sich lediglich in 5,2% und auf zukünftige Aspekte in 6,7% (siehe auch Tabelle 8-9). Die Zukunft betreffende Aspekte gewannen naturgemäß in den späteren Phasen der Lockerungen an Bedeutung.

Tabelle 8-9: Verteilung der angegebenen Parameter hinsichtlich ihrer zeitlichen Zuordnung und Einteilung in statische oder dynamische Variablen

Zeitliche Zuordnung	**Generelle Faktoren [%]**	**Markante Lockerungsstufen [%]**			
		I	II	III	IV
historisch	19,7	1,8	1,9	1,5	0,5
dynamisch fixiert	66,3	69,0	51,6	77,4	58,8
dynamisch akut	4,7	8,0	3,2	5,8	4,8
zukunftsbezogen	6,2	8,8	5,2	9,5	10,2
nicht zuzuordnen	3,1	12,4	38,1	5,8	25,7

Viele Variablen wurden in einem doppelten Kontext gebraucht: Ihre Anwesenheit wurde als Risikofaktor gewertet, die Abwesenheit als prognostisch günstiger Faktor (z.B: aggressives Verhalten).
Die Angaben wurden auch nach den inhaltlichen Themengebieten ausgewertet. Die meisten Antworten bezogen sich auf die Erkrankung (n=269). Bei den genannten Faktoren handelte es sich hauptsächlich um klinische Auffälligkeiten: Aggression, Impulsivität, akute Psychose, Dissozialität, Craving, Substanzmissbrauch, akute Krise, Gespanntheit, Hospitalisierung, Beeinflussbarkeit, Dekompensation, Deviation, kognitive Störung, Narzissmus oder Besserung der Symptomatik. Merkmale wie realitätsgerechte Selbsteinschätzung und Introspektionsfähigkeit wurden als günstige Faktoren angesehen. Soziale Kompetenzen wurden häufig (n=238), zumeist als protektive Faktoren hervorgehoben, besonders: Kooperation (Zuverlässigkeit, Beachten von Regeln, Verhalten, Ehrlichkeit), Art der Beziehungen (zu den Angehörigen, zu Mitpatienten oder Teammitgliedern), Copingmechanismen (Fähigkeit zur Problem- und Konfliktlösung) und Übernahme von Verantwortung. Vorhergehender Lockerungsmissbrauch oder Regelverstöße wurden als Risikofaktoren aufgezählt.
42 Antworten betrafen die Delinquenz des Patienten, die zumeist als Risikofaktor genannt wurde. Anamnestische Variablen bezüglich des "modus operandi" beim Delikt, die Häufigkeit der Delikte, ein früher Beginn der kriminellen Karriere, Gewalt und eine Progredienz gewalttätigen Verhaltens wurden als Risikofaktoren aufgelistet, aber auch die aktuelle Delinquenz und die Gelegenheit zu weiterer Deliktbegehung. Sanktionen wie eine drohende Haftstrafe oder Abschiebung wurden ebenfalls als Risikofaktoren genannt (22 Antworten).
Charakteristische Eigenschaften des therapeutischen Prozesses (121 Antworten), besonders die Stabilität und das Vertrauen in die therapeutische Beziehung wurden als bedeutende protektive Faktoren angesehen, ebenso wie die individuellen Bemühungen des Patienten (Erarbeitung von Zielen, Motivation, Teilnahme, Auseinandersetzung mit der Delinquenz, Initiative). Häufiges Beschweren wurde als Risikofaktor genannt.
54 Antworten bezogen sich auf die Angehörigen (wie Krankheiten der nahen Angehörigen - insbesondere Suchterkrankungen, Delinquenz, mangelnde Information, mangelnde soziale Kompetenzen und die Einbeziehung der Angehörigen in den therapeutischen Prozess) und 42 auf den sozialen Empfangsraum (Arbeit, Gelegenheit zu Delinquenz oder Suchtrückfall, Therapie, Kontrolle, Kooperation).
Dieser ersten Sammlung kann noch keine Checkliste von Risiko- und protektiven Faktoren für Lockerungen entnommen werden. Es kann jedoch

festgestellt werden, dass die Annahme von protektiven oder Risikofaktoren unter den einzelnen Institutionen erheblich variierte und lediglich wenige Krankenhäuser auf eine Liste von Parametern zurückgreifen konnten, die vor den Entscheidungen über die einzelnen Lockerungsschritte durchgegangen und kontrolliert werden sollten. Auffällig ist das Fehlen bestimmter Lockerungshindernisse. Sie sind möglicherweise als zu selbstverständlich oder zu simpel erachtet worden, als dass sie von allen teilnehmenden Institutionen im Fragebogen explizit vermerkt worden wären (z.B. „Personalmangel" oder „akute psychotische Symptome").
Obwohl die von den einzelnen Institutionen angegebenen Risikofaktoren, Lockerungskriterien und Lockerungshindernisse sehr stark variierten und eine große Heterogenität aufwiesen, konnten doch einige Tendenzen aus der Untersuchung abgeleitet werden:

1. Statische Risikofaktoren, die bei Langzeitprognosen die größte Bedeutung haben, werden bei Kurzzeitprognosen, die für die Entscheidungen von Lockerungsmaßnahmen während der Rehabilitationsphase psychisch kranker Rechtsbrecher erforderlich sind, als weniger wichtig betrachtet.
2. Dynamischen Faktoren, insbesondere psychopathologischen Symptomen, sozialer Kompetenz und Beziehungen zu den Behandlern oder der Institution wird eine dominante Rolle in diesem Kontext zugemessen.
3. In der letzten Phase des Rehabilitationsprozesses, wenn längere Ausgänge oder Beurlaubungen mit Übernachtungen in Erwägung gezogen werden, werden Aspekte des sozialen Netzwerkes - der soziale Empfangsraum - immer wichtiger.
4. Ein Problem stellt die Operationalisierung und Messbarkeit der Prädiktoren dar. Hier bedarf es einer weiteren Klärung. Auffällig ist auch, dass sich die von anderen Arbeitsgruppen vorgelegten Listen von Risikofaktoren (siehe Kapitel 6.6, 7.3) nur begrenzt mit den von den Klinikern genannten Parametern deckt.

Eine Reihe von Fragen bleibt bislang offen. Für die Prognoseforschung erscheinen vor allem folgende Punkte klärungsbedürftig:

- Bis zu welchem Ausmaß sind intramurale Zwischenfälle Prädiktoren extramuralen Geschehens?
- Stellen leichte Zwischenfälle Prädiktoren schwerer Zwischenfälle dar?

Die Fokussierung der bisherigen Forschung auf gewalttätige Zwischenfälle erscheint verständlich, wirft aber die Frage auf, ob nicht andere bedeutsa-

me Aspekte aus der Zwischenfallsanalyse dabei übersehen werden könnten und dadurch beim Prozess von Risikoeinschätzung und Risikomanagement vernachlässigt werden (siehe Kap. 9) (*Huss & Zeiss,2004*).
Unter dem Aspekt eines effektiven Risikomanagements, welches sich nicht auf den Bereich stationärer Behandlung beschränken kann, bedarf es einer Einhaltung gewisser Standards bei der Risikoeinschätzung, so dass die wirklich relevanten Informationen weitergegeben werden, wenn Entscheidungen über Patienten gefällt werden, welche die Sicherheit anderer und die Freiheit der Patienten betreffen und wenn sich die Patienten in einem Netzwerk von stationären und ambulanten, psychiatrischen und juristischen Versorgungs- und Sicherungseinrichtungen bewegen oder bewegen müssen. Es erscheint vordringlich, empirisch abgesicherte, reliable und valide Instrumente zu schaffen, mit denen auch die dynamischen und klinischen Risikofaktoren adäquat erfasst und ihre Bedeutung im Einzelfall erörtert werden kann.
Unter Wahrung von Transparenz und dem Anstreben erreichbarer und kontrollierbarer Ziele könnte sich auch die Zuverlässigkeit der Behandlung und die Sicherheit prognostischer Entscheidungen im kurz- und mittelfristigen Bereich verbessern lassen. Die Möglichkeiten, Zwischenfälle vorherzusagen und zu verhindern, könnten nicht allein die Sicherheit innerhalb und um die forensischen Institutionen verbessern, sondern auch Behandlung und Rehabilitation auf eine empirische Rationale stellen und sie effektiver gestalten.

8.3 Rückfälligkeit bei Sexualstraftätern

Hollweg Matthias und Nedopil Norbert

In der öffentlichen Diskussion werden Sexualstraftäter weitgehend einheitlich und kaum differenziert gesehen. Tatsächlich handelt es sich aber um eine sehr heterogene Gruppe von Delinquenten, die sich aus Teilgruppen mit ausgeprägtem bis geringem Störungsgrad, hohem bis niedrigem Rückfallrisiko sowie guter bis schlechter Behandelbarkeit auszeichnen. Es gibt bei den Sexualdelinquenten erhebliche Unterschiede hinsichtlich Phänomenologie, Ätiologie und der Art und dem Ausmaß begleitender psychopathologischer Auffälligkeiten (z.B. *Saleh et al., 2004*). Diese Unterschiede zeigen sich auch in den Ergebnissen wissenschaftlicher Untersuchungen zur Rückfallrate behandelter wie unbehandelter Sexualstraftäter.

8.3.1 Neuere Daten

Die umfangreichste Metaanalyse zum weiteren Werdegang von Sexualstraftätern nach Haftentlassung wurde von *Hanson et al.* (1998) veröffentlicht. Die Autoren analysierten 61 im Zeitraum von 1993 bis 1995 publizierte Studien aus sechs verschiedenen Ländern, die sich auf 28.972 Sexualstraftäter bezogen. Die Nachbeobachtungszeit betrug im Durchschnitt vier bis fünf Jahre nach Entlassung. Insgesamt wurde eine Rückfallrate von 13,4% für erneute Sexualdelinquenz ermittelt. Bei sexuellem Missbrauch wurden 12,7% von 7.155 Tätern, bei Vergewaltigung 18,9% von 1.839 Tätern einschlägig rückfällig. 22,1% der Vergewaltiger, aber nur 9,9% der Täter, die einen Kindesmissbrauch begangen hatten, wurden mit anderen (nicht sexuellen) Gewalttaten rückfällig. Vergleichbare Unterschiede bei den Rückfallraten zwischen Vergewaltigern und Kindsmissbrauchern sind den Veröffentlichungen von *Elz (2001 und 2002)* zu entnehmen. Die Rückfallrate betrug unter 77 Tätern mit sexuellen Missbrauchsdelikten 31% für einschlägige Delikte und 22% für sonstige Straftaten. Bei einer Gruppe von 181 Tätern mit sexuellen Gewaltdelikten fanden sich demgegenüber 19,3% Täter mit einschlägigen Rückfällen und 49,2% mit anderen nicht-sexuellen Rückfalldelikten *(Elz, 2002, S. 217)*. Hinsichtlich der Vorstrafenbelastung für (auch) einschlägige Delikte unterschieden sich die Tätergruppen dagegen nicht wesentlich. Sie betrug unter 87 Tätern mit sexuellen Missbrauchsdelikten 17% und unter 201 Tätern mit sexuellen Gewaltdelikten 18,9%. Allerdings war die Vorstrafenbelastung der sexuellen Gewalttäter für sonstige nicht-sexuelle Delikte mit 52,2% deutlich höher als bei den Missbrauchstätern mit 40%.

Ein methodisches Problem vieler Untersuchungen, die auch in die Metaanalysen Eingang fanden, sind die unzureichend langen Beobachtungszeiträume. Deshalb lässt sich das tatsächliche Rückfallrisiko nur begrenzt einschätzen. Führt man nämlich Langzeituntersuchungen durch, erkennt man, dass Sexualstraftäter auch noch nach sehr langer Zeit rückfällig werden können. Wenn lange Beobachtungszeiträume von bis zu 25 Jahren erfasst wurden, zeigte es sich, dass einzelne Vergewaltiger und Täter, die Kinder sexuell missbrauchten, nach bis zu 15 oder 20 Jahren rückfällig wurden (*Beier, 1995; Prentky et al.,1997*). Ein weiterer möglicher Grund für die häufige Unterschätzung der Rückfälle in dieser Tätergruppe ist das Dunkelfeld (*Beier,1995; Hanson et al.,2003*). Bereits in einer früheren Metaanalyse über behandelte Sexualstraftäter waren *Hanson et al. (2000)* zu dem Ergebnis gekommen, dass sich etwa die Hälfte aller beobachteten einschlägigen Rückfälle in den ersten sieben Jahren ereignete. Die zweite Hälfte verteilte

sich in etwa gleichförmig auf den anschließenden Zeitraum bis hin zu 24 Jahre nach der Entlassung.
Von *Hanson et al. (2000)* wurde auch berichtet, dass wahrscheinlich das Alter der Täter bei Entlassung aus der Unterbringung einer der wichtigsten Risikofaktoren für erneute Sexualstraftaten ist (siehe Tabelle 6-24). Diese Einschätzung wurde in einer Studie von *Barbaree et al. (2003)* mit 468 aus der Haft entlassenen Sexualstraftätern bestätigt. Die Autoren kamen zu dem Ergebnis, dass die Häufigkeit von einschlägiger Rückfalldelinquenz von Sexualstraftätern linear mit zunehmendem Alter bei der Entlassung absinkt. Dem Risikofaktor „junges Alter" bzw. dem protektiven Faktor „hohes Alter" wurde dementsprechend im Static 2002 (siehe Kapitel 6.15) ein besonderes Gewicht gegeben. In der bereits zitierten Metaanalyse von *Hanson et al. (1998)* geht der Einfluss des Alters auf die Rückfallwahrscheinlichkeit nicht in dieser Form hervor. Ein Ziel dieser Analyse war es, Prädiktoren für einen Rückfall zu identifizieren. Die Autoren ermittelten Korrelationen der untersuchten Tat- und Tätermerkmale mit einem erneuten Sexualdelikt nach Entlassung. Dies ist in der Tabelle 8-10 dargestellt.
Die in den letzten Jahren entwickelten Prognoseinstrumente, die bei Sexualstraftätern angewandt werden können, sind in Kapitel 6 dargestellt. In den letzten Jahren wurden einige Arbeiten veröffentlicht, in denen die Treffsi-

Tabelle 8-10: Korrelationen von Merkmalen mit Rückfalldelinquenz in der Studie von Hanson et al. (1998)

Merkmal	**r-Wert**
Sexuelles Interesse an Kindern (phallometrisch)	.32
Erhebliche psychiatrische Störung	.25
Deviante Sexualpräferenz allgemein	.22
Einschlägige Vordelikte	.19
Abbruch einer Therapie im Vollzug	.17
Negative Mutterbeziehung	.16
Fremdes Opfer	.15
Antisoziale Persönlichkeit	.14
Niedriges Alter	.13
Vorausgehende Delikte allgemein	.13
Früh auftretende Sexualdelinquenz	.12
Single, ledig	.11
Männliches Opfer	.11

cherheit dieser Instrumente verglichen wurde, ohne dass bislang eine klare Überlegenheit eines Instrumentes erkennbar wurde.

8.3.2 Eigene Untersuchungen

In einer eigenen Untersuchung *(Stadtland et al., 2004)* wurden Daten von 134 männlichen Sexualstraftätern eingeschlossen. 46 von ihnen wurden in der Abteilung für Forensische Psychiatrie der Psychiatrischen Universitätsklinik München in den Jahren 1975 – 1995 zur Frage der Schuldfähigkeit untersucht. Keiner dieser Täter wurde später in forensisch-psychiatrischen Krankenhäusern behandelt. Allerdings könnten einige Personen später Therapieprogramme für Sexualstraftäter in Haftanstalten erhalten haben. Weiterhin wurden 73 Sexualstraftäter eingeschlossen, die zwischen 1972 und 1995 eine spezielle Sozialtherapie für Sexualstraftäter in einer Haftanstalt erhalten hatten. Weitere 15 Sexualstraftäter hatten die oben beschriebene Therapie aus unterschiedlichen Gründen nicht beendet.
Bei keinem Täter der Gesamtstichprobe bestand eine schwere psychiatrische Erkrankung (DSM-IV Achse-I-Störung). Es wurden ausschließlich Täter ausgewählt, die im Sinne der §§ 20/21 StGB entweder als voll schuldfähig eingeschätzt wurden oder bei denen allenfalls eine Verminderung der Schuldfähigkeit nicht auszuschließen war. Wegen einer psychischen Störung schuldunfähige oder definitiv vermindert schuldfähige Täter wurden ausgeschlossen. Ein weiteres Einschlusskriterium war, dass die Täter bis zum Jahr 2000 aus einer Haftanstalt entlassen oder dass sie nach der Begutachtung nicht inhaftiert waren. Ausgeschlossen wurden die im Beobachtungszeitraum verstorbenen oder in ihre Heimatländer abgeschobenen Sexualstraftäter. Der Großteil der Sexualstraftäter waren Deutsche (94,2%). Die untersuchten Täter waren zum Zeitpunkt ihrer Straftat im Durchschnitt 30,7 (*SD* 9,3) Jahre alt. Fast die Hälfte war zum Zeitpunkt der Straftat unverheiratet. Von allen Probanden wurden nach einem entsprechenden datenschutzrechtlichen Genehmigungsverfahren Ende des Jahres 2002 die jeweiligen Bundeszentralregisterauszüge (BZR) angefordert und in Bezug auf Art, Anzahl und Zeitpunkt von Rückfällen ausgewertet.

Die Rückfälle wurden wie folgt unterteilt:

1. Nicht gewalttätige und nicht sexuell motivierte Delikte
2. Gewalttätige, nicht sexuell motivierte Delikte
3. Nicht gewalttätige Sexualdelikte (Pornographie, Exhibitionismus, Voyeurismus etc.)

4. Gewalttätige Sexualdelikte (gewalttätige Sexualhandlungen mit zumindest Berührung des Opfers gegen dessen Willen und schwerere Straftaten)

Bei der Gutachtengruppe und den Tätern, die in der sozialtherapeutischen Abteilung behandelt wurden, wurden folgende Prognoseinstrumente angewandt: PCL-R, HCR-20, SVR-20 und Static-99. Bei den Therapieabbrechern konnten nur die Daten erfasst werden, die im Static-99 enthalten sind. Um die Treffsicherheit der Prognoseinstrumente zu ermitteln, wurden Receiver Operated Characteristicts (ROC-Analysen, siehe Kapitel 4.2.3) durchgeführt. Die zeitliche Dimension der Rückfälle wurde vergleichend mit Überlebensfunktionen nach Kaplan-Meier berechnet (siehe Kapitel 4.2.4).
Der durchschnittliche Beobachtungszeitraum betrug 108 Monate (1 - 340 Monate). Einzelne Sexualstraftäter wurden fast 30 Jahre lang nachbeobachtet. Durch das weit zurückreichende retrospektive Untersuchungsdesign wurden auch die Sexualstraftäter mit ungünstigen Legalprognosen erfasst. Nur so konnten auch die Täter, die hohe Scores auf den Untersuchungsskalen erhielten, in Freiheit nachbeobachtet werden.
42,5% der Täter wurden im Beobachtungszeitraum nicht rückfällig. 15,7% begingen nicht-gewalttätige und nicht-sexuelle und 5,2 % nicht-sexuelle, aber gewalttätige Rückfälle. 9% begingen erneute, aber nicht-gewalttätige Sexualstraftaten und 27,6% begingen erneute gewalttätige Sexualstraftaten.
Die prädiktive Validität der vier untersuchten Instrumente zur Vorhersage gewalttätiger Rückfälle (sexuell und nicht-sexuell motiviert) ist in der Tabelle 8-11 dargestellt.
Der Static-99 war mit der größten prädiktiven Validität *(AUC .710 ohne bzw. .721 mit Therapieabbrechern)* in der Lage, die nicht-sexuellen und sexuellen Gewalttaten vorherzusagen. Die Vorhersagekraft der historischen Variablen des HCR-20 *(AUC .683)* und des SVR-20 Teil A *(AUC .679)* war etwas geringer, aber genauso wie der SVR-20 Summenscore *(AUC .682)* eben noch zufrieden stellend. Gerade noch ausreichend war die prädiktive Validität der PCL-R *(AUC . 639)*, wogegen die klinischen *(AUC .577)* und die Zukunftsvariablen *(AUC .477)* des HCR-20 keinerlei prädiktive Validität zeigten und die Treffsicherheit des HCR-20 Gesamtwertes *(AUC .646)* gegenüber seiner Untergruppe der historischen Variablen aus diesem Instrument deutlich niedriger lag.
Für den zeitlichen Verlauf der Rückfälle wurden die Überlebensfunktionen nach Kaplan-Meier berechnet.

Tabelle 8-11: Prädiktive Validität der vier untersuchten Instrumente und der einzelnen Erhebungsteile in diesen Instrumenten zur Vorhersage gewalttätiger Rückfälle (sexuell und nicht-sexuell motivierte Rückfälle)

		AUC	SD	95%-Konfidenzintervall
HCR-20[1]	Historische Variablen (H1 - H 10)	.683**	.049	.586 - .780
	Klinische Variablen (C1 - C5)	.577	.055	.470 - .684
	Risiko-Variablen (R1 - R5)	.477	.057	.366 - .588
	HCR-20 Summe (Variablen 1 - 20)	.646**	.051	.545 - .746
SVR-20[1]	Teil A	.679**	.051	.580 - .779
	Teil B	.588	.054	.481 - .695
	Teil C	.536	.053	.431 - .640
	SVR-20 Summe (Variablen 1 - 20)	.682**	.050	.584 - .780
Static-99[1]	Static-99 Summe	.721***	.050	.624 - .818
Static-99[2]	Static-99 Summe	.710***	.045	.621 - .799
PCL-R[1]	PCL-R Summe	.639**	.051	.539 - .740

AUC = Area under the curve - Fläche unter der Kurve; SD = Standardabweichung
* $p < .05$. ** $p < .01$. *** $p < .001$
1 = Ohne Therapieversager; 2 = Einschließlich Therapieversager

Die Kaplan-Meier-Überlebensanalysen für den Static-99 und den SVR-20 zeigten, dass Täter mit über dem Durchschnitt liegenden Werten nicht nur häufiger, sondern auch früher rückfällig werden. Generell ist dabei das Rückfallrisiko unmittelbar nach Beginn der „Time at Risk" d.h. nach Haftentlassung oder - falls keine Freiheitsstrafe verhängt wurde - Begutachtung am größten, um dann erst nach etwa 12 Jahren deutlich abzunehmen.
Bei den beiden hier diskutierten Instrumenten (Static-99 und SVR-20) wurde der von uns gefundene jeweilige Mittelwert als Schwellenwert festgelegt.
Euphemistisch formuliert konnten durch dieses Vorgehen mit dem Static-99 immerhin 46% der gewalttätigen Rückfälle richtig vorausgesagt werden (*„Richtig Positive"*). Diese Trefferquote von fast der Hälfte wurde von keinem anderen Instrument übertroffen. Mehr als die Hälfte (54%) der Täter mit einem Score über dem Schwellenwert wurde *nicht* mit neuen Gewalttaten rückfällig (*„Falsch Positive"*). Sollte man dieses Instrument anwenden, um Entlassungsentscheidungen zu begründen, würden diese Menschen fälschlicherweise im Freiheitsentzug bleiben.

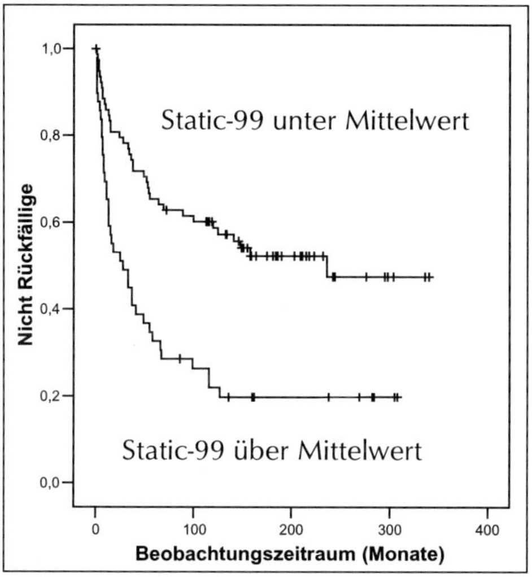

*Abb. 8-8: Kaplan-Meier-Überlebensanalyse mit Hilfe des Static-99**
Die Unterschiede waren statistisch hoch signifikant (Log Rank .0000; Breslow .0000).

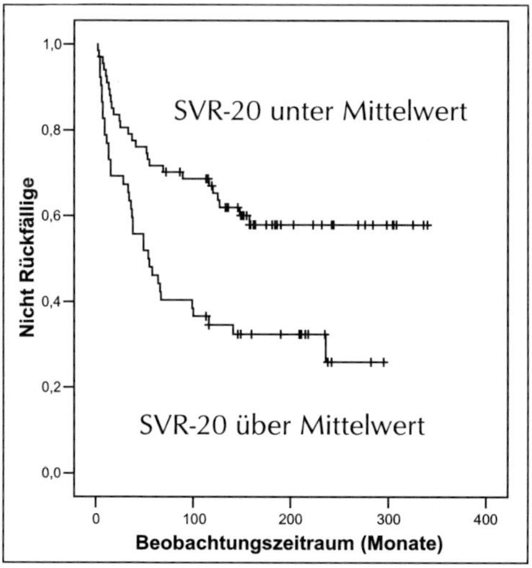

*Abb. 8-9: Kaplan-Meier-Überlebensanalyse mit Hilfe des SVR-20**
Die Unterschiede waren statistisch hoch signifikant (Log Rank .0009; Breslow .0011).

Bei der Verwendung des SVR-20 führte das gleiche Vorgehen zu noch bedenklicheren Ergebnissen. Nur noch 38,5% der über dem Mittelwert liegenden Probanden wurden durch den Test als *„Richtig Positiv"* identifiziert, d.h. sie wurden tatsächlich erneut gewalttätig. Fast zwei Drittel (61,5%) derjenigen mit einem solchen Ergebnis mussten als *„Falsch Positiv"* eingestuft werden, weil sie nicht mehr mit einem Gewaltdelikt oder einem gewalttätigen Sexualdelikt rückfällig wurden.
Auch durch eine Verschiebung der Schwellenwerte wird der Prozentsatz der *„Falsch Positiven"* nur unwesentlich verändert. Wird die Schwelle zu stark nach oben verlagert, werden in absoluten Zahlen weniger Täter, die rückfällig werden, identifiziert. Die Anzahl potentieller Opfer würde sich dadurch erhöhen und das Dilemma nicht geringer werden.

8.3.3 Forschungsbedarf

Unabhängig von dem Anspruch, die Wirksamkeit von Sexualstraftäterbehandlungen zu evaluieren, kommt den Prädiktorenuntersuchungen eine wesentliche Rolle für die Begleitforschung von Behandlung zu. Dabei geht es vor allem darum, Merkmale der Behandelten und der Behandlung, die auf ein günstiges Ansprechen oder auf eine Nonresponse (d.h. Rückfall trotz Behandlung) hindeuten, zu identifizieren. Zentral kann die folgende Frage formuliert werden: Welche Sexualstraftäter können unter welchen Bedingungen der Behandlung von ihr so profitieren, dass sie aufgrund der Therapie nicht mehr rückfällig werden? Bei Prädiktorenuntersuchungen kann es darum gehen, Rückfallgefahren besser zu erkennen, Chancen für Therapieerfolg oder Therapieresistenz vorab abschätzen zu können, nützliche oder schädliche Bestandteile für die Therapie zu identifizieren, optimale Umgebungsbedingungen, Dauer und Zeitpunkt von Behandlungen zu erkennen. Ergebnisse von Prädiktorenuntersuchungen können zudem bei der Entscheidung helfen, welche Gefangenen welcher Therapieformen bzw. -bestandteile bedürfen oder nicht.
Die psychiatrische Forschung über Sexualstraftäter konzentriert sich bisher auf zwei Bereiche.
Zum einen geht es um die Identifizierung von prognoserelevanten Faktoren. Als Beispiel hierzu sei die bereits oben erwähnte Studie von *Hanson & Bussiere (1998)* genannt. Ergebnisse dieser Studien wirkten sich maßgeblich auf die Prognoseinstrumente aus, die in der praktischen Anwendung eine wertvolle Ergänzung für klinisch-gutachterliche Einschätzungen von Gefährlichkeit sind. In einer Übersicht über die derzeitige Prognoseforschung bei

Sexualstraftätern kam *Schneider (2002)* zu der Auffassung, dass bei der Rückfallprognose nach Behandlung die folgenden vier Faktoren besonders schwer wiegen würden:

- prosoziale Beeinflussung dynamischer Rückfallkriterien
- Verantwortungsübernahme und aktive Beteiligung des Sexualstraftäters an seiner Behandlung
- Behandlungsverweigerung oder -abbruch
- Kooperation mit der formellen und informellen Kontrolle.

Zum anderen liegt ein Forschungsschwerpunkt in der vergleichenden Evaluation von Sexualstraftäterbehandlungen. Er findet seinen Niederschlag in einer Fülle von Einzelstudien und auch umfangreicheren Metaanalysen, die vornehmlich in den letzten 15 Jahren intensiviert durchgeführt wurden. Ein Manko besteht allerdings in der Verbindung dieser Forschungsschwerpunkte, nämlich in der Untersuchung prognostisch relevanter Kriterien zur Voraussage von Behandlungserfolgen bzw. -misserfolgen. Bei einer Vielzahl von Studien wurden zwar neben den ermittelten Rückfallraten nach Behandlung auch korrelierende Merkmale bei den Sexualstraftätern beschrieben. Es bleibt aber zumeist offen, welche prädiktive Bedeutung solche Faktoren für die Behandlung gehabt hätten. Es wäre denkbar, dass sie das Ansprechen auf bestimmte Behandlungsbestandteile oder aber auf Behandlung insgesamt vorhersagen könnten, es wäre aber auch möglich, dass Merkmale trotz rechnerischer Korrelation als Prädiktoren für Behandlungserfolge letztlich unbrauchbar sind.
Maletzky et al. (2002) verfolgten aus einer Gesamtgruppe von 7.275 mit kognitiver Verhaltenstherapie behandelten Sexualstraftätern 62% über einen Zeitraum von fünf Jahren nach der Entlassung nach. Die Autoren fanden, dass Täter mit sexuellem Missbrauch von Kindern und Exhibitionisten relativ gut, Vergewaltiger sowie eine Untergruppe von Pädophilen dagegen relativ schlecht ansprachen. Ungünstiger Prädiktor für einen einschlägigen Rückfall war dabei ein vorzeitiger Abbruch der Therapie.
Es erscheint allerdings zweifelhaft, ob solche Einzelergebnisse verallgemeinert werden können. Studienergebnisse zeigen oftmals ein unterschiedliches Bild. Dies hängt möglicherweise auch damit zusammen, dass die Studienmethodik, die gewählten Stichproben und die herangezogenen Behandlungsprogramme verschieden sind. *Rice et al. (2003)* wiesen etwa darauf hin, dass die Forschungsdesigns oftmals nicht vergleichbare Index- und Kontrollgruppen verwenden würden. Die Designs seien auch oftmals zu schwach, um die Wirksamkeit von Behandlung beurteilen zu können. Fast immer seien die Ergebnisse durch erhebliche Selektionseffekte verfälscht.

Die Autoren vertraten den Standpunkt, der Effektivitätsnachweis von Sexualstraftäterbehandlung stehe noch aus.
Abschließende Bewertungen dazu, welche Form von Therapie bei welchen Tätern Erfolg versprechend sind und bei welchen nicht, erscheinen nicht möglich. Grundsätzlich muss aus Sicht der Autoren dieses Kapitels darauf hingewiesen werden, dass Untersuchungen, ob "Therapie bei Sexualstraftätern wirkt" oder ob eine Art der Behandlung einer anderen Art überlegen ist, zwar ihre prinzipielle Berechtigung haben und bedeutsame Ergebnisse liefern können, sie beantworten jedoch nicht die Frage, welche Prädiktoren beim einzelnen Täter die Erfolgswahrscheinlichkeit einer - und wenn, welcher - Behandlung vorhersagen. Die Heterogenität von Sexualstraftätern macht sicher Differenzierungen auch in Bezug auf die Therapie- und Kontrollmodalitäten (*Kroeger,1999*) erforderlich, selbst wenn es dem heutigen Wissen entspricht, dass bestimmte Therapiestrategien im Allgemeinen effektiv und andere eher weniger wirksam oder sogar nachteilig für die Rückfallprävention sind *(Müller-Isberner u. Gretenkord 2002)*. Ein Schwerpunkt der weiteren Forschung sollte vor allem darin liegen, Prädiktoren für Behandlungserfolg in breiter angelegten Multicenterstudien zu untersuchen. Die Frage, welche Täter unter welchen Behandlungsbedingungen Aussichten auf Behandlungserfolg haben, ist weiterhin offen und sollte im Zentrum zukünftiger Forschungsplanung stehen.

9. Anwendung der Prognoseverfahren im Einzelfall

Wie schon in Kapitel 4.3 dargestellt, kann die individuelle Risikoeinschätzung nicht direkt aus den Daten abgeleitet werden, welche bei Gruppenuntersuchungen gewonnen wurden. Die aus empirischen Untersuchungen gewonnenen Risikomerkmale, deren Addition oder anderweitige Verrechnung, so wie sie in den verschiedenen Prognoseinstrumenten vorgegeben ist, ermöglicht die Zuordnung des Einzelnen zu einer Gruppe mit einer bestimmten Rückfallrate. Mathematische Zuordnungen zu bestimmten Risikogruppen und deren Rückfallraten sind jedoch nur bei einigen Instrumenten bekannt (LSI, VRAG, STATIC-99). Für die meisten anderen Instrumente kann bislang nur davon ausgegangen werden, dass das Rückfallrisiko umso größer ist, je mehr Risikofaktoren im Einzelfall identifiziert werden. Dennoch ist selbst bei Menschen, die viele Risikofaktoren auf sich vereinen, die Rückfallrate meist niedriger als 50 %, d.h. mehr als die Hälfte der Menschen, die hohe Werte in den Prognoseinstrumenten erreichen, werden nicht rückfällig (siehe Kapitel 8.1). Umgekehrt werden auch Täter, die sich nur durch einige wenige Risikofaktoren auszeichnen, in ca. 10% der Fälle rückfällig. Kriterienorientierte Verfahren zeigen zwar in Gruppenvergleichen ihre Überlegenheit gegenüber intuitiven oder klinischen Verfahren (*Faust & Ziskin,1988*), bei der forensisch-psychiatrischen Tätigkeit ist jedoch die individuelle Betrachtung und idiographische Erfassung Voraussetzung für die Beurteilung. Diese Einschränkung soll die Bedeutung der Kriterienkataloge nicht schmälern, soll aber auch deren Grenzen aufzeigen. Kriterienkataloge können und sollten in vielen Fällen als Basis für die Risikoabschätzung im Einzelfall dienen und auch die individuelle Risikoeinschätzung der wissenschaftlichen Aufarbeitung zugänglich machen (*Nedopil,1988*), es bedarf jedoch in der forensischen Praxis der individuellen Begründung des Gewichtes der einzelnen Risikofaktoren für die prognostische Entscheidung.
Bereits in Kapitel 4.3 wurde auf die verschiedenen Möglichkeiten hingewiesen, wie die allgemeinen Erkenntnisse individualisiert werden können und welche Probleme dabei auftreten.

Die vom Autor favorisierte Methode, um das allgemeine Wissen über Risikovariablen und Rückfallprognosen auf den Einzelfall zu übertragen, ist ein hypothesengeleitetes Vorgehen, das von folgenden Überlegungen ausgeht: Um zu wissenschaftlich begründeten individuellen Risikoabschätzungen zu kommen, bedarf es einer wissenschaftlichen Theoriebildung und der Entwicklung von Hypothesen zur Genese der Delinquenz des zu begutachtenden Patienten (*Pollock,1990; Rubin,1972*).

Wenngleich eine solche Hypothesenbildung manchmal schwierig sein kann, sollte sie in jedem Fall versucht werden, da sie nicht nur die Grundlage für die prognostische Einschätzung bei einem Gutachtenprobanden ist, sondern auch die Indikation für spezifische therapeutische Maßnahmen liefern kann. In einem ersten Schritt bedarf es einer sorgfältigen Analyse der individuell vorhandenen Risikofaktoren. Hierzu können die Prognoseinstrumente und die in ihnen enthaltenen Risikofaktoren eine wertvolle Hilfe darstellen. Insofern sollte heute bei keinem Prognosegutachten auf die Anwendung eines der gängigen und passenden Instrumente zur Risikoeinschätzung verzichtet werden.

Es wurde schon in Kapitel 6 deutlich gemacht, dass keines dieser Instrumente universell anwendbar ist, sondern dass je nach der früheren Delinquenz, ggf. der Störung des Untersuchten und der Frage, was konkret vorhergesagt werden soll, unterschiedliche Instrumente angewendet werden müssen. In den wenigsten Fällen ist allein die Anzahl der festgestellten Risikofaktoren ausschlaggebend, sondern ihre spezifische Relevanz für das Verhalten des Untersuchten. Deshalb dienen die Instrumente sowohl dazu, Risikofaktoren nicht zu übersehen, als auch dazu zu erkennen, welche Risikofaktoren bislang für das delinquente Verhalten des Untersuchten von Bedeutung waren.

Nicht nur für die Anwendung der Prognoseinstrumente, sondern auch für die Entwicklung der Hypothese zur Delinquenzgenese ist es erforderlich, alle zugänglichen Informationsquellen zu nutzen. Neben den Akten, den früheren diagnostischen und prognostischen Überlegungen und den eigenen Angaben des Probanden ist heute auch eine sorgfältige Analyse der bisherigen Taten des Probanden eine wichtige Grundlage für die Hypothesenbildung. Die Analyse einer Tat, wie sie heute von der Polizei mit Hilfe der Operativen Fallanalyse durchgeführt wird, kann Aufschlüsse über die tatspezifischen Motive des Gutachtenprobanden liefern, die der Untersuchte in dieser Form nicht äußert oder u.U. nicht äußern kann. Widersprüchliche Darstellungen und Annahmen müssen geklärt und auf ihre prognostische Relevanz im Einzelfall überprüft werden. Die Operative Fallanalyse und ihre

Ergebnisse werden zwar vielfach überschätzt (*Müller,2004*), ihre Anwendung zur Prognoseerstellung ist auch nicht durch wissenschaftliche Untersuchungen begründet, sie kann aber einen wichtigen Aspekt bei der hypothesengeleiteten Prognoseerstellung hinzufügen, indem durch sie die individuelle Hypothese zur Delinquenzgenese bestätigt, falsifiziert oder modifiziert werden kann. Meist liegt dieser Hypothese nicht nur ein Risikofaktor zugrunde, sondern ein ganzes Bündel von Variablen, und häufig lassen sich mehrere Hypothesen entwickeln. Die Relevanz spezifischer Risikofaktoren kann oft gedanklich und evtl. empirisch durch die Frage geprüft werden, ob eine Ausschaltung des Risikofaktors die bisherige Delinquenz verhindert hätte.

Ein Teil der Risikofaktoren ist sehr allgemein, z.B. Dissozialität oder sexuelle Devianz, ein Teil ist sehr spezifisch, wie eine Zermürbung und Gekränktheit innerhalb einer langjährigen, konflikthaften Beziehung. Je spezifischer die Risikofaktoren gefasst werden können, desto präziser ist die Prüfung möglich, ob diese Risikofaktoren auch in Zukunft für das Handeln des Menschen von Bedeutung sein werden.

„Hypothesengeleitet" bedeutet auch, dass der Prognostiker nicht von vornherein davon ausgeht, dass seine Annahmen zur Delinquenzgenese und zu den ihr zugrunde liegenden Risikofaktoren der Realität entsprechen oder die ganze Realität abbilden. Vielmehr beinhaltet der Begriff auch eine Irrtumsmöglichkeit und die Möglichkeit der Falsifizierung. Verbunden ist damit aber auch die Möglichkeit der Korrektur bzw. der Entwicklung weiterer, realitätsnäherer Hypothesen.

Die Prüfung der Hypothesen muss ohne Gefahr für die Allgemeinheit möglich sein und im Rahmen der Behandlung während des Maßregelvollzugs und auch in sozialtherapeutischen Einrichtungen des Strafvollzugs erfolgen. Im konkreten Einzelfall besteht deshalb zwischen dem methodischen Vorgehen bei der individuellen Rückfallprognose und bei der Erstellung eines Behandlungskonzeptes zwangsläufig eine Reihe von Übereinstimmungen. In beiden Fällen bedarf es der Entwicklung spezifischer Hypothesen zur Delinquenzgenese und der Identifizierung der dieser Hypothese zugrunde liegenden Risikofaktoren. Bei einem rational begründeten Behandlungskonzept kommt es darauf an, behandelbare, das heißt fixierte dynamische Risikofaktoren zu identifizieren und zu prüfen, wie ihr Gewicht durch Therapie reduziert werden kann, und gleichzeitig zu überlegen, ob das Gewicht von statischen Risikofaktoren durch protektive Faktoren ausgeglichen werden kann. Bei der individuellen Prognose ist entscheidend, ob die Risikofaktoren, die der Hypothese zur Delinquenzgenese zugrunde lagen, ihre Bedeutung verloren haben und/oder durch protektive Faktoren ausgeglichen wurden, so dass sie das künftige Handeln nicht mehr nennenswert beeinflussen.

9.1 Zusammenhang zwischen Prognose und Therapie im Einzelfall

Ein auf diesen Überlegungen aufbauendes, schrittweises Konzept könnte bei psychisch gestörten Rechtsbrechern relativ schematisch folgendermaßen ausschauen (Abbildung 9-1):
In einem *ersten Schritt* werden die Defizite des Betroffenen genau analysiert. Aufgrund dieser Analyse wird eine auf den Einzelnen bezogene Arbeitshypothese zur Genese der Defizite bzw. der für die Delinquenz relevanten Störung entwickelt (*zweiter Schritt*: Hypothese zur Delinquenzgenese). Ihre Berechtigung ist im weiteren Verlauf der Therapie zu verifizieren oder zu falsifizieren. In einem *dritten Schritt* werden die für diese Hypothese relevanten behandelbaren Risikofaktoren identifiziert, in einem *vierten Schritt* erreichbare und messbare Behandlungsziele für den einzelnen Probanden definiert. Aufgrund von Hypothesenbildung und Zielsetzung wird in einem *fünften Schritt* eine therapeutische Interventionsstrategie entwickelt, mit deren Hilfe individuell das Gewicht der delinquenzbedingenden Faktoren reduziert und die protektiven Faktoren gestärkt werden können. In einem *sechsten Schritt* wird bereits vor Beginn der Therapie versucht, den Einfluss von Störvariablen und von Hindernissen bei der Erreichung der Ziele zu erfassen, um möglichst früh Lösungsstrategien zu ihrer Bewältigung zu entwickeln. Im Verlauf der Therapie sind von vornherein bestimmte Entscheidungszeitpunkte festgelegt, an denen der bisherige Verlauf im Sinne einer Qualitätskontrolle analysiert wird. Aufgrund dieser Qualitätskontrolle muss entschieden werden, ob die Hypothese zur Delinquenzgenese richtig oder falsch war, ob die Risikofaktoren korrekt identifiziert wurden und ob sich bei richtiger Hypothese das therapeutische Programm bewährt hat, so dass es fortgeschrieben werden kann, oder ob Programmänderungen erforderlich sind (*siebter Schritt*).
Im Laufe der Behandlung können die Hypothesen überprüft, verworfen, ergänzt oder erneuert werden. Bei jedem Entscheidungspunkt ist eine erneute Prognose abzugeben, ob durch den folgenden Therapieabschnitt Fortschritte erzielt und gegebenenfalls (weitere) Lockerungsschritte ohne Gefahr durchgeführt werden können. Lockerungen werden therapeutisch sinnvoll eingesetzt, da sie dazu dienen, die Richtigkeit der Hypothese ohne Risiko für andere zu überprüfen. Die während einer Therapie ohnehin erfor-

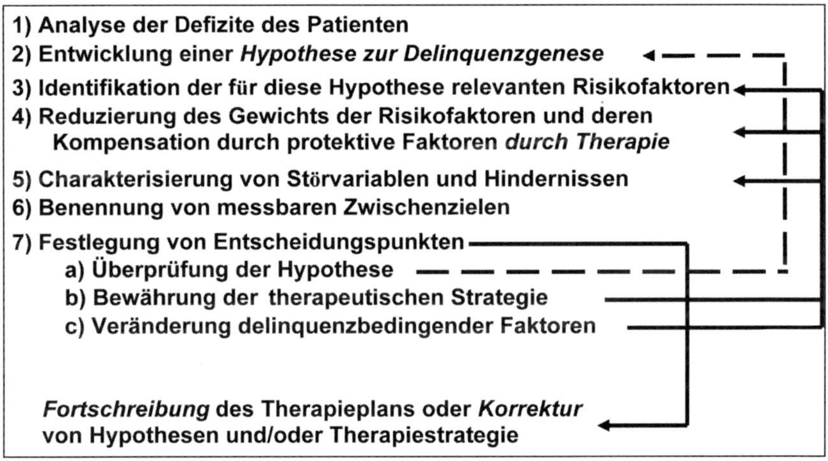
1) Analyse der Defizite des Patienten
2) Entwicklung einer *Hypothese zur Delinquenzgenese*
3) Identifikation der für diese Hypothese relevanten Risikofaktoren
4) Reduzierung des Gewichts der Risikofaktoren und deren Kompensation durch protektive Faktoren *durch Therapie*
5) Charakterisierung von Störvariablen und Hindernissen
6) Benennung von messbaren Zwischenzielen
7) Festlegung von Entscheidungspunkten
a) Überprüfung der Hypothese
b) Bewährung der therapeutischen Strategie
c) Veränderung delinquenzbedingender Faktoren
Fortschreibung des Therapieplans oder *Korrektur* von Hypothesen und/oder Therapiestrategie

Abb. 9-1: Hypothesengeleiteter Interaktionsprozess zwischen Prognose und Therapie (abgeleitet vom Program Development Evaluation, Gottfredson, 1984)

derliche kontinuierliche Risikoeinschätzung und die kurz- und mittelfristige Prognostik werden systematisiert und transparent gemacht.

Die Prognose wird so nicht erst zum Zeitpunkt einer geplanten Entlassung relevant, sondern begleitet "hypothesengeleitet" die Behandlung im Maßregelvollzug, aber auch in sozialtherapeutischen Abteilungen, von Anfang an.

Auch während der Behandlung heißt hypothesengeleitet, dass Entscheidungen nicht auf Gewissheiten und Überzeugungen basieren, sondern dass sich eine ursprünglich plausible Annahme auch als falsch erweisen und dann korrigiert werden kann, ohne dass ein Gesamtkonzept oder die Person, welche die Hypothese aufgestellt und geprüft hat, in Frage gestellt werden muss. Die Überprüfung kann jeweils in dem Rahmen durchgeführt werden, der noch keine Gefährdung anderer oder des Betroffenen selbst nach sich ziehen kann. Vollzugslockerungen können gezielt der Hypothesenprüfung dienen, die Risikoeinschätzung bei der Entlassung wird zum Ergebnis mehrfach geprüfter und modifizierter Hypothesen.

Die Risikoeinschätzung zur Entlassung kann dann dezidiert überprüfen, ob die Risikofaktoren, die der früheren Delinquenz zu Grunde lagen, durch die Behandlung an Gewicht verloren haben und ob und in welchem Umfang sie durch protektive Faktoren kompensiert wurden (siehe Kasuistik 11.3).

Ein solches hypothesengeleitetes Konzept zeigt, wie eng Prognose und Therapie sowohl praktisch wie methodisch miteinander verzahnt sein können. Lockerungen in den Behandlungseinrichtungen und bedingte Entlassungen aus der Unterbringung erfolgen heute allerdings weitgehend ohne explizite Hypothesenbildung. Aus der Darlegung wird aber erkennbar, dass es einer wissenschaftlichen Fundierung der Therapie im Maßregelvollzug bedarf, um wissenschaftlich begründete Prognosen abgeben zu können. Bereits zu Beginn der Unterbringung im Maßregelvollzug muss mit der Theorienbildung und Hypothesenentwicklung begonnen werden, um darauf ein therapeutisches Konzept aufzubauen. Dies bedeutet, dass die Prognosebegutachtungen zur Einweisung in den Maßregelvollzug sich nicht darauf beschränken können, die Anwendung der §§ 20 und 21 und ein schwerwiegendes Delikt zu ihren wesentlichen Grundlagen zu machen. Bereits im Einweisungsgutachten muss mit einer Hypothesenentwicklung begonnen werden. Eine erste Hypothese über die Defizite, die ausgeglichen werden müssen, um eine Entlassung aus der Unterbringung zu ermöglichen, könnte dann das therapeutische Geschehen beeinflussen. Ein solches Konzept zwingt den Gutachter in der Hauptverhandlung nicht nur, die Delinquenzursachen im Einzelfall zu berücksichtigen, sondern auch die therapeutischen Möglichkeiten der jeweiligen Institution zu bedenken.
Die Notwendigkeit, Prognosebeurteilung und Behandlung aufeinander aufzubauen, wird dringlicher, wenn Unterbringung und Behandlung nicht obligate Folgen eines Gesetzes sind (wie im Fall des § 63 StGB), sondern die Behandlung von der Behandlungsprognose abhängt, wie bei der Unterbringung in einer Entziehungsanstalt oder bei der Zuweisung in eine sozialtherapeutische Einrichtung einer Haftanstalt. Gutachter haben sich bei der Einweisung mit folgenden Fragen auseinander zu setzen:

- Welche Risikofaktoren für künftige Delinquenz liegen vor?
- Durch welche konkreten Maßnahmen sind diese Risikofaktoren zu beseitigen oder zu reduzieren?
- In welchem Setting ist dies in der zur Verfügung stehenden Zeit möglich?

Darüber hinaus sollten auch folgende Fragen beantwortet werden, damit Gutachten auch kriminalpräventiv Sinn machen:

- Ist bei dem Betreffenden auch ohne Therapie ein Rückfall unwahrscheinlich?
- Kann andernfalls durch Therapie ein Rückfall verhindert werden? oder
- Bleiben trotz Therapie Rückfälle wahrscheinlich?

9.2 Risikoeinschätzung bei Begutachtungen zur Sicherungsverwahrung

Diese Überlegungen andererseits gelten nur sehr begrenzt für die Einweisung in die Sicherungsverwahrung, da hier therapeutische Maßnahmen kaum zur Anwendung kommen können und für die abzugebenden Prognosen nahezu keine empirischen Grundlagen vorliegen. Es muss nämlich zum Zeitpunkt der Verurteilung eine Prognose abgegeben werden für einen Zeitraum, der sich einer - in aller Regel - langjährigen Haftstrafe anschließt, für eine Lebenssituation, die zum Zeitpunkt der Risikoeinschätzung überhaupt noch nicht bekannt ist, es ist eine Prognose verlangt für einen nahezu unbegrenzten Zeitraum, in welchem Überwachung und Supervision kaum möglich und Kontrollen kaum wirksam durchgesetzt werden können. Es besteht Übereinstimmung unter den meisten wissenschaftlich tätigen Prognostikern, dass Prognosen nur für einigermaßen bekannte Situationen und für begrenzte Zeiträume abgegeben werden können und dass Änderungen der Situationen auch die früheren Prognosen wertlos machen können. Zuletzt haben *Habermeyer & Saß (2004)* versucht, die Kriterien zusammenzustellen, die es dem Gutachter und dem Gericht ermöglichen sollten, die Voraussetzungen für die Sicherungsverwahrung einigermaßen zuverlässig einzuschätzen. Sie haben den Hangtäter als Person mit einer „negativen Kriminalprognose“ (müsste besser positive oder ungünstige Kriminalprognose heißen) und einer stabilen und persönlichkeitsgebundenen Bereitschaft zur Begehung von Straftaten beschrieben, der durch die in Tabelle 9-1 gekennzeichneten Merkmale charakterisiert sein soll.

Eine solche Kriterienliste ist aber weder empirisch validiert noch wird sie den Schwierigkeiten, die mit einer empirisch fundierten Prognosestellung verbunden sind, gerecht. Sie übersieht auch, dass der Begriff des Hanges in § 66 StGB, der Voraussetzung für die Anordnung der Sicherungsverwahrung ist, weder einer psychopathologischen Begriffsbildung entspricht und in der psychiatrischen Nomenklatur auch keine Entsprechung findet noch dass er in der juristischen Literatur so definiert ist, dass er mit psychiatrischem Erfahrungswissen ausgefüllt werden kann. Geht man, wie manche juristischen Autoren davon aus, dass es sich lediglich um eine Umschreibung der ungünstigen Rückfallprognose handelt (*Schüler-Springorum, 1998*), so bleibt doch das Problem der Prognose, welche für unbekannte Situationen und unbegrenzte Zeiträume aufgrund empirischen Wissens nicht abgegeben werden kann und somit einer normativen Festlegung bedarf. Nach Ansicht des Autors ist es dem Erfahrungswissenschaftler nur möglich, die

Tabelle 9-1: Kriterien, die nach Habermeyer und Saß (2004) für einen Hangtäter i.S. von § 66 StGB sprechen sollen

- Zustimmende ich-syntone Haltung zur Delinquenz
- Schuldzuweisung an Opfer, Außenstehende, Umwelteinflüsse
- Fehlende psychosoziale Auslösefaktoren bzw. begünstigende Konflikte
- Phasen der Delinquenz überwiegen gegenüber unauffälligen Lebensphasen
- Progrediente Rückfallneigung, Missachtung von Auflagen
- Aktive Gestaltung der Tatumstände bzw. der Tat
- Spezialisierung auf einen bestimmten Delinquenztyp
- Integration in eine kriminelle Subkultur
- „Psychopathy" nach Hare
- Reizhunger, sozial unverbundene, augenblicksgebundene Lebensführung
- Antisoziale Denkstile, die eine situative Verführbarkeit bedingen oder kriminelle Verhaltensstile legitim erscheinen lassen

Kriterien aufzuzählen, aufgrund derer der Begutachtete in eine Gruppe eingeordnet werden kann, deren Rückfallrate bekannt ist (siehe Kasuistik 11.2).

10. Inhalt von Prognosegutachten

Prognosegutachten müssen, wie alle anderen Gutachten auch, bestimmten Qualitätsmerkmalen gerecht werden. Die Mindestanforderungen an die Qualität schriftlicher Gutachten im Strafverfahren wurden kürzlich von einer interdisziplinären Arbeitsgruppe aus Juristen, forensischen Psychiatern und Psychologen sowie Sexualmedizinern zusammengefasst (*Boetticher et al., 2005*). Die letzten sechs Punkte dieses Anforderungskatalogs sind spezifisch auf Schuldfähigkeitsbegutachtungen zugeschnitten und werden hier nicht wiedergegeben.

Die in der Arbeit von *Boetticher et al. (2005)* enthaltenen formellen und inhaltlichen Mindestanforderungen können mit geringen Modifikationen für Prognosegutachten übernommen werden. Sie könnten für diese Fragestellung folgendermaßen aussehen:

1. Formelle Mindestanforderungen:

- Nennung von Auftraggeber und Fragestellung
- Darlegung von Ort, Zeit und Umfang der Untersuchung
- Dokumentation der Aufklärung
- Darlegung der Verwendung besonderer Untersuchungs- und Dokumentationsmethoden (z.B. Videoaufzeichnung, Tonbandaufzeichnung, Beobachtung durch anderes Personal, Einschaltung von Dolmetschern)
- Exakte Angabe und getrennte Wiedergabe der Erkenntnisquellen
  a. Akten
  b. Subjektive Darstellung des Untersuchten
  c. Beobachtung und Untersuchung
  d. Zusätzlich durchgeführte Untersuchungen (z.B. bildgebende Verfahren, psychologische Zusatzuntersuchung)
- Eindeutige Kenntlichmachung der interpretierenden und kommentierenden Äußerungen und deren Trennung von der Wiedergabe der Informationen und Befunde
- Trennung von gesichertem medizinischen (psychiatrischen, psychopathologischen, psychologischen) Wissen und subjektiver Meinung oder Vermutungen des Gutachters

- Offenlegung von Unklarheiten und Schwierigkeiten und den daraus abzuleitenden Konsequenzen, ggf. rechtzeitige Mitteilung an den Auftraggeber über weiteren Aufklärungsbedarf
- Kenntlichmachung der Aufgaben- und Verantwortungsbereiche der beteiligten Gutachter und Mitarbeiter
- Bei Verwendung wissenschaftlicher Literatur Beachtung der üblichen Zitierpraxis
- Klare und übersichtliche Gliederung
- Hinweis auf die Vorläufigkeit des schriftlichen Gutachtens

2. Inhaltliche Mindestanforderungen:
- Vollständigkeit der Exploration, insbesondere zu den delikt- und diagnosenspezifischen Bereichen (z.B. ausführliche Sexualanamnese bei Paraphilie, detaillierte Darlegung der Tatbegehung)
- Benennung der Untersuchungsmethoden. Darstellung der Erkenntnisse, die mit den jeweiligen Methoden gewonnen wurden. Bei nicht allgemein üblichen Methoden oder Instrumenten: Erläuterung der Erkenntnismöglichkeiten und deren Grenzen
- Diagnosen unter Bezug des zugrunde liegenden Diagnosesystems (i.d.R. ICD-10 oder DSM-IV-TR). Bei Abweichung von diesen Diagnosesystemen: Erläuterung, warum welches andere System verwendet wurde
- Darlegung der differentialdiagnostischen Überlegungen

Bei Prognosebeurteilungen sind die schriftlichen Gutachten weitaus bedeutsamer als bei der Beurteilung von Schuldunfähigkeit oder verminderter Schuldfähigkeit, weil es in der Regel ein mündliches Verfahren nicht gibt, selbst wenn der Gutachter nach § 454 Abs. 2 StPO angehört werden muss, sofern die Staatsanwaltschaft und Betroffener nicht darauf verzichten. Die Fakten bei Risikoeinschätzungen werden aber i. d. R. weit weniger genau von den Entscheidungsbehörden geprüft als die Fakten in einem Erkenntnisverfahren. Gutachter haben somit eine noch größere Verantwortung, die Tatsachen, von denen sie bei ihren Schlussfolgerungen ausgehen, auf deren Richtigkeit zu überprüfen. Die Erstellung von Prognosegutachten erfordert deshalb nicht nur eine Kenntnis der potentiellen Risikofaktoren und der theoretischen Zusammenhänge zwischen Risikofaktoren einerseits und Delinquenz, Zwischenfällen und Rückfällen andererseits, sondern auch das Beherrschen der Regeln der Prognosebegutachtung.

Zu diesen Regeln gehören folgende Schritte:
Die verwendeten Daten und Fakten müssen sorgfältig auf ihre Validität überprüft werden: Häufig gelingt das, indem sich der Gutachter auf mehrere Informationsquellen (Gerichtsakten, Krankengeschichte, persönliche Befragung) stützt und nur Fakten verwendet, die sich in den verschiedenen Informationsquellen bestätigen. Ein Verzicht auf das Aktenstudium könnte bei der Prognosebegutachtung mehr noch als bei anderen Gutachten zu erheblichen und gefährlichen Fehleinschätzungen führen. Ein weiterer Anhaltspunkt für die Validität der Daten kann eine plausible Übereinstimmung mit bekannten diagnostischen Konzepten sein.
Die Datenerhebung sollte eine mehrdimensionale Analyse des Beurteilten ermöglichen, welche bisherigen Lebensstil, bisherige Kriminalität, bisherige Krankheiten und Störungen sowie das Persönlichkeitsbild umfasst. Dabei müssen nicht alle Aspekte des Lebens in gleicher Breite erhoben werden. Ausschlaggebend sind die für die Prognose relevanten Informationen.
Der für die jeweilige Fragestellung (z.B. Lockerungsprognose oder Entlassungsprognose) und die jeweilige Personen- bzw. Delinquenzgruppe (z.B. Gewalttäter oder Sexualstraftäter) passende Katalog von Risikomerkmalen sollte angewandt werden, um zu vermeiden, dass empirisch gesicherte Risikofaktoren übersehen werden. Eine erste Risikoeinschätzung kann anhand eines Kriterienkatalogs vorgenommen werden, wenn dieser die Zuordnung zu Gruppen mit bekannten Rückfallraten ermöglicht.
Aufgrund der Analyse der Risikomerkmale sollte der Gutachter eine Hypothese zur Delinquenzgenese entwickeln und diese oder eine bereits früher erstellte Hypothese auf ihre Plausibilität überprüfen. Die Hypothese und deren Plausibilität sind für den Entscheidungsträger nachvollziehbar darzustellen. Dabei sollte auf Allgemeinplätze wie "Ich-Schwäche" o.Ä. verzichtet werden, vielmehr sollten möglichst detaillierte, auf die Person bezogene Aussagen, die sich auf verschiedene Lebensbereiche erstrecken und überprüft werden können, gemacht werden.
Letztlich muss dargelegt werden, ob und ggf. in welcher Form die delinquenzbedingenden Faktoren aus der Vergangenheit zum Zeitpunkt der Begutachtung noch vorliegen und ob und in welcher Form diese durch protektive Faktoren kompensiert worden sind.
Ein derartiges Vorgehen ebenso wie die Anwendung von operationalen Prognoseinstrumenten sind insbesondere dann hilfreich und auch notwendig, wenn schwierige Entscheidungen vorzubereiten sind und/oder emotionale (z.B. die Grausamkeit eines Verbrechens) oder juristische Einflussfaktoren (z.B. der Verhältnismäßigkeitsgrundsatz) die sachliche Beantwortung der Frage nach dem künftigen Risiko erschweren. Es kann dann zu jedem in

den Merkmallisten genannten Einzelpunkt das zur Verfügung stehende, wissenschaftliche Material aus der Literatur, die eigene klinische Erfahrung und die spezifische Position des zu begutachtenden einzelnen Menschen im Verhältnis zur statistisch definierten Gruppe dargelegt werden. Dem Leser ist es dadurch möglich, die individuelle Prognoseentscheidung vor dem wissenschaftlichen und klinischen Hintergrund einzuschätzen und gegebenenfalls die Schlussfolgerungen des Gutachters zu relativieren. Durch diese Begrenzungen wird das Risiko von Fehleinschätzungen auch im Einzelfall reduziert.

Aufgabe des Gutachtens ist darüber hinaus, ggf. Art und Ausmaß des prognostizierten Schadens und die Wahrscheinlichkeit des Schadenseintritts einzugrenzen. Dabei kann die Kenntnis von Basisraten hilfreich sein. Der Gutachter muss sich aber auch der Grenzen seiner Aussagemöglichkeiten bewusst sein und sollte diese auch in seinem Gutachten dokumentieren. Das gelingt meist am besten, indem er die Umstände, unter welchen die Prognose gelten soll, definiert. Eine Formulierung, wie sie die Gesetzestexte enthalten, ist mit empirischem Wissen nicht vereinbar. Die Erwartung, dass ein Mensch keine rechtswidrigen (oder gefährlichen) Taten im Laufe seines Lebens mehr begeht, ist mit erfahrungswissenschaftlichen Methoden nicht zu begründen.

Die abschließende Zusammenfassung im Gutachten könnte folgenden gedanklichen Aufbau haben:

- Definition dessen, was vorhergesagt werden soll
- Benennung der deliktspezifischen, der krankheits- oder störungsspezifischen und der persönlichkeitsgebundenen Risikofaktoren
- Eingrenzung auf eine möglichst homogene Untergruppe von Tätern, welche durch das Vordelikt und die Risikofaktoren definiert ist
- Aufzeigen des empirischen Wissens über das Rückfallrisiko dieser Untergruppe, dies bedeutet eine Einschätzung der Basisrate für Rückfälligkeit, eine Prognose von Art und Ausmaß eines evtl. eintretenden Schadens (allgemeine und spezifische Rückfallrate in dieser Gruppe) und eine Aussage zur Wahrscheinlichkeit des Schadenseintritts
- In-Beziehung-Setzen des Untersuchten zu der Untergruppe, wobei Übereinstimmungen und Unterschiede aufgezeigt werden.
- Zusammenfassung der Hypothese zur Delinquenzgenese
- Darstellung der beim Untersuchten noch erkennbaren Risikofaktoren und der protektiven Faktoren.
- Übereinstimmung oder Diskrepanz zwischen kriterien- und hypothesengestützter Vorgehensweise

- Eingrenzung der Umstände, für welche die Risikoeinschätzung gelten soll
- Aufzeigen von Maßnahmen, durch welche die Prognose abgesichert oder verbessert werden kann.

11. Kasuistiken

11.1 Der typische Fall

11.1.1 Sachverhalt - Urteil und Vorgeschichte

(aus Akten und eigenen Angaben, die in dieser Darstellung nicht - wie üblich - getrennt referiert werden)

In dem Gutachten soll zur Frage Stellung genommen werden, ob die Maßregel der Sicherungsverwahrung zur Bewährung ausgesetzt werden kann, weil von dem Verwahrten keine Gefahr mehr für die Öffentlichkeit erwartet werden kann oder ob der Zweck der Maßregel leichter erreicht wird, wenn nunmehr die Unterbringung in einem psychiatrischen Krankenhaus vollzogen wird (§ 67 Abs.2 u. 3 StGB).
Herr Narzisse ist am 4.3.1988 vom Landgericht Hamburg wegen versuchter Vergewaltigung u.a. zu einer Freiheitsstrafe von 9 Jahren verurteilt worden, wobei zusätzlich eine Unterbringung in einem psychiatrischen Krankenhaus angeordnet wurde und die im Urteil vom 17.5.1986 ausgesprochene zweite Sicherungsverwahrung bestehen blieb. Der Proband wurde wegen versuchter Vergewaltigung in drei Fällen verurteilt. In zwei Fällen wurde er wegen sexueller Nötigung und in einem Fall mit einer gefährlichen Körperverletzung sowie wegen räuberischer Erpressung verurteilt.
Die Delikte konnten aus dem Urteil folgendermaßen zusammengefasst werden: Der Proband habe sich am 21.1.1984 im offenen Vollzug der JVA Hamburg befunden. „In dieser Zeit wurde er von einem überaus starken Verlangen nach sexueller Befriedigung getrieben. Da er die im Rahmen des Freigangs möglichen Aufenthalte zu Hause als zu kurz empfand, konnte er sein sexuelles Bedürfnis beim ehelichen Verkehr - obwohl sich seine Frau ihm (wie er sagt) bei keiner von ihm gewünschten Sexualpraxis verweigerte - nicht ausreichend befriedigen und suchte öfter an seiner Fahrtstrecke wohnhafte Prostituierte auf. Auch dies genügte ihm jedoch nicht und er fühlte sich durch den Anblick von Frauen und Mädchen, die er auf seinem täglichen Weg von der Arbeit sah, sexuell stimuliert." Am 18.8.1984 gegen 21 Uhr habe er die 17-jährige Frau Hyazinthe entdeckt, er habe sich mit

Mütze und Spiegelglas-Sonnenbrille unkenntlich gemacht und habe in dem offenen Fahrstuhl des Hauses auf sie gewartet. Die Zeugin sah sich einer auf sie gerichteten Pistole gegenüber, mit der der Angeklagte sie zwang, zu ihm in den Aufzug zu steigen". Im Aufzug habe er sie gezwungen, mit ihm in den Keller zu fahren, wo er sie vergewaltigt habe. Er habe versucht, sein Glied in ihre Scheide einzuführen, das Opfer habe sich energisch gewehrt. Er habe sie dann gezwungen, ihn oral zu befriedigen, was das Mädchen aus Todesangst getan habe. Anschließend habe er selbst an seinem Glied manipuliert, bis er in ihrem Mund zum Samenerguss gekommen sei. Das Opfer habe noch bis zur 4 Jahre später stattfindenden Hauptverhandlung unter den psychischen Auswirkungen der Gewalttat gelitten.
In der gleichen Gegend habe er am 21.9.1984 eine 32-jährige Frau angetroffen. Er sei zu ihr in den Fahrstuhl gestiegen, habe seine Schreckschusspistole herausgezogen, sie ihr an den Kopf gelegt und sie gezwungen, im 13., dem obersten, Stockwerk auszusteigen. Dort habe er ihr mit Klebestreifen die Augen zugeklebt und sie durch Bedrohung mit der an ihren Kopf angelegten Waffe aufgefordert, sich auszuziehen. Er habe die Zeugin gezwungen sich hinzuknien und ihr sein erigiertes Glied in den Mund gesteckt. Sein Glied habe er vor dem Samenerguss wieder aus dem Mund gezogen, er habe dann die Zeugin gezwungen, sich mit dem Oberkörper über die Brüstung des Geländers zu beugen und habe versucht, sein Glied von hinten in ihre Scheide einzuführen. Als dies misslungen sei, habe er sie wieder zum Mundverkehr gezwungen. Nach dem Samenerguss habe er der Zeugin das Klebeband von den Augen gerissen, sei mit dem Fahrstuhl nach unten gefahren und mit dem Auto in die Haftanstalt.

11.1.2 Zusammenfassung der Biographie und Delinquenzanamnese

Herr Narzisse wurde als jüngstes von insgesamt acht Kindern eines Straßenbahnfahrers und einer Hausfrau in Hamburg geboren und verbrachte seine ersten Lebensjahre dort. Ihm waren als Kind nur schwer Grenzen zu setzen, er selber fühlte sich überflüssig und kontrolliert, da die Familie bekannt war und seine Lausbubereien rasch zu Ohren des Vaters kamen. Seine Lausbubereien überstiegen den Rahmen des Üblichen, er beging schon in der Vorschulzeit kleinere Diebereien und ließ zu Beginn der Schulzeit eine Straßenbahn entgleisen. Wegen seiner motorischen Unruhe und seiner verzögerten Entwicklung wurde er verspätet eingeschult und fiel schon im 1. Schuljahr durch übermäßige Streiche auf. Er suchte nach Anerkennung, fand jedoch keinen Anschluss an die Gruppe und blieb im Wesentlichen ein Einzelgänger, der sich von den anderen zurückgewiesen fühlte. Mit 14 Jahren, im Mai 1952, brach er gemeinsam mit einem älteren Jungen in einen verschlossenen Raum ein. Ebenfalls mit 14 Jahren, am 12.5.1952 wurde er wegen eines Mopeddiebstahls zu einem Freizeitarrest verurteilt. Am 8.3.1957 wurde wegen seiner Verwahrlosung die Fürsorgeerziehung angeordnet. Er kam in ein Heim nach Ittstein. Zuvor hatte er, nach Abschluss der 8. Schulklasse, keine Berufsausbildung gefunden, er galt als nicht vermittelbar. Er entwendete Geld aus Spinden, weswegen er auch mit knapp 16 Jahren zu einer Jugendstrafe verurteilt wurde, die er bis zum 16.3.1959 in der Jugendhaftanstalt Pinneberg verbrachte. Während dieser Haftzeit war er disziplinarisch auffällig, wobei er durch diese Auffälligkeiten Eindruck machen wollte. Während der Haftzeit begann er eine Schreinerlehre, die er nach der Entlassung fortsetzte, die jedoch dadurch unterbrochen wurde, dass er im Januar 1960 wieder verhaftet wurde. Von Dezember 1959 bis Januar 1960 hatte er eine Vielzahl von Fahrzeugen entwendet. Er wurde deshalb am 9.5.1960 zu einer Jugendstrafe von 4 Jahren und 6 Monaten verurteilt, die er in den Haftanstalten Pinneberg und Oldenburg verbrachte. In dieser Haftzeit sammelte er erste homosexuelle Erfahrungen. Er entwich aus der Haftanstalt Pinneberg ebenso wie aus der JVA Oldenburg. Am 21.12.1961 wurde der Proband rasch mit Diebstählen wieder rückfällig und im Mai 1962 wurde er wieder festgenommen, kam in die JVA Lüneburg, wo er am 21.11.1962 floh, auf der Flucht eine Polizeisperre durchfuhr und wegen Gefährdung eines Polizisten am 21.10.1964 zu einer Freiheitsstrafe von 3 Jahren und 6 Monaten verurteilt wurde. Aus seinen Vorverurteilungen und dieser Verurteilung wurde eine Gesamtstrafe von 5 Jahren und 4 Monaten gebildet.

Die Haft beendete er am 31.7.1967. Er wohnte anschließend bei den Eltern, nahm eine Arbeit als Auslieferungsschreiner an, lernte seine erste Frau Rita kennen, die er nach 1 Jahr heiratete, und schaffte es, insgesamt nahezu 3 Jahre auf freiem Fuß zu leben, obwohl er auch in dieser Zeit Diebstähle beging. Am 17.7.1970 wurde er erneut festgenommen. Ab September 1969 hatte er angefangen, Sexualdelikte zu begehen. Obwohl er sich damals unschuldig dargestellt hatte, berichtete er bei der Begutachtung, dass er seit 1962 Vergewaltigungsfantasien entwickelt hatte, dass er bereits vor seiner erneuten Haftstrafe 1960 wiederholt mit Prostituierten verkehrt hatte, mit ihnen erste heterosexuelle Erfahrungen gesammelt hatte und es genossen hatte, sich den Prostituierten gegenüber überlegen zu fühlen und auch das Machtgefühl genoss, wenn er Prostituierten weh tat. Zu seinen späteren Delikten berichtete der Proband, dass er sich durch die Vorstel-

lung, was in den Schlafzimmern der Wohnungen, in denen er als Einrichtungsschreiner tätig war, passierte, sexuell stimuliert fühlte. Am 25.9.1969 hatte er ein 11-jähriges Mädchen beobachtet, wie dieses eine Wohnung betrat. Er folgte ihr, hielt ihr eine Pistole an den Kopf, und forderte sie auf, in das Schlafzimmer zu gehen und nicht zu schreien. Das Mädchen legte sich auf sein Geheiß auf den Boden. Er nahm einen Kopfkissenbezug, stülpte diesen seinem kindlich wirkenden Opfer über den Kopf, zog ihm Hose und Unterhose aus, manipulierte an dem Geschlechtsteil des Mädchens. Es gelang ihm nicht, den Geschlechtsverkehr auszuführen. Er zwang das Mädchen aber, sein Glied in den Mund zu nehmen und es zu manipulieren. Er fesselte das Mädchen, suchte in der Wohnung nach Geld und verließ diese dann. Am 11.10.1969 drang er in die Wohnung einer Frau ein, zwang diese, sich auf den Boden zu legen, fesselte ihre Hände auf den Rücken, fragte sie nach Dokumenten, Geld und Schecks, entwendete 100 DM aus ihrer Handtasche und schoss dem nach Hause kommenden Ehemann mit einer Gaspistole ins Gesicht, bevor er aus der Wohnung flüchtete. Nach seiner Verhaftung am 17.7.1970 flüchtete er im Juli 1971 und beging im Januar 1972 während der Flucht weitere Straftaten. Am 12.10.1975 wurde er wegen seiner Delikte zu einer Gesamtfreiheitsstrafe von 9 Jahren und zur Sicherungsverwahrung verurteilt. Am 22.6.1981 wurde die Sicherungsverwahrung vollstreckt. 1983 wurde er in den offenen Vollzug verlegt. Er besuchte seine spätere zweite Frau, die er durch Kontaktanzeigen kennen gelernt hatte, und heiratete diese am 3.11.1983. Am 21.1.1984 wurde er Freigänger. In seiner Zeit als Freigänger beging er die Sexualstraftaten, die dem jetzt vollstreckten Urteil zu Grunde liegen
Er war bis zu diesem Zeitpunkt von einer Reihe von Psychiatern begutachtet worden, wobei Professor Dr. Weiß ihm eine Charakterneurose, Herr Professor Dr. Grau ihm eine abnorme Persönlichkeit, Herr Dr. Orange ihm eine dissoziale Persönlichkeitsstörung und eine sexuelle Fehlentwicklung, Herr Dr. Grün eine Charakterneurose aufgrund frühkindlicher Ich-Störung attestierten. Das Gericht ging von verminderter Schuldfähigkeit aus und verhängte neben der 9-jährigen Freiheitsstrafe Unterbringungen sowohl im psychiatrischen Krankenhaus (§63 StGB) wie in der Sicherungsverwahrung (§66 StGB).

Vorstrafen
Die Vorstrafen des Probanden sind im Bundeszentralregisterauszug folgendermaßen zusammengefasst:
12.5.1955 Freizeitarrest wegen Mopeddiebstahls
8.3.1957 Fürsorgeerziehung

24.3.1957 unbestimmte Jugendstrafe zwischen 1 und 3 Jahren; Umwandlung in eine Jugendstrafe von 3 Jahren
9.5.1960 Jugendstrafe von 4 Jahren und 6 Monaten wegen fortgesetzten Diebstahls und Fahren ohne Fahrerlaubnis, 21.12.1961 Entlassung zur Bewährung.
27.10.1964 Landgericht Kiel 3 Jahre und 6 Monate Zuchthaus wegen versuchten Mordes (Gefährdung eines Polizisten beim Durchbrechen einer Straßensperre) 16.4.1965 Landgericht Hamburg Gesamtstrafenbildung von 5 Jahren und 4 Monaten wegen weiterer Diebstähle Entlassung am 1.7.1967
22.9.1968 Freiheitsstrafe von 1 Jahr wegen mehrerer Einbruchsdiebstähle, die zur Bewährung ausgesetzt worden sei.
12.10.1975 Gesamtfreiheitsstrafe von 9 Jahren und anschließender Sicherungsverwahrung
Am 21.1.1984 wurde er Freigänger.

11.1.3 Weiterer Verlauf der Unterbringung

Aus der Haft meinte der Proband in einem Schreiben vom 21.5.1986, dass ein alleiniges Wegsperren ihm nichts nütze, und dass er eine Therapie benötige, um sich zu ändern.
Am 5.6.1988 wurde er in die forensische Klinik in Bad Zwischenahn eingeliefert und dort mit Androcur behandelt. Am 19.11.1989 wurde er auf die Sexualstraftäterstation nach Hamburg verlegt, wo er Schwierigkeiten mit dem Therapeuten hatte und sich mehr und mehr zurückzog. Am 27.9.1990 wurde er auf die geschlossene Station verlegt, wo eine Therapie im engeren Sinne nicht mehr stattfand. Am 14.8.1991 entwich er, nachdem er ein Gitter durchsägt hatte und nachdem ihm am 27.7.1991 mitgeteilt wurde, dass er in die JVA zurückverlegt werde. Auf seiner Flucht entwendete er einen PKW, lernte auf der Flucht im Schwarzwald seine spätere Lebensgefährtin, Frau Krokus kennen.
Am 1.11.1991 brach er in Hamburg in zwei Wohnungen ein, ohne dass er angeben konnte, welchen Zweck er mit diesem Einbruch verfolgte. Am 15.12.1992 wurde er festgenommen und erneut zu einer Freiheitsstrafe von 1 Jahr und 6 Monaten verurteilt. Seither lebte er in der JVA Rendsburg. Er war in der Hausschreinerei tätig und spielte Handball und Tennis. Gelegentlich hatte er Gespräche mit dem Sozialpädagogen oder einer Psychologin; es wurde ihm dabei aber immer wieder signalisiert, dass man ihm nicht helfen könne und dass er in den Maßregelvollzug komme. Um seine sexuellen

Phantasien zu dämpfen, erhielt er in der Haftanstalt Haldol. Durch Haldol bekam er Depressionen. Das Medikament wurde wieder abgesetzt und er spürte eine Zunahme seines Sexualtriebs. Er wandte sich damals wegen einer Kastration an das Vollzugskrankenhaus. Er schrieb sich fast täglich mit seiner Freundin. Einmal im Monat kam die Freundin zu einem Langzeitbesuch ohne Aufsicht. Jeden Freitagabend um 7 Uhr telefonierte er mit ihr, das sei erlaubt. Seine Freundin war eine geschiedene Verkäuferin, die eine 22-jährige Tochter hatte.

11.1.4 Anamnese

Neben der Erhebung der biographischen Anamnese, die hier nicht erneut dargestellt wird, wurden folgende Informationen bei der Begutachtung erhoben.

Sexualanamnese und Beziehungen (gekürzt, jedoch weitgehend wörtlich aus dem Gutachten)

Zur Sexualanamnese berichtete Herr Narzisse: 1962 sei zum ersten Mal die Phantasie aufgetaucht, eine Frau zu vergewaltigen. In der Haftanstalt sei damals eine mollige Person im Kiosk als Verkäuferin angestellt gewesen, die sehr resolut mit den Häftlingen umgegangen sei. Sie sei in seiner Phantasie das erste Opfer der Vergewaltigung gewesen, er habe dabei onaniert und sich vorgestellt, dass diese Verkäuferin in einer Zwangsstellung im VW-Käfer mit an den Fesseln angegurteten Beinen liege. Es sei immer die gleiche Stellung gewesen. In bestimmten Phasen, wenn er frustriert oder aufgeladen gewesen sei, habe er mehrmals täglich mit derartigen Gewaltvorstellungen onaniert, dann allerdings auch tageweise gar nicht. Derartige Gewaltphantasien hätten ihn seither immer begleitet, würden auch jetzt noch vorkommen und auch bei seinen Masturbationen eine wichtige Rolle spielen. Manchmal onaniere er auch heute noch so, dass sein Penis blute; es sei eine Art Zwang, das zu tun. Er habe dann zwei- oder dreimal am Tag einen Orgasmus, manchmal habe er auch 1-2 Tage keine Vorstellungen und onaniere dann auch nicht. Manchmal onaniere er einmal täglich, das sei für ihn normal.
Früher habe er mit niemandem über seine Vergewaltigungsphantasien gesprochen. Diese Phantasien seien besonders stimulierend und reizvoll gewesen, die Bestrafung der Frau sei eines der wichtigsten Elemente in diesen Phantasien. Diese sexuellen Phantasien seien gekommen, nachdem er

schon vorher homosexuelle Erfahrungen gesammelt habe. Er habe während der ersten Haftzeit in Itzehoe einen homosexuellen Zellengenossen gehabt, mit dem er verschiedene Praktiken durchgeführt habe, wobei er eher der Passive gewesen sei; Homosexualität habe ihm nichts gegeben.
Schon während der Haftzeit vor 1967 habe er erwogen, seine Phantasien in die Tat umzusetzen, wobei Gewaltanwendung das Besondere daran gewesen sei. Einige Monate nach der Haftentlassung und kurze Zeit nach der Eheschließung sei es zum ersten Übergriff gekommen, von da an sei er zweigleisig gefahren. Er sei einerseits der brave Ehemann gewesen, der der Arbeit nachgegangen sei, und andererseits der Vergewaltiger. In der Regel sei es innerhalb von einem Tag vom Entschluss zur Tat gekommen. Die Opfer seien meist Kundinnen der Firma, bei der er gearbeitet habe, gewesen. Er sei schon vorher in deren Wohnungen gewesen, um Möbel abzuliefern oder einzurichten. Wenn er dann zur Vergewaltigung aufgetaucht sei, habe er sich mit einem Strumpf maskiert. Er könne nicht angeben, ob ihn eine der Frauen besonders gereizt habe. Die Kombination von Macht und Sexualität würde in jedem Fall eine Rolle spielen. Er habe schon vor der Tat mit der Vorstellung, die Frau zu vergewaltigen, masturbiert, wobei sein Phantasieopfer auch zum späteren realen Opfer geworden sei.
Im ehelichen Verkehr habe es keine gewalttätigen Übergriffe gegeben. Er habe auch bei seiner Frau keine Vergewaltigungsphantasien gehabt. Die Frau habe lediglich gemeint, dass er zu grob sei, wenn es zu Intimitäten komme. Auch jetzt habe er noch Angst davor, seine Vergewaltigungsphantasien in die Tat umzusetzen. Solche Vorstellungen kämen ihm auch in Extremsituationen, z.B. dass er sich vorstelle, eine Anstaltsleiterin oder Psychologin zur Geisel zu nehmen und sie zu vergewaltigen.
Nach den Vergewaltigungen habe er sich öfter entschuldigt, er habe es ungeschehen machen wollen. Die Intervalle zwischen den einzelnen Vergewaltigungen seien immer kürzer geworden. Gelegentlich habe er auch das Gefühl gehabt, dass dies nicht mehr vorkommen dürfe. Die Vergewaltigungen seien aber schon ein Teil von ihm gewesen, er sei sich selber dabei nicht fremd vorgekommen.
Wichtig sei gewesen, dass die Frau ihm gegenüber wehrlos geworden sei. 1984 sei es vor allem der Hass gewesen, der ihn getrieben habe. Er habe zu Frauen nicht ein grundsätzlich feindseliges Verhältnis, sondern empfinde den Hass nur, wenn er in die Enge gedrängt werde.

11.1.5 Befund

(gekürzt und anonymisiert, aber - soweit referiert - wörtlich aus dem Gutachten)

Der Proband erschien zur Begutachtung in ordentlicher Zivilkleidung, war gepflegt, sein Auftreten war höflich, er gab bereitwillig auf die jeweiligen Fragen Auskunft, wünschte sich aber immer wieder gefragt zu werden und wollte weniger aus eigener Initiative berichten. Gleichwohl waren seine Berichte durchaus ausführlich, man hatte nicht das Gefühl, dass er belastende Situationen oder belastende eigene Verhaltensweisen verschwieg, vielmehr kam manchmal der Eindruck auf, als ob es sich um eine bewusste Demonstration der Offenheit handelte, wobei allerdings festgestellt werden musste, dass der Proband relativ wenig betroffen erschien von den belastenden Ereignissen, die er mit seiner Offenheit schilderte. Gelegentlich hatte man auch den Eindruck, als ob er mit seinen abwegigen Verhaltensweisen renommierte, z.B. wenn er wiederholt berichtete, dass er auch jetzt noch onaniere, bis der Penis blutig sei. Dies wurde jedoch kaum mit Leidensdruck, sondern eher mit einer gewissen Herausforderung vorgetragen, etwa in dem Sinne, „jetzt sind Sie dran, machen Sie etwas damit". Auch hinsichtlich der therapeutischen Ansprüche und der Therapieergebnisse schien es eher so, als ob er kaum in der Lage sei, selber Initiativen zu ergreifen, Opfer zu bringen oder sich Einschränkungen aufzuerlegen, als vielmehr die Erwartung zu haben, dass durch Maßnahmen der Therapeuten seine Schwierigkeiten beseitigt würden. Der Wunsch nach medikamentöser Behandlung oder Kastration, die Anforderungen, von den Therapeuten mit der Nase auf seine Fehler gestoßen zu werden, und die Unfähigkeit, Hilfsangebote anzunehmen, mit dem gleichzeitigen Wunsch, von dem Therapeuten an der Hand genommen zu werden und Hilfe zu bekommen, weisen in diese Richtung.

Affektiv wirkte Herr Narzisse ausgeglichen, eher distanziert und wenig schwingungsfähig, wobei jedoch keine Inadäquatheiten des Affektes auffielen.

Der übrige psychische Befund war unauffällig. Die Primärpersönlichkeit des Probanden trägt deutlich dissoziale und auch histrionische Züge. Die dissozialen Elemente der Persönlichkeit sind sowohl aus der biographischen Anamnese zu entnehmen wie auch aus der Tatsache, dass Herr Narzisse Gefühle und Bedürfnisse seiner Umwelt kaum berücksichtigen kann und dass sie für seine eigenen Entscheidungen keine Rolle spielen. Er gibt momentanen Bedürfnissen nach und kann die langfristigen Konsequenzen seines Handelns kaum berücksichtigen. Dies ist ganz besonders deutlich geworden durch die zwei Einbrüche, die er begangen hat, obwohl er bereits eine feste Beziehung hatte, an der ihm laut seinen Angaben sehr viel gelegen war. Auch die Tatsache, dass er in seinem Leben noch nie eine Verpflichtung dauerhaft aus eigener Initiative durchgehalten hat, belegt seine Unfähigkeit vorausschauend zu planen, sich an Verpflichtungen zu halten und Konsistenz und Verlässlichkeit auch nur in geringem Umfang durchzuhalten. Seine vordergründige Anpassungsfähigkeit, das Erspähen und Ausnützen von Lücken im System und die Selbstdarstellung als Opfer äußerer Umstände, z.B. der Widrigkeiten und Verlegungspraxis in der Klinik in Bad Zwischenahn und Ochsenzoll, sprechen dafür, dass neben den dissozialen auch deutliche histrionische und selbstdarstellerische Züge vorliegen.

11.1.6 Zusammenfassung und Beurteilung

(gekürzt, aber - soweit referiert - wörtlich aus dem Gutachten).

Um die Einschätzung, ob und ggf. unter welchen Umständen eine Entlassung aus der Sicherungsverwahrung oder eine Verlegung in ein psychiatrisches Krankenhaus trotz der aus den Urteilen abzuleitenden pessimistischen Prognose sinnvoll sein könnte, nachvollziehbar abgeben zu können, soll das heutige Erfahrungswissen zu Risikoeinschätzungen dargestellt werden. Dabei sollen (1) die Lebensgeschichte, der psychopathologische Querschnittsbefund, die subjektiven Einstellungen und die Zukunftsperspektiven von Herrn Narzisse vor diesem Erfahrungshintergrund erläutert werden. (2) Anschließend sollen Risikofaktoren und Therapiemöglichkeiten in Anbetracht der Besonderheiten bei Herrn Narzisse diskutiert werden (Möglichkeiten des Risikomanagements) und zuletzt (3) sollen zusammenfassend die prognostischen Schlussfolgerungen erläutert werden.

1. Risikofaktoren, wie sie sich aufgrund des bisherigen Werdegangs ergeben
Die Darstellung der wissenschaftlichen Erkenntnisse soll anhand eines Schemas zur Risikoeinschätzung erfolgen, welches vom Referenten 1997 veröffentlicht wurde.

INTEGRIERTE LISTE DER RISIKOVARIABLEN

A Das Ausgangsdelikt
1 Statistische Rückfallwahrscheinlichkeit
2 Bedeutung situativer Faktoren für das Delikt
3 Einfluss einer vorübergehenden Krankheit

4 Zusammenhang mit einer Persönlichkeitsstörung
5 Erkennbarkeit kriminogener oder sexuell devianter Motivation

B Anamnestische Daten
1 (H1) Frühere Gewaltanwendung
2 (H2) Alter bei 1. Gewalttat
3 (H3) Stabilität von Partnerbeziehungen
4.(H4) Stabilität in Arbeitsverhältnissen
5 (H5) Alkohol-/Drogenmissbrauch
6 (H6) Psychische Störung
7 (H8) Frühe Anpassungsstörungen
8 (H9) Persönlichkeitsstörung
9 (H10) Frühere Verstöße gegen Bewährungsauflagen

C Postdeliktische Persönlichkeitsentwicklung (Klinische Variablen)
1 Krankheitseinsicht und Therapiemotivation
2 Selbstkritischer Umgang mit bisheriger Delinquenz
3 Besserung psychopathologischer Auffälligkeiten
4 (C2) Pro-/antisoziale Lebenseinstellung
5 (C4) Emotionale Stabilität
6 Entwicklung von Coping-Mechanismen
7 Widerstand gegen Folgeschaden durch Institutionalisierung

D Der soziale Empfangsraum (Risikovariablen):
1 Arbeit
2 Unterkunft
3 Soziale Beziehungen mit Kontrollfunktionen
4 Offizielle Kontrollmöglichkeiten
5 Verfügbarkeit von Opfern
6 (R2) Zugangsmöglichkeit zu Risiken
7 (R4) Compliance
8 (R5) Stressoren

Zu A1)
Die statistische Rückfallwahrscheinlichkeit von Vergewaltigungen liegt nach neuesten Untersuchungen, die aber Daten früherer Untersuchungen bestätigen, bezogen auf 5-10 Jahre bei 20-30%. Es handelt sich dabei um eine relativ hohe Rückfallwahrscheinlichkeit. Zum Vergleich sei die Rückfallwahrscheinlichkeit bei Tötungsdelikten mit 2-3%, die als niedrig eingestuft werden muss, herangezogen. Diese statistische Rückfallwahrscheinlichkeit er-

höht sich jedoch dann, wenn es sich nicht um ein Erstdelikt handelt, sondern wenn es sich bei den Delikten schon um ein eingeschliffenes, wiederholt praktiziertes Verhalten handelt. Gerade dies ist bei Herrn Narzisse der Fall. Er selber betonte auch bei der psychiatrischen und sozialpädagogischen Befragung, dass eine Entlassung aus einer gesicherten Unterbringung mit einem hohen Rückfallrisiko verbunden wäre, und dass er sich selber noch nicht für entlassungsreif halte.

Zu A2 bis A4)
Die Basisrate für Rückfälligkeit ist dann nach unten zu korrigieren, wenn situative Faktoren oder eine vorübergehende Krankheit ausschlaggebend für das Delikt waren. Diese beiden Faktoren spielen jedoch bei der Delinquenz von Herrn Narzisse keine Rolle. Vielmehr ist ein Zusammenhang mit seiner dissozialen Persönlichkeit zu sehen, wodurch er wiederum in eine Gruppe von Tätern mit relativ höherer Rückfälligkeit fällt.

Zu A5)
Versucht man den motivationalen Zusammenhängen bei der Delinquenz von Herrn Narzisse nachzugehen, so spielen hierbei nach seiner jetzigen Darstellung eine besondere sexuelle Getriebenheit und eine gewisse sadistisch-bemächtigende Wunschvorstellung, die auch von Rache gespeist ist, eine Rolle. Insofern handelt es sich um Motive, die den Probanden zeitlebens begleiteten und weder durch eigene Reflexion noch durch Therapie verändert wurden, sieht man von einer vorübergehenden Beruhigung der sexuellen Appetenz durch die Gabe von Androcur ab.

Zu B1 und B2)
Betrachtet man die anamnestischen Daten bei Herrn Narzisse unter besonderer Berücksichtigung der Risikovariablen, so muss festgestellt werden, dass der Proband sich schon sehr früh dissozial verhielt, dass er bereits mit 11 Jahren durch Straftaten auffiel, schon davor Erziehungsschwierigkeiten bereitete und häufig Streiche spielte, um aufzufallen. Dabei kam es zu Normüberschreitungen, die mit Sicherheit das Ausmaß des Tolerierbaren überschritten, z.B. den Diebstahl eines Portemonnaies von einem Lehrer. Dieses Verhalten setzte sich fort, bis er 1957 im Alter von 16 Jahren in ein Heim kam. Er beendete seine Delinquenz dort jedoch nicht, sondern wurde im Heim erstmals in größerem Umfange straffällig.
Bei den Normüberschreitungen kam es wiederholt auch zu Gewalttätigkeiten. So berichtete er, dass er etwa ab der 7. Klasse, also etwa mit 14 Jahren, wiederholt in Schlägereien verwickelt war, wobei er sich Schwächere heraussuchte, um besser dazustehen und Eindruck zu schinden.

Fasst man diese Entwicklung in Kindheit und Jugend zusammen, so ist festzustellen, dass antisoziales Verhalten bereits vor dem 11. Lebensjahr einsetzte und sich durchgehend und zunehmend zeigte, so dass Herr Narzisse zu jenem Personenkreis gehört, von dem die derzeitige Literatur als "early onset stable antisocials" spricht, eine Untergruppe von Delinquenten, die nach Kohortenstudien sehr früh mit der Delinquenz beginnt, antisoziales Verhalten durchgehend praktiziert, sofern die Möglichkeit dazu besteht, und auch im mittleren Lebensalter nicht mit Normverstößen aufhört. Während ein Großteil der Delinquenten nach dem 40. Lebensjahr weitgehend straffrei bleibt, ist dies bei den "early onset stable antisocials" selten der Fall. Als besonderer Risikofaktor ist zu werten, wenn es in der Vergangenheit häufiger zu Gewaltanwendung bei den Delikten gekommen ist und darüber hinaus, wenn der Betroffene bei seiner ersten Gewalttat sehr jung war. Bei Herrn Narzisse ist eine Vielzahl von Gewalttaten in der Vergangenheit registriert, wobei es sich bei der ersten Gewalttat im Jahr 1962, als der Proband 22 Jahre alt war, nicht um ein Sexualdelikt gehandelt hatte, sondern um das Durchfahren einer Straßensperre mit gleichzeitiger Gefährdung eines Polizisten.
Seit 1967, also im Alter von etwa 27 Jahren, folgte jedoch eine Vielzahl von sexuellen Gewaltdelikten, die in häufig gleichförmiger Weise begangen wurden. Nach seinen eigenen Angaben bei der jetzigen Begutachtung sind Vergewaltigungsfantasien erstmals 1962, als der Proband 22 Jahre alt war, aufgetaucht. Sexualität verbunden mit dem Zufügen von Schmerzen hatte er allerdings schon mit 20 Jahren bei Prostituierten als stimulierend erlebt. Sadistische Phantasien würden ihn bis zum heutigen Tag begleiten. Er fand außer einer medikamentösen Behandlung noch keine Eingriffsmöglichkeit, um von diesen Gewaltphantasien Abstand nehmen zu können. In Zusammenhang mit der sozialpädagogischen Exploration wurde auch deutlich, dass die Einbrüche in Wohnungen eng mit den gewalttätigen sexuellen Übergriffen auf Frauen in Zusammenhang stehen. Auch bei der psychiatrischen Untersuchung räumte der Proband ein, dass es ihn 1991 in die Gegend seines früheren Wirkens gezogen habe, dass er dabei ein Kribbeln verspürt habe, und dass er sich kaum gegen sein delinquentes Verhalten wehren wollte oder konnte. Er betrog zum damaligen Zeitpunkt sogar seine Partnerin, um seine alten Wirkstätten aufzusuchen und um dort sein früheres eingeschliffenes Verhalten zu praktizieren.
Die Anzahl früherer Gewaltanwendungen ist in Anbetracht der nur kurzen Zeit von etwa 5 Jahren, die Herr Narzisse seit seiner Erstverurteilung 1957 (17-jährig) in relativer Freiheit zur Verfügung stand, beträchtlich.

Zu B3 und B4)
Aufgrund der langen Haftzeiten ist die Stabilität von Partnerbeziehungen und Arbeitsverhältnissen nur sehr schwer zu beurteilen. Die meisten seiner Arbeitsverhältnisse, und auch die meisten Partnerschaften, wurden durch Inhaftierungen unterbrochen. Als Risikofaktor muss dennoch gewertet werden, dass der Proband es bislang nie gelernt hat, Schwierigkeiten und Krisen in Partnerschaften und Arbeitsverhältnissen durchzuhalten, sondern dass vielmehr derartige Krisen zu erneuter Delinquenz geführt haben, z.B. während der Zeit im offenen Vollzug 1984.

Zu B5 und B6)
Zwei Risikofaktoren, die mit Rückfälligkeit verbunden sind, nämlich Alkohol- und Drogenmissbrauch sowie eine psychiatrische Erkrankung, liegen bei Herrn Narzisse nicht vor. Eine ernsthafte klinische Störung im Sinne einer Psychose, einer hirnorganischen Erkrankung oder einer Abhängigkeitserkrankung konnte weder bei der jetzigen noch bei früheren Begutachtungen festgestellt werden. Herr Narzisse hat praktisch nicht geraucht oder Alkohol getrunken oder andere Drogen missbraucht.

Zu B7 und B8)
Demgegenüber sind die frühen Anpassungsstörungen, auf die bereits eingangs im Sinne der „early onset stable antisocials" eingegangen wurde, von großer Bedeutung. Das Gleiche gilt für die bereits in der Vergangenheit von mehreren Gutachtern gestellte Diagnose einer antisozialen Persönlichkeitsstörung nach DSM IV oder einer dissozialen Persönlichkeitsstörung im Sinne von ICD 10. Gerade bei derartigen Persönlichkeitsstörungen sind die Möglichkeiten der Änderung, entweder durch eigene Initiative, durch Selbstbesinnung oder Lernen am Misserfolg oder durch therapeutische Eingriffsmöglichkeiten sehr begrenzt.

Zu B9)
Ein weiterer Risikofaktor sind frühere Verstöße gegen Bewährungsauflagen, zu denen auch Fluchtversuche oder Verstöße gegen Weisungen von Seiten der Anstalt gehören. Dies gilt insbesondere dann, wenn es während der Flucht zu erneuten Delikten gekommen ist und der Betroffene nicht die Chance genutzt hat, während einer Flucht zu beweisen, dass er in der Lage ist, ein straffreies Leben zu führen.
Die Prognoseforschung hat gezeigt, dass die in der Tabelle unter A) und B) genannten Merkmale, die sog. statischen Prädiktoren, weitaus gewichtiger für die Rückfallprognose sind als die folgenden unter C) und D) aufgeführ-

ten Merkmale, die sog. dynamischen Prädiktoren. Andererseits ist es für die Frage, ob eine Therapie sinnvoll ist, entscheidend, ob sog. dynamische, also im Prinzip änderbare Prädiktoren vorliegen, die durch Therapie angehbar sind, und deren Änderung das Gewicht der sog. statischen, also nicht mehr änderbaren Risikofaktoren ausgleicht.

Zu C1)
Von den dynamischen Risikovariablen spielen Krankheitseinsicht und Therapiemotivation gerade in Bezug auf die Behandelbarkeit und den Behandlungserfolg eine große Rolle. Herr Narzisse hat durchaus eine gewisse Einsicht in die Gestörtheit seines Verhaltens, er schildert subjektiv auch einen gewissen Leidensdruck bezüglich seiner sexuellen Präokkupation, seiner häufigen Masturbationsfrequenz und seiner z.T. sadistischen Sexualphantasien. Er verbalisiert auch eine gewisse Therapiemotivation, wünscht sich Androcur zur Behandlung und äußert seine Bereitschaft, sich kastrieren zu lassen. Das etwas plakativ vorgetragene Leidensbild und der Wunsch nach drakonischen Behandlungsmaßnahmen zeichnen sich jedoch dadurch aus, dass mit dem Probanden etwas gemacht wird und dass die eigenen Beiträge zur Bewältigung seiner Gestörtheit äußerst gering sind. Ein echtes Durchdenken der Therapiemaßnahmen und ihrer Konsequenzen ist bislang nicht erfolgt. Ob beispielsweise seine Freundin damit einverstanden wäre, dass er sich kastrieren ließe, konnte nicht thematisiert werden. Auch die Zusammenhänge zwischen seiner eigenen Entwicklung, seiner Sexualdevianz und dem von ihm gepflegten Lebensstil waren dem Probanden nicht bewusst, obwohl er bereits mehrere Jahre in Therapie war oder sich in der Haftanstalt mit seiner eigenen Gestörtheit hätte auseinander setzen können.

Zu C2)
Charakteristisch für die Unfähigkeit zu einer selbstkritischen Auseinandersetzung mit der eigenen Gestörtheit und der bisherigen Delinquenz ist sein Wunsch nach konfrontativer Befragung. Bei einer solchen Befragung setzt sich zwangsläufig der Therapeut mit der Problematik auseinander, während der Klient reagieren kann. Herr Narzisse äußerte auch typischerweise, dass er sich nicht auf Situationen einstellen könne, wenn der Untersucher nur verständnisvoll zuhöre. Eine solche Situation ist für ihn weniger durchschaubar und weniger manipulierbar und trägt zur Verunsicherung bei, sie böte aber andererseits die Chance für ihn, dass er selber Initiative ergreift und sich konstruktiv mit seinen eigenen Problemen auseinander setzt. Dazu war er jedoch bislang nicht in der Lage.

Offensichtlich ist er auch derzeit noch nicht willig, sich auf eine selbstkritische Auseinandersetzung einzulassen. Die Darstellung der therapeutischen Situation in der Sexualstraftäter-Abteilung in Ochsenzoll, die sich in abgeschwächter Weise auch bei der jetzigen Begutachtung abzeichnete, lässt sich auf die Einstellung reduzieren: nicht ich bin das Problem, sondern die Institution, die mich behandelt oder beurteilt, sie wendet die falschen Techniken an. Durch eine solche Einstellung wird jedoch der Zugang zur eigenen Problematik extrem erschwert oder gar verunmöglicht.
Dabei soll nicht verschwiegen werden, dass es durchaus Fehler und auch fehlerhaftes Vorgehen bei der Behandlung und bei der Begutachtung gibt, und dass die Patienten sich durchaus auch kritisch mit den Therapeuten oder Gutachtern auseinander setzen können und sollen. Dies darf jedoch nicht dazu führen, dass die Schuld für das Versagen einer Therapie von der eigenen Person abgespalten und auf die Institution übertragen wird.

zu C3)
Eine Änderung der psychopathologischen Auffälligkeiten ist bei Herrn Narzisse nicht festzustellen gewesen, wenn man seine Ausführungen und Angaben gegenüber den Therapeuten in Bad Zwischenahn mit jenen bei der jetzigen Begutachtung vergleicht. Neue Erkenntnisse über die Zusammenhänge, die zu seinem delinquenten Verhalten geführt haben, oder Änderungen der Einstellungen bezüglich der Lebensbewältigung waren nicht festzustellen. Damals wie heute berichtete er über seine sexuelle Getriebenheit, über seine Masturbationsfrequenz, über sadistische Masturbationsphantasien. Damals wie heute waren auch gewisse manipulative Aspekte erkennbar. Damals wie heute fand sich eine gute Anpassung in der jeweiligen Situation innerhalb einer Haftanstalt, innerhalb einer forensisch-psychiatrischen Klinik oder innerhalb einer Begutachtungssituation.

Zu C4)
Ein Ablegen der antisozialen Lebenseinstellung ist ebenfalls bis zum heutigen Tag nicht erkennbar gewesen, was daran deutlich wurde, dass er die Einbruchsdelikte, die er während seiner Flucht 1991 beging, als Bagatellen bezeichnete, über die man nicht näher sprechen müsse, oder auch daran, dass er sich über die Auswirkungen seiner Taten für die jeweiligen Opfer keine Gedanken machte. Im Vordergrund seiner Überlegungen standen eigene Bedürfnisse und z.T. die Rechtfertigung eigener Fehlhandlungen, z.B. seiner Fluchten und seines Verhaltens während der Fluchten.

Zu C5)
Während Herr Narzisse in der Haftanstalt durchaus emotional stabil wirkte und auch bei der Begutachtung Belastungssituationen aushielt, ist aufgrund der testpsychologischen Untersuchungen und auch aufgrund der von ihm selbst beschriebenen inneren Getriebenheit während seiner Flucht, die ihn dazu brachte, nach Hamburg an die früheren Wirkstätten zurückzukehren, auf eine noch erhebliche emotionale Instabilität zu schließen. Innere Spannungszustände, die er durch Masturbation ausgleicht, könnten ebenfalls ein Hinweis für diese emotionale Instabilität sein, die wiederum als Risikofaktor für Rückfälligkeit gewertet werden muss.

Zu C6 und C7)
Herr Narzisse hat bislang in den kurzen Abschnitten seines Lebens, die er als Erwachsener in Freiheit verbrachte, Krisensituationen noch nicht bewältigt und auch entsprechende Coping- oder Bewältigungsstrategien nicht erprobt. Er berichtete zwar davon, dass er bei seiner letzten Flucht Abstand davon genommen habe, Mädchen oder Frauen zu vergewaltigen, obwohl er danach Ausschau gehalten habe, eine echte Strategie, um einem solchen Risikoverhalten zu entgehen oder es zu überwinden, hat er jedoch nicht entwickelt. Er hat es zwar gelernt, Schwierigkeiten in der Haftanstalt auszuweichen und er ist auch im Vergleich zu früher wesentlich angepasster in den entsprechenden Einrichtungen gewesen. Die Mechanismen, mit denen man in einer Haftanstalt zurechtkommt, sind jedoch gänzlich andere als jene, mit denen man in Freiheit zurechtkommen muss. Insofern sind das Leben des Probanden und seine Einstellung zum Leben weitaus mehr durch seine Erfahrungen, die er während seiner mittlerweile 35-jährigen Haftzeit erworben hat, geprägt als durch Strategien, die zu einer Lebens- und Krisenbewältigung in Freiheit sinnvoll sind.

Zu D)
Es wäre heute sicher verfrüht, sich intensiver mit den Risikovariablen des sozialen Empfangsraumes auseinander zu setzen, da eine Entlassung aus dem Maßregelvollzug (Sicherungsverwahrung und/oder psychiatrischer Maßregelvollzug) nicht in Betracht zu ziehen ist. Bei der prognostischen Einschätzung durch Herrn Dr. Rot spielten die Aspekte der partnerschaftlichen Bindung, die korrigierend Einflug nehmen könnte, und die Hoffnung auf eine neue Existenzgründung jedoch eine Rolle. Gerade in dieser Beziehung muss jedoch bedacht werden, dass Herr Narzisse trotz dieser neuen Partnerschaft während der Flucht kriminell rückfällig wurde, so dass nicht davon ausgegangen werden kann, dass diese soziale Beziehung ausreichende Kontrollfunktionen ausüben kann, um einen Rückfall zu verhindern.

2. Risikofaktoren und Therapiemöglichkeiten bei Sexualdelinquenten

Neben den allgemeinen Risikofaktoren für Rückfälligkeit in Delinquenz gibt es in Bezug auf Sexualdelinquenz weitere Parameter, die prognostisches Gewicht haben und die insbesondere Aussagen über die therapeutischen Möglichkeiten erlauben. Die forensisch-psychiatrische Literatur kennt eine Vielfalt von Typologien von Sexualstraftätern, die sich in vielen Einzelheiten unterscheiden, die aber immer wieder drei Grundtypen aufzeigen, nämlich die neurotisch aggressionsgehemmten und depressiven Täter, die dissozial egozentrischen Täter und die sexualdevianten, oft sadistisch veranlagten Täter. Aus differenzierten Untersuchungen zur Therapiemöglichkeit (z.B. BERNER, 1995 - Prädiktoren des Therapieerfolgs bei sexueller Delinquenz -, Persönlichkeitsstörung, Theorie und Therapie; 2:50-56) kann man ableiten, dass die erste Gruppe am ehesten einer Behandlung zugänglich ist, während für die beiden anderen Gruppen bisher kaum adäquate Therapieverfahren entwickelt werden konnten. Nach Untersuchungen von SCHORSCH u. später von PFÄFFLIN (Schorsch u. Pfäfflin, 2000, in: Venzlaff/Foerster, Psychiatrische Begutachtung) wird eine Therapie dann erschwert, wenn die sexuelle Störung als Ich-synton erlebt wird, d.h. wenn der Täter sein deviantes sexuelles Verhalten als seiner eigenen Person zugehörig empfindet ebenso wie andere Menschen ihre normale Sexualität ebenfalls als ihrer Person zugehörig empfinden.

Wie aus der Vielzahl der Vorgutachten abzuleiten ist und wie es auch bei der jetzigen Untersuchung erkennbar war, verbinden sich bei Herrn Narzisse Elemente des dissozial-egozentrischen und des sadistisch veranlagten Täters.

Herr Narzisse sieht zwar auf eine distanzierte Weise ein, dass sein Verhalten normwidrig ist, er empfindet es aber nicht persönlichkeitsfremd, nicht als etwas, was er aus eigener Initiative abzustellen trachtet, weil es ihn stört, sondern als etwas, was bei ihm von außen abzustellen oder abzugewöhnen ist, weil es zu gesellschaftlichen Konflikten führt. Eine Motivation zur Therapie entsteht somit aus der Sanktion, nicht jedoch aus einem inneren Bedürfnis heraus. Eine derartige intrinsische Motivation zur Therapie ist bei vielen Sexualstraftätern anfangs nicht vorhanden, entwickelt sich aber im Laufe längerer Haftstrafen oder Maßregelvollzugsaufenthalte. Bei Herrn Narzisse sind solche Motivationen im Ansatz zwar auch erkennbar, sie haben bislang jedoch nicht dazu geführt, dass er entsprechende Initiativen unternommen und auch gegen Widerstände durchgehalten hätte.

Insofern ist seine Situation heute nicht anders als zum Zeitpunkt seiner ersten Einlieferung in die Klinik in Bad Zwischenahn. Dabei muss hinzugefügt werden, dass auch der Alterungsprozess - in der Zwischenzeit sind immer-

hin fast 8 Jahre vergangen - bislang keine wesentliche Änderung mit sich gebracht hat. Die sexuelle Appetenz und die gedanklichen Vorstellungen bei der Selbstbefriedigung haben sich nicht geändert. Auch seine kriminogenen und nicht-kriminogenen Bedürfnisse, namentlich seine Einstellungen zu zwischenmenschlichen Beziehungen, sein Aufsuchen von Lokalitäten und Situationen, die zu Konflikten mit dem Gesetz führen, seine Einschätzung von Organisationen oder Autoritäten, welche Normen kontrollieren und durchsetzen sollen, sind die gleichen geblieben. Die Delikte während der Flucht werden als Bagatellen oder Notwendigkeiten, um die Flucht zu ermöglichen, dargestellt. Die darin enthaltenen Normverstöße oder Schädigungen anderer werden weder reflektiert noch verbalisiert.
Die Risikofaktoren, die ausschlaggebend für die früheren Delikte waren, waren somit - wenngleich vielleicht etwas abgeschwächt - auch bei der jetzigen Begutachtung noch erkennbar und wirksam. Sie waren auch nicht durch protektive Faktoren kompensiert.

3. Schlussfolgerungen
Fasst man die Erkenntnisse zusammen, so muss festgestellt werden, dass sich seit der Flucht aus dem Maßregelvollzug nichts Wesentliches geändert hat: Die Therapiemotivation wurde von Herrn Narzisse schon 1986 gegenüber Herrn Dr. Orange geäußert. Auch der Wunsch einer Androcurbehandlung bestand damals schon. Diese Androcurbehandlung hat der Proband allerdings in anderem Zusammenhang 1990 als Zwangsmedikation bezeichnet. Die relative Offenheit, mit der Herr Narzisse über sein delinquentes Verhalten und auch über seine Phantasien spricht, wurde schon 1988 und 1992 in der Klinik in Bad Zwischenahn festgestellt. Herr Narzisse war damals wie heute bereit, aus den Konfrontationen mit den Therapeuten oder mit Gutachtern Erkenntnisse zu sammeln. Ein Umsetzen dieser Erkenntnisse im Sinne einer Verhaltens- oder Einstellungsänderung wurde dadurch jedoch nicht erreicht. So betonte er bei der jetzigen Begutachtung gegenüber der Sozialpädagogin, dass ihm bezüglich der Einbrüche und deren Zusammenhang mit Sexualdelinquenz durch das konfrontative Gespräch mit ihr ein Licht aufgegangen sei, um kurze Zeit später beim Referenten diese Einbrüche wiederum als Bagatellen abzutun.
Herr Narzisse hat trotz der massiven staatlichen Eingriffe in sein Leben, trotz der immerhin über 2 Jahre lang durchgeführten Therapie in Bad Zwischenahn und Ochsenzoll nicht gelernt, dass er sich ändern muss. Vielmehr ist er weiterhin der Auffassung, dass mit ihm etwas geschehen müsse. Er benutzt jetzt, wie auch seinerzeit in Bad Zwischenahn, therapeutische Interventionen, um sein Wissen zu erweitern, ohne dass er dieses Wissen je-

doch in Einstellungs- oder Verhaltensänderung umsetzen kann oder will. Es dient ihm z.T. sogar dazu, therapeutische Ansätze oder Therapeuten gegeneinander auszuspielen und sich so wiederum der Verantwortung zu entziehen, dass er selber Änderungen bei sich bewirken muss. Insofern ist zwar die Motivation von Herrn Narzisse, sich in eine therapeutische Einrichtung zu begeben, nicht anzuzweifeln. Er ist jedoch nicht willens oder in der Lage, therapeutische Erkenntnisse für sich umzusetzen und somit seinen eigenen individuellen Beitrag am Gelingen der Therapie beizutragen. Eine Therapie dürfte somit unter den jetzigen Umständen nicht zu einer Besserung des Verhaltens im Sinne einer Rückfallprophylaxe führen, sondern vielmehr zu einem geschickteren Umgang mit den eigenen Schwächen und Defiziten, ohne dass daraus eine kriminalpräventive Wirkung abzuleiten wäre.

Eine Therapie in einer Maßregelvollzugseinrichtung erscheint erst dann sinnvoll, wenn Herr Narzisse über einen längeren Zeitraum bewiesen hat, dass er eigene Initiativen zu einer Verhaltensänderung ergriffen und durchgehalten hat, wobei auch in Haftanstalten unter Bedingungen einer Sicherungsverwahrung therapeutische Maßnahmen und Hilfestellungen möglich sind, sofern sie nachhaltig von Sicherungsverwahrten gefordert werden und sofern diese sich auch aktiv und kreativ an solchen Maßnahmen beteiligen. Es wäre durchaus vorstellbar, dass Gutachter zu einer positiveren Einschätzung der Effektivität von Therapiemaßnahmen im Maßregelvollzug bei Herrn Narzisse kommen, wenn Herr Narzisse durch derartige Initiativen und durch deren Durchhalten gezeigt hat, dass er von sich aus bereit ist, an sich zu arbeiten und sich zu ändern, und dass es bei seinen Therapiewünschen nicht nur darum geht, sich der Aktivität von Therapeuten auszusetzen.

Dabei könnte eine erneute Androcurbehandlung dann indiziert sein, wenn sie gleichzeitig mit derartigen Initiativen des Probanden verbunden ist und dazu beiträgt, dass er von seiner sexuellen Präokkupation abgelenkt und sich konstruktiv mit Änderungsmöglichkeiten auseinander setzt. Der Referent würde für eine solche Androcurbehandlung plädieren, wenn der Proband eine solche Behandlung wünscht, gleichzeitig andere therapeutische Aktivitäten in der Haftanstalt unternimmt und die Androcurbehandlung mit den anderen Aktivitäten abgestimmt wird.

Auch der Alterungsprozess könnte in Zukunft gewisse positive Auswirkungen haben. Er ist im Gegensatz zu den Angaben der Rechtsanwältin von Herrn Narzisse zum jetzigen Zeitpunkt jedoch noch nicht soweit wirksam, dass dadurch eine Abnahme der sexuellen Appetenz und der sexuellen Bedürfnisse abzuleiten wäre.

Die im Gutachtenauftrag gestellte Frage wird somit dahingehend beantwortet, dass eine Entlassung aus dem Maßregelvollzug aufgrund der vielen Risikofaktoren die Gefahr eines Rückfalls in sexualdelinquentes Verhalten birgt und dass eine Verlegung in den Maßregelvollzug zum jetzigen Zeitpunkt und unter den jetzigen Bedingungen keine therapeutischen und prognostischen Vorteile mit sich bringen würde, sondern möglicherweise sogar mit gewissen Risiken behaftet wäre. Eine Verlegung in den Maßregelvollzug kommt dann in Betracht, wenn der Proband in der Haftanstalt während der Sicherungsverwahrung bewiesen hat, dass er zu tatsächlichen Verhaltens- und Einstellungsänderungen bereit ist und aktiv und dauerhaft an solchen Änderungen arbeitet. Dazu sollte ihm in der Haftanstalt die Chance gegeben werden. Eine Androcurbehandlung könnte dabei hilfreich sein, wenn sie mit solchen Aktivitäten kombiniert ist. Zu einem späteren Zeitpunkt, wenn der Proband die genannte Änderungsbereitschaft durch aktives Handeln unter Beweis gestellt hat, sollte erneut geprüft werden, ob eine Unterbringung in einem psychiatrischen Krankenhaus sinnvoll ist, zumal von dort aus die Entlassungsvorbereitungen und die Nachbetreuung besser gewährleistet werden können als aus einer Haftanstalt.

11.2 Begutachtung zur Sicherungsverwahrung

11.2.1 Sachverhalt - Anklage und Vorgeschichte

(aus Akten und eigenen Angaben, die in dieser Darstellung nicht - wie üblich - getrennt referiert werden)

Der Proband habe das „Crazy Horse" ausgebaut, habe pro Abend 5-13 Frauen beschäftigt. Von den freischaffenden Frauen habe er 130 DM Tagesmiete verlangt bzw. tagsüber 20 DM pro Freier. Er habe bei Kartenzahlungen, die in dem Etablissement möglich gewesen seien, einige Dirnen um ihren Lohn betrogen. Der Proband habe pro 15 Minuten Geschlechtsverkehr einen Preis von 100 DM festgesetzt. Er habe die Abrechnungen persönlich vorgenommen, er habe sich fast jede Nacht im Club aufgehalten und bei Abwesenheit durch zahlreiche telefonische Nachfragen die Zustände im Club kontrolliert. Er habe Überwachungskameras installiert, die sowohl dem Schutz der Frauen gedient hätten als auch ihrer Überwachung. Er habe Schichtdienst eingeführt und auch die Einhaltung des Arbeitsplanes kontrolliert. Die Frauen hätten unter seinen starken Stimmungsschwankungen gelitten. Er sei zum Teil umgänglich und hilfsbereit gewesen, habe aber auch Wutanfälle bekommen können, der Umgangston sei vulgärer als in

vergleichbaren Etablissements gewesen. Durch seine abwertenden Ausdrücke habe im Club eine gedrückte Stimmung geherrscht, die Frauen hätten Angst vor seinen Drohungen und seinem Gebrüll und seinen Tobsuchtsanfällen gehabt. Der Proband habe einzelne Prostituierte unter Druck gesetzt und ihnen das Geld, welches sie als Prostituierte eingenommen hätten, abgenommen. Die Zeugin Rose habe dem Probanden insgesamt einen Betrag in Höhe von mindestens 30.000 DM auf diese Weise abgegeben. Sie habe sich ständig kontrolliert und in ihren Kontakten zur Außenwelt eingeschränkt gefühlt. Der Proband habe der heroinabhängigen Zeugin auch Drogen besorgt. Im Jahr 1994 habe er sie gezwungen, den Oralverkehr bei ihm durchzuführen und den Samen zu schlucken, was diese nur in der Hoffnung auf Drogen gemacht habe.
Bezüglich der Prostituierten Tanya Nelke errechnete die Staatsanwaltschaft, dass diese von Anfang Februar 1995 bis Ende Februar 1996 einen Mindestbetrag in Höhe von 26.000 DM an den Probanden weitergegeben habe. Auch sie habe die Tätigkeit im Club des Probanden als unerträglich empfunden, sie habe fliehen wollen, sei aber zum Probanden zurückgekehrt. Auch sie sei von dem Probanden mit Heroin versorgt worden.
Die Zeugin Marlies Lilie habe pro Tag etwa 300 bis 400 DM eingenommen und etwa 3.200 DM insgesamt an den Probanden abgegeben. Der Proband habe die heroinabhängige Frau Lilie mit Drogen versorgt, habe von ihr auch mindestens zweimal den Oralverkehr verlangt, was sie aufgrund ihrer Sucht nach Drogen auch gemacht habe. Er habe sie auch geschlagen. Nachdem sie den Probanden bestohlen habe, habe er angekündigt, ein Kopfgeld auf sie auszusetzen. Sie sei dann durch einen angeblichen Freier wieder zum Probanden zurückgebracht worden, der sie als Strafe für ihre Flucht geohrfeigt und ihr den Befehl gegeben habe: „Du bleibst hier und arbeitest".
Die Prostituierte Doris Dahlie habe ebenfalls im Probanden eine neue Bezugsperson gesehen, ihn als Beschützer betrachtet und ihm 50% ihres Verdienstes überlassen. Der Proband habe nach einem Zerwürfnis mit seiner Cousine, die ihm zuvor als Strohfrau gedient habe, Doris als Inhaberin des Gewerbes der Zimmervermietung eingesetzt. Er habe die ihr von der Bank übersandte EC-Karte und PIN-Nummer übernommen und Fahrzeuge auf sie angemeldet. Die Zeugin habe sich als Chefin im Club gefühlt und Hoffnungen gehegt, dass der Proband sie heiraten würde. Sie habe sich für den Probanden sehr engagiert und zwischen 1.000 und 2.500 DM pro Nacht verdient. Sie habe ihren gesamten Verdienst an den Probanden übergeben. Insgesamt wurde der Verdienst von Doris, welchen sie beim Probanden abgegeben habe, auf 300.000 DM geschätzt. Andererseits habe sich die

Zeugin im Club annähernd wie eine Gefangene gefühlt, sei nie ohne Aufsicht gewesen und habe vor allen Handlungen den Probanden um Erlaubnis fragen müssen. Der Proband habe auch ihr Zimmer durchsucht, ob sie Geld vor ihm verstecke. Die Zeugin habe mindestens 5-mal heftige Schläge erhalten. Außerdem habe er sie in dem Sado-Maso-Studio gefesselt, geknebelt und minutenlang mit einer Peitsche oder Klatsche gezüchtigt. Er habe sie gezwungen, auf den Boden zu urinieren und dann ihren Urin wieder aufzulecken, habe von ihr den Mundverkehr verlangt und auch, dass sie die Samenflüssigkeit herunterschlucke. Anfang des Jahres 1996 habe er bei ihr entgegen ihres Willens den Analverkehr versucht, der jedoch misslungen sei.
Auch die Zeugin Maja Akelei sei von ihm wiederholt körperlich gezüchtigt worden. Am 5.6.1996 habe er sie vergewaltigt, wobei er sie geschimpft, geschlagen, ihre Unterhose zerrissen und mit den Knien ihre Beine auseinander gedrückt habe. Außerdem habe er sie danach am Telefon bedroht. Die Zeuginnen Sonja Tulpe und Melanie Iris, die ebenfalls als Prostituierte gearbeitet hätten, seien von ihm bedroht und geschlagen worden.
Der Zeuge Torsten Kornblume, der einen Club in Lüneburg betrieben habe, sei vom Probanden bedroht worden, weil er einer Prostituierten des Probanden Geld abgenommen habe. Mit der Drohung des Angeklagten, dass dieser dem Zeugen die Bude niederbrenne, sei dieser eingeschüchtert worden und habe dem Probanden 7.000 DM ausgehändigt. Darüber hinaus habe er Heroin, welches ihm von einem Julio Geranie übergeben worden sei, gebunkert.

Der Proband war folgendermaßen vorbestraft:

1. Amtsgericht Nürnberg, Urteil vom 12.5.1986, 80 Tagessätze zu je 60 DM. Der Proband habe einen Arzt, einen Pfarrer und einen Leichenbestatter zum Wohnanwesen x geschickt. Diese seien bei den Eheleuten F. vorstellig geworden, deren Gesundheitszustand durch diese Geschehnisse merkbar verschlechtert worden.
2. 4.4.1987 Amtsgericht Nürnberg, Strafbefehl wegen fahrlässiger Trunkenheit im Verkehr, 30 Tagessätze je 25 DM und Sperre der Fahrerlaubnis von 12 Monaten.
3. 15.1.1988 Amtsgericht Schweinfurt, Gesamtfreiheitsstrafe von 1 Jahr, die zur Bewährung ausgesetzt wurde. Der Proband habe ein Nachtlokal in Forchheim betrieben und Prostituierte nach telefonischer Bestellung für Hausbesuche vermittelt. Er habe die entsprechenden Frauen zu den Kunden begleitet und habe neben dem Preis auch Zeit, Ort und Dauer der Tätigkeit bestimmt und die Hälfte des jeweiligen Erlöses ver-

einnahmt. Ein Kunde des Heimservice habe eine Animierdame fortgeschickt, weil er nicht gewusst habe, dass es sich um Prostituierte handele. Der Proband habe jedoch eine Zahlung von 300 DM gefordert und nach dessen Weigerung zu zahlen, gedroht, die Frau des Kunden von dem Kontakt mit einer Prostituierten zu unterrichten. Daraufhin habe er Schuldanerkenntnis über 300 DM unterzeichnet sowie einen Videorecorder als Pfand hingegeben. Im Mai 1996 habe der Proband überdies eine zu einer scharfen Waffe umgebaute Gaspistole erworben.

4. 7.10.1988 Amtsgericht Herzogenaurach, der Proband sei zu 75 Tagessätzen à 50 DM verurteilt worden, weil er dem Pächter einer Gaststätte angedroht habe, ihn zu töten.
5. 5.11.1988 Amtsgericht Nürnberg, Freiheitsstrafe von 6 Monaten wegen Fahrens ohne Fahrerlaubnis, wobei die Strafe zur Bewährung ausgesetzt worden sei.
6. 23.7.1989 Landgericht Nürnberg, Freiheitsstrafe von 8 Monaten unter Einbeziehung der unter 5) genannten Verurteilung und wegen Bedrohung und Verletzung von Unterhaltsverpflichtung. Der Proband habe am 7.10.1988 in einem Nachtlokal eine Frau bedroht, am 14.10.1988 einer anderen Frau gesagt, dass er sie auch abknallen könne. Am 14.2.1989 habe er einer Frau, die der Aufforderung, das Lokal zu verlassen, nicht nachgekommen sei, einen heftigen Stoß versetzt.
7. 20.7.1990 Amtsgericht Nürnberg, vorsätzliche Körperverletzung und Nötigung, 4 Monate Freiheitsstrafe. Der Proband habe Schulden eingetrieben und dabei seinem Schuldner einen Faustschlag versetzt, um einer Forderung Nachdruck zu verleihen.
8. 27.9.1991 Amtsgericht Nürnberg, Freiheitsstrafe von 5 Monaten wegen Urkundenfälschung. Der Proband sei bei Anmietung von Büroräumen unter falschem Namen aufgetreten, weil er in desolater wirtschaftlicher Lage gewesen sei.
9. 12.6.1993 Amtsgericht Nürnberg, Freiheitsstrafe von 10 Monaten. Der Proband habe im Mai 1992 eine Pistole Walther und eine Pistole Beretta einschließlich Munition erworben und sie in einem Schließfach aufbewahrt.
10. 21.10.1993 Amtsgericht Nürnberg, Gesamtfreiheitsstrafenbildung von 1 Jahr und 6 Monaten. Der Proband habe als Inhaber einer Versicherungsagentur Anzeigen von verschiedenen Firmen eingeworben, obwohl er hierzu weder Veröffentlichungsmöglichkeiten noch die Mittel gehabt habe, um die von ihm versprochenen Leistungen zu erbringen.

11. 23.2.1995 Amtsgericht Bayreuth, Verurteilung zu 120 Tagessätzen à 50 DM. Der Proband habe in der Küchenschublade seiner Wohnung einen Schlagring aufbewahrt.
12. 13.8.1995 Amtsgericht Schweinfurt, Freiheitsstrafe von 6 Jahren zur Bewährung ausgesetzt. Der Proband habe einen Zeugen gewürgt und gedroht, dass er ihn umbringe.
13. 6.7.1996 Einschließlich Gesamtstrafenbildung mit der Vorstrafe, Freiheitsstrafe von 8 Monaten. Der Proband habe im Rahmen einer Auseinandersetzung einen anderen mit beleidigenden Schimpfworten betitelt, er habe außerdem Vollbremsungen durchgeführt, wodurch er andere im Straßenverkehr genötigt habe. Schließlich sei eine Gesamtfreiheitsstrafe von 12 Monaten gebildet worden, die zur Bewährung ausgesetzt worden sei.

11.2.2 Zusammenfassung der Biographie

Der Proband wurde als drittältestes von 8 Kindern seiner Eltern in Bayreuth geboren. Der Vater war Bierfahrer, er war Alkoholiker und zuckerkrank und verstarb im Alter von 54 Jahren. Die Mutter arbeitete gelegentlich als Reinigungskraft und war sonst Hausfrau. Der Proband wuchs im elterlichen Haushalt unter sehr beengten und wirtschaftlich schwierigen Bedingungen auf. Nach 1 Jahr Kindergarten wurde er mit 6 Jahren eingeschult und besuchte 9 Jahre lang die Grund- und Hauptschule. Ab dem 10. Lebensjahr musste er durch Zeitungsaustragen und Mithilfe bei einem Sattler zum Familienunterhalt beisteuern. 1975 begann er eine Lehre als Maler, entschloss sich dann aber, Autolackierer zu werden. 1977 verließ er den elterlichen Haushalt, setzte seinen Angaben nach die Lehre aber bis zum Abschluss fort. Anschließend verdiente er seinen Lebensunterhalt zunächst mit Gelegenheitsjobs, er schloss sich einer Schaustellertruppe an und arbeitete ca. 2 Jahre lang als Lackierer in Kulmbach. Diese Tätigkeit gab er wegen gesundheitlicher Beeinträchtigungen auf. Er zog dann nach Bamberg, wo er als Vorarbeiter bei der Stadtverwaltung arbeitete. In seiner Freizeit war er mit einer Motorradclique unterwegs, die allerdings keine besondere Kluft trug und sich auch keiner größeren Gruppe zugehörig fühlte.
Etwa 1980 oder 1981 verlegte er seinen Wohnsitz nach Nürnberg, wo er bei der Firma PHILIPS arbeitete. 1982 hatte er seine erste Ehefrau kennen gelernt und sie 1983 geheiratet. Am 19.9.1983 wurde sein Sohn Benjamin geboren. Er gab zu diesem Zeitpunkt seine Clique und auch den vermehrten Alkoholkonsum, den er seit Ende seiner Lehrzeit betrieben hatte, auf.

1986 baute er eine Malerfirma mit mehreren Mitarbeitern auf, behielt jedoch seine Stelle bei PHILIPS, wobei eine Teilzeitvereinbarung getroffen worden sei. Er arbeitete von 2 Wochen jeweils nur eine bei PHILIPS. Nach einem Jahr geriet seine Ehe wegen seiner vielen beruflichen Aktivitäten in die Krise.
Im März 1987 übernahm er ein Nachtlokal in Forchheim, welches er und seine Frau betrieben, bis er im Juli 1987 wegen des Verdachtes der Förderung der Prostitution in Untersuchungshaft kam. Aufgrund der Inhaftierung wurde das Arbeitsverhältnis bei der Firma PHILIPS aufgelöst. Wegen Differenzen mit dem Meister, den der Proband in seiner Malerfirma beschäftigte, musste der Proband das Geschäft aufgeben. Am 15.1.1988 wurde er aus der Haft entlassen. Kurze Zeit später trennte sich die Ehefrau und verließ ihn mit dem Kind. Die Ehe wurde im Oktober 1989 geschieden.
Ab Juli 1988 betrieb der Proband einige Jahre lang ein Musik-Café in Nürnberg. In den Jahren 1990 und 1991 gründete er eine Versicherungsagentur. Wegen Straftaten, die er in diesem Zusammenhang beging, wurde er 1992 erneut inhaftiert. Nach der Haftentlassung im April 1994 zog er nach Bayreuth, wo er seinen Lebensunterhalt zunächst mit dem Betrieb zweier Wurstbuden bestritt, ferner mietete er im August und im November 1994 jeweils ein Appartement, um deren Nutzung gegen Entgelt verschiedenen Prostituierten zu überlassen. Im März 1996 heiratete er seine zweite Ehefrau, eine Prostituierte, die sich kurz nach der Inhaftierung des Probanden in diesem Verfahren von ihm trennte. Aus einer Beziehung in Forchheim hat der Proband ein nichteheliches Kind im Alter von 6 Jahren.

11.2.3 Bisheriger Verfahrensgang

Im Auftrag der Staatsanwaltschaft war der Proband von Herrn Dr. Sch. aus B. begutachtet worden, der eine dissoziale Persönlichkeitsstörung feststellte und aufgrund der Vorverurteilungen und der vielen Einzeldelikte, die in dem Verfahren zur Verurteilung anstanden, eine ungünstige Prognose bezüglich künftiger Straftaten abgab, er bejahte darüber hinaus das Vorliegen eines Hanges im Sinne des § 66 StGB und damit die Voraussetzungen für die Anwendung des § 66 StGB. Dieser Schlussfolgerung hatte der Verteidiger des Betroffenen entgegengesetzt, dass der Großteil der Delikte, die in der Vergangenheit abzuurteilen waren, als Straftaten, die der Kleinkriminalität zuzuordnen sind, zu werten sind. Auch alle anderen Delikte hat er im Bereich der mittleren Kriminalität angesiedelt, und letztendlich die Straftaten, wegen derer es zu einer Verurteilung gekommen war, als Folge einer einmaligen Entscheidung und nicht als Rückfälligkeit in eingeschliffene Delinquenzmuster. Das Gericht gab daraufhin ein weiteres Gutachten in Auftrag, weil es bemängelte, dass der bisherige Gutachter die Prognosebeurteilung lediglich auf die Vorstrafenliste stützte und auch die Dissoziale Persönlichkeitsstörung mit den Vorstrafen begründete, wodurch ein Zirkelschluss zum Nachteil des Betroffenen nicht ausgeschlossen werden könnte. Dabei soll die Frage beantwortet werden „ob und mit welchem Grad der Wahrscheinlichkeit beim Angeklagten derzeit und nach lang andauernder Strafhaft mit weiteren Straftaten mit welcher Qualität und in welcher Frequenz zu rechnen ist".

11.2.4 Anamnese

Neben der Erhebung der biographischen Anamnese, die hier nicht erneut dargestellt wird, wurden folgende Informationen bei der Begutachtung erhoben:

Krankheitsanamnese (gekürzt)
Die körperliche Anamnese war ohne Vorkommnisse, psychiatrische Behandlungen waren nie erforderlich. Psychische Störungen wurden nicht bekannt. Bezüglich des Substanzkonsums berichtete der Proband, dass er früher gelegentlich, aber nie regelmäßig geraucht habe, manchmal habe er 1 oder 2 Wochen geraucht, aber nicht durchgehend. Seit 10 oder 15 Jahren rauche er gar nicht mehr.
Zum Alkoholkonsum gab er an, dass er mit 16 oder 17 angefangen habe, Alkohol zu trinken, dass er mit 17 oder 18 Jahren einen ersten Rausch gehabt und dann allmählich den Alkoholkonsum gesteigert habe. Mit 21/22 Jahren habe er regelmäßig konsumiert, während der Woche sei es weniger gewesen, an den Wochenenden habe er bis zu 40 Geißmaß getrunken, das sei vor allem während seiner Bamberger Zeit und zu Beginn der Nürnberger Zeit gewesen. Er sei jedes Wochenende „dicht" gewesen. Er habe seinerzeit auch häufig einen Kater gehabt, sei müde und schlapp gewesen, habe aber nicht getrunken, um wieder fit zu werden. An Suchtdruck könne er sich nicht erinnern. Er habe 1-2 Jahre diesen heftigen Konsum betrieben und habe dann ganz damit aufgehört und nur noch gelegentlich ein Bier getrunken. Ab 1991 oder 1992 sei der Alkoholmissbrauch ganz vorbei gewesen.
Zu illegalen Drogen meinte der Proband, dass er sowohl Kokain wie Marihuana wie Speed probiert habe, Kokain und Speed habe er während der Bordellzeit öfter zu sich genommen, um wach zu bleiben.

Sexualanamnese und Beziehungen (gekürzt, jedoch weitgehend wörtlich aus dem Gutachten):
Der Proband berichtete, dass er durch Zeitschriften und durch Bekannte aufgeklärt worden sei. Man habe aber nicht sonderlich viel über Sexualität geredet. Einmal sei er während der Zeit, als er als Jugendlicher als Zeitungsausträger unterwegs gewesen sei, von einem Hausmeister missbraucht worden. Dieser habe mit seinem Glied gespielt und das Glied in den Mund genommen.
Mit 16 oder 17 Jahren habe er sich zum ersten Mal selbst befriedigt. Mit 16 Jahren habe er eine erste Freundin gehabt, mit 17 Jahren den ersten Geschlechtsverkehr erlebt. Mit 18 Jahren, nachdem er von zu Hause ausgezogen sei, habe er eine erste längerfristige Freundschaft gehabt, die 1 Jahr lang gedauert habe. Mit dieser Frau habe er auch zusammengewohnt. Die Beziehung sei durch seinen Wegzug von Bayreuth nach Bamberg beendet worden. In Bamberg habe er dann keine Freundschaften gehabt. Er sei vielmehr eher mit Männern unterwegs gewesen, habe aber kurzfristige „Gspusis" gehabt. Dann habe er noch in Bamberg seine spätere Frau kennen gelernt, mit der er 10 Jahre zusammen gewesen sei und mit der er auch ein Kind habe. Nach der Haftentlassung, als die Beziehung beendet gewesen sei, habe er keine kurzfristigen Beziehungen gehabt, sondern zwei feste Partnerschaften. Sexuelle Probleme habe es weder mit seiner Frau noch bei diesen Partnerschaften gegeben. Mit der zweiten dieser Partnerschaften, einer Prostituierten, habe er auch sein zweites Kind gehabt.
Als er nach seiner Haftentlassung aus Würzburg nach Bayreuth gekommen sei, habe er dort ein 22-jähriges Mädchen kennen gelernt, die in der Hauspflege gearbeitet habe. Er sei 1 Jahr mit ihr zusammen gewesen, obwohl ihre Eltern gegen eine Beziehung zu ihm gewesen seien. Bei der Arbeit mit dem Eiswagen habe er dann Doris Dahlie kennen gelernt, mit der er eine Beziehung eingegangen sei. Im Rahmen seiner Tätigkeit im Milieu habe er auch Tanya kennen gelernt. Mit beiden habe er parallele Verhältnisse gehabt, beide seien ihm nachgelaufen, hätten gemacht, was er gewollt habe, ohne dass er sie dazu habe zwingen müssen, beide hätten wohl die Hoffnung gehabt, dass er sie heiraten würde. Eigentlich habe er die Doris Dahlie heiraten wollen, er könne aber nicht sagen, warum er es nicht gemacht habe. Die Tanya sei drogenabhängig gewesen und sei nicht weggekommen davon, das habe ihn nervlich kaputt gemacht. Er habe ihr geholfen, habe ihr einerseits eine Therapie finanziert, habe ihr andererseits, wenn sie ihn darum gebettelt habe, auch Drogen besorgt. Mitte 1995 habe er dann seine zweite Frau kennen gelernt, die in Erlangen in einem Bordell gearbeitet habe. Sie habe bei ihm in Bayreuth arbeiten wollen. Sie habe ihm gefallen, sie

sei in seinem Alter gewesen, er habe eine Familie gesucht, und deswegen habe er sie geheiratet. Es sei deswegen zu Schwierigkeiten mit Tanya und mit Doris gekommen, er habe aber beide weiter beschäftigt und sei mit beiden auch weiterhin ins Bett gegangen.
Er habe aber nie eine Frau zu Sex zwingen müssen, alle hätten freiwillig mit ihm geschlafen. Es sei auch keine wirklich von ihm abhängig gewesen. Er habe nie für eine Frau Abstand gezahlt.

11.2.5 Angaben zu den Tatvorwürfen
(gekürzt, jedoch weitgehend wörtlich aus dem Gutachten)

Der Proband meinte, dass 50% der Erzählungen der Mädchen übertrieben seien, dass es aber stimme, dass es wegen der Drogen Ärger gegeben habe und dass er den Mädchen auch das Zeug gegeben habe, wenn sie es dringend gebraucht hätten. Er habe aber auch erreichen wollen, dass die Mädchen von den Drogen wegkämen. Es habe ihm nicht gepasst, dass in seinem Club Drogen gewesen seien, und noch weniger habe es ihm gepasst, dass Drogendealer in seinen Club gekommen seien, um dort die Frauen zu versorgen. Dies sei auch einer der Gründe gewesen, warum er selber die Drogen besorgt habe, er habe nämlich die Drogendealer vom Club fernhalten wollen.
Bezüglich der finanziellen Situation meinte der Proband, dass die meisten Mädchen Miete gezahlt hätten und er darüber hinaus kein Geld von ihnen bekommen habe. Die Tanya und die Doris hätten ihm das Geld abgegeben, sie hätten das aber freiwillig gemacht. Die Alex habe ihr eigenes Geld gehabt. Geldforderungen habe er nur begrenzt gestellt, es könne aber sein, dass er Geld, was er den Mädchen gegeben habe, zurückgefordert habe, und dass es dann Ärger gegeben habe. Beispielsweise habe er der Tanya Geld für den Anwalt geliehen und dann habe er es zurückgefordert, da sei er auch energisch gewesen, er habe die Mädchen aber nicht geschlagen. Es könne aber durchaus sein, dass er, wenn er gefordert habe, „verbal überzogen" habe. Das sei auch der Fall gewesen, als er das Geld zurückgefordert habe, welches Uwe Narzisse, der Tanya nach Holland habe verkaufen wollen, dieser abgenommen habe. Er habe versucht, den Mann einzuschüchtern. Er habe andererseits der Tanya geholfen, habe es ihr ermöglicht, mit dem Taxi von Niedersachsen nach Bayreuth zu fahren und habe das Taxi bezahlt. Zusammenfassend meinte der Proband bezüglich der Vorwürfe der sexuellen Nötigung, dass er keine seiner Beziehungen vergewaltigt habe, dass er sie nicht zu Sex gezwungen habe und auch nicht da-

zu, bestimmte Stellungen einzunehmen. Die Doris habe freiwillig für ihn gemacht, was er gewollt habe, sie sei sogar froh gewesen, wenn er sich mehr um sie gekümmert hätte. Es stimme auch nicht, dass er die Mädchen überwacht habe, er habe außer im Barraum keine Überwachungskameras gehabt und er habe auch keine Mikrophone aufgestellt gehabt. Dass sich die Mädchen gemeldet hätten, und dass er darauf geachtet habe, dass sich die Mädchen melden sollten, wenn sie das Haus verlassen, sei zum Schutz der Mädchen gewesen und nicht, um sie zu kontrollieren.

Nicht bestreiten wolle er, dass er die Mädchen geschlagen habe, z.B. wegen der Drogen, dann habe er Tanya beispielsweise auch „den Arsch verhaut". Auch im Streit habe es öfter Rempler gegeben, z.B., wenn ein Hund, der einem der Mädchen gehört habe, in dem Bordell uriniert habe. Aber auch da habe er nicht richtig zugeschlagen („wenn ich zugeschlagen hätte, wäre sie umgefallen"). Es stimme nicht, dass er die Doris zu irgendetwas gezwungen habe, die Doris habe den Schlüssel zu allem gehabt. Er sei in der Zeit, in der sie den Schlüssel gehabt habe, auch nach Thailand gereist und sie habe tun können, was sie gewollt habe, er habe sie zu nichts zwingen müssen, sie habe alles freiwillig gemacht.

Er habe in der Zeit, als er den Club geführt habe, durchaus Geld verdient, er habe einen Monatsumsatz von 30.000 Euro gehabt, die Steuerveranlagung habe 12.000 Euro betragen, er habe Geld gehabt, um ein Haus in Marokko zu kaufen, welches er aber vor der Verhaftung wieder verkauft habe. Er habe seiner Mutter Geld gegeben und habe ein Haus in Mistelgau kaufen können. Es sei ihm nicht schlecht gegangen, er habe das Geld aber nicht dadurch verdient, dass er es den anderen abgenommen habe, sondern man habe es ihm gegeben, oder er habe für die Miete Geld vereinnahmt.

11.2.6 Befund

(gekürzt und anonymisiert, aber - soweit referiert - wörtlich aus dem Gutachten)

Der Proband wurde aus der JVA Hof zum Zweck der Begutachtung in die JVA Erlangen verlegt und von dort zum Zwecke der Begutachtung vorgeführt. Äußerlich wirkte der große und deutlich übergewichtige Proband etwas altersinadäquat, er trug vorne kurze, hinten lange Haare, die er zu einem Pferdeschwanz zusammengebunden hatte. Seinen Bart hatte er ähnlich einem Mongolenbart geschnitten, war mit einem schwarzen T-Shirt bekleidet, welches für Motorradbekleidung Reklame macht. Körperpflege und

Hygiene erschienen unauffällig. Im Gespräch wirkte der Proband locker und ungezwungen, aber nicht unhöflich. Der Proband war insgesamt sehr kooperativ und berichtete relativ offen über seine Vergangenheit, wobei er allerdings immer wieder darauf hinwies, dass er schlechter dargestellt werde, als es der Realität entsprochen habe. Er betonte auch immer wieder, dass er kein Bordell, sondern einen Club geführt habe. Wenn der Referent es nicht so genau mit diesen Bezeichnungen nahm, wurde das vom Probanden zwar korrigiert, er schien es jedoch nicht übel zu nehmen, dass man die Terminologie des Rotlichtmilieus nicht exakt beherrschte.
Affektiv schien der Proband ausgeglichen, eher optimistisch und unbekümmert. Lediglich auf seine Verhaftung und die Anklage angesprochen, reagierte er missmutig und empört. Mimik und Gestik waren ausdrucksstark und lebhaft, jedoch stets situationsadäquat. Die Affekte und die entsprechende Mimik und Gestik waren in aller Regel kurz dauernd. Längere Verstimmungen oder missmutiges Gehabe waren bei der Begutachtung nicht festzustellen.
Der psychische Befund war ansonsten unauffällig.
Die Primärpersönlichkeit des Probanden zeichnet sich durch gewisse dissoziale Tendenzen aus, zu der eine geringe Berücksichtigung der Bedürfnisse anderer, z.T. auch manipulative Verhaltensweisen gehören, auch eine geringe Konstanz der Beziehungsgestaltung gehört zu den dissozialen Akzentuierungen. Darüber hinaus fällt eine gewisse Ungebundenheit und eine mangelnde Bindungsfestigkeit auf.

11.2.7 Zusammenfassung und Beurteilung
(gekürzt, aber - soweit referiert - wörtlich aus dem Gutachten)

Herr Fingerhut wirkte bei dieser Begutachtung – im Gegensatz zu seiner fehlenden Kooperationsbereitschaft bei Herrn Dr. Sch., bei dem er am zweiten Begutachtungstermin im November 1998 eine weitere Untersuchung abgelehnt hatte – bei dieser Untersuchung bereitwillig mit, er gab ausführlich Auskunft und war bei der testpsychologischen Untersuchung ausgesprochen kooperativ.
Vergleicht man die Angaben des Probanden, wie sie in der Anklage enthalten sind, wie sie in dem Gutachten von Herrn Dr. Sch. wiedergegeben wurden und wie sie bei der jetzigen Untersuchung mitgeschrieben wurden, miteinander, so fallen eine Reihe von diskreten Diskrepanzen auf. Diese können beispielhaft dargestellt werden, sie müssen auch interpretiert werden, sie werden jedoch nicht zu einer grundsätzlich unterschiedlichen Ein-

schätzung bezüglich der Persönlichkeit des Probanden führen. Wenngleich in dem jetzt vorliegenden Gutachtenauftrag nicht nach den Eingangsmerkmalen des § 20 StGB oder nach psychischen Störungen im eigentlichen Sinn gefragt worden ist, so sei aus psychiatrischer Sicht vorausgeschickt, dass in Übereinstimmung mit dem Ergebnis der Untersuchung von Herrn Dr. Sch. und den testpsychologischen Untersuchungen von Herrn Dr. B. auch bei der jetzigen psychologischen und psychiatrischen Untersuchung keine Störung festgestellt wurde, die einem der Eingangsmerkmale des § 20 StGB zuzuordnen wäre. Allerdings erscheint aus Sicht des Referenten auch die Diagnose einer dissozialen Persönlichkeitsstörung, wie sie von Herrn Dr. Sch. gestellt wurde, fraglich. Ohne Zweifel hat Herr Fingerhut in der Vergangenheit eine Vielzahl dissozialer Verhaltensweisen gezeigt. Die Kriterien einer Persönlichkeitsstörung scheinen demgegenüber aber nicht vorzuliegen. Um nach ICD-10 eine Persönlichkeitsstörung diagnostizieren zu können, müssen alle der sechs in den diagnostischen Leitlinien für Persönlichkeitsstörungen enthaltenen Kriterien vorliegen, nämlich 1., 2. bis 6.

Eines der wesentlichen Kriterien, nämlich, dass die Störung immer in der Kindheit oder Jugend beginnt, ist, wenn man den jetzt vorliegenden Informationen folgt, nicht zu bestätigen. DSM-IV weist gerade in Bezug auf die in Frage stehende Persönlichkeitsstörung, die dort antisoziale Persönlichkeitsstörung genannt wird (DSM-IV Nr. 301.70), darauf hin, dass bei diesen Menschen seit dem 15. Lebensjahr ein andauerndes Muster der Nichtachtung und Verletzung sozialer Rechte anderer Menschen besteht. Folgt man den Informationen, die der Proband selber abgegeben hat, die aber auch in der Anklageschrift und im Gutachten von Herrn Dr. Sch. zu finden sind, so hat der Proband trotz erheblicher familiärer Schwierigkeiten sein Leben bis zum Ende seiner Lehre ohne allzu große soziale Schwierigkeiten gestaltet. Zwar ergeben sich gewisse Zweifel bezüglich des Realitätsgehaltes dieser Informationen, weil bereits hier gewisse Widersprüche zwischen den verschiedenen Informationsquellen auftauchen. So ist der Anklageschrift zu entnehmen, dass der Proband 1975 seine Lehre als Maler begonnen hatte, sich dann umentschlossen hat, Autolackierer zu werden, diese Lehre jedoch vor der Gesellenprüfung abgebrochen hatte, während er bei der Begutachtung durch den Referenten berichtete, dass er die Lehre als Autolackierer mit der Gesellenprüfung abgeschlossen hatte. Unabhängig von dieser Diskrepanz, die sicher interpretationsbedürftig ist, ist aus beiden Informationsquellen zu schließen, dass wohl erst ab dem Zeitpunkt, als er nicht mehr in

der Lehre als Autolackierer war, soziale Auffälligkeiten erkennbar wurden. Zu diesem Zeitpunkt war der Proband bereits 17 oder 18 Jahre alt. Folgt man seinen Angaben, dem andere Informationen nicht widersprechen, so hatte er davor eine schwierige Kindheit durchzustehen, die vor allem dadurch bedingt war, dass die 10-köpfige Familie in einer 4-Zimmer-Wohnung relativ beengt lebte. In der Kindheit des Probanden kam auch noch die Großmutter als 11. Mitbewohnerin hinzu. Der Vater dürfte wohl alkoholkrank gewesen sein, und die Familie hatte unter dem wiederholten massiven Alkoholkonsum und dem aggressiven Verhalten des Vaters, wenn dieser alkoholisiert war, zu leiden. Darüber hinaus waren durch die Größe der Familie und durch den Alkoholmissbrauch des Vaters die wirtschaftlichen Bedingungen ausgesprochen ungünstig. Der Proband musste als 10-Jähriger durch Austragen von Zeitungen zum Familienunterhalt beitragen. Er absolvierte aber trotz dieser Schwierigkeiten und, obwohl er aufgrund der räumlichen Enge in seinen Möglichkeiten, Hausaufgaben zu machen und zu lernen, beschränkt war, Grund- und Hauptschule ohne größere Schwierigkeiten. Hierzu dürfte auch die gut durchschnittliche Intelligenz des Probanden, bei dem Herr Dr. B. einen IQ von 109 gemessen hat, beigetragen haben. Über soziale Konflikte oder Schwierigkeiten, auch über gravierendere Normverstöße, ist dem Referenten nach Durchsicht der Akten und aufgrund der Exploration nichts bekannt. Der von Herrn Fingerhut bei der jetzigen Begutachtung erstmals berichtete sexuelle Missbrauch, dessen Opfer er als Zeitungsausträger geworden ist, spielt für die jetzige Beurteilung keine Rolle, macht auch späteres Verhalten nicht verständlicher, als es ohne diese Informationen gewesen wäre.
Etwa 17-jährig zog der Proband aus dem Elternhaus aus, weil er es wegen der Auseinandersetzungen mit dem Vater dort nicht mehr ausgehalten hatte. Er lebte zunächst bei einem Freund, dann in einem LKW auf einem Schrottplatz, und konnte, nachdem er 18 Jahre alt und volljährig war und deshalb auch als Mieter auftreten konnte, eine eigene Wohnung bekommen. Während aus der Anklageschrift zu entnehmen ist, dass der Proband mit dem Auszug aus der elterlichen Wohnung auch die Lehre abbrach, gab er bei der Begutachtung an, dass er trotz des Auszugs und trotz der Schwierigkeiten mit der Wohnung seine Lehre fortsetzte. Würde man ersteres unterstellen, so würde sich eine gewisse Haltschwäche aus dem Verhalten des Probanden ableiten lassen sowie ausgeprägte manipulative Tendenzen bei der Selbstdarstellung. Würde man von letzterem ausgehen, würde dies durchaus für eine Charakterstärke sprechen.
Diskrepanzen gibt es auch bezüglich des weiteren Lebenslaufes. Der Proband berichtete bei der jetzigen Begutachtung, dass er im Anschluss an die

Lehre in Kulmbach als Lackierer gearbeitet habe und von dort aus etwa 1982/83 nach Bamberg zog. Herrn Dr. Sch. gegenüber berichtete er, sich nach der Arbeit im Stahlbau einer Schaustellergruppe angeschlossen zu haben, eine Tatsache, die der Proband zwar auch bei der jetzigen Begutachtung erwähnte, dies aber eher als kurzfristige Nebentätigkeit darstellte, die er zeitlich nicht mehr genau einordnen könne und die er auch rasch wieder aufgegeben habe.

Seinen eigenen Angaben zufolge hatte er damals, also mit 19 oder mit 20 Jahren, erstmalige Kontakte mit der Polizei und musste seinerzeit auch erstmals in Schnaittach einen Jugendarrest absitzen, weil er mit anderen in eine Bauhütte eingebrochen war. Diese Informationen sind in dem in der Anklageschrift zitierten Vorstrafenauszug nicht enthalten, weisen zunächst auch eher auf eine jugendtypische Delinquenz hin, die in Gruppen begangen wird, und nicht auf eine durchgehende kriminelle Karriere. Die ersten Eintragungen im Bundeszentralregister, die in der Anklageschrift zitiert wurden, stammen aus dem Jahr 1986, als der Proband 25 Jahre alt war, so dass auch, wenn man berücksichtigt, dass Jugendstrafen aus dem Bundeszentralregister gelöscht werden, eine durchgehende kriminelle Entwicklung bis zu diesem Zeitpunkt nicht festgestellt werden konnte.

Dann allerdings häuften sich die Verurteilungen in nahezu jährlichem Abstand. Die Delikte führten allerdings kaum je in einem Einzelfall zu einer Freiheitsstrafe, sondern lediglich dann, wenn er wegen verschiedener Delikte zusammen verurteilt wurde. Gleichzeitig wird an der Verurteilungsserie aber auch erkennbar, dass sich der Proband Geldstrafen und Bewährungsstrafen nicht als Warnung hat dienen lassen, sondern sein Verhalten relativ unbeeindruckt fortgesetzt hat. Ausschlaggebend für diese Verurteilungen und die dadurch erkennbare Bereitschaft zu Normüberschreitungen und zu Dissozialität war offensichtlich auch eine Änderung des Lebensstils insgesamt. Nachdem der Proband etwa 22-jährig nach Nürnberg verzogen war, weil dort seine erste Ehefrau gelebt und er eine Arbeit bei PHILIPS gefunden hatte, blieb er bis etwa 1986 sozial weitgehend integriert. Er arbeitete regelmäßig, wurde Vater eines Sohnes und versuchte, ein Malereigeschäft aufzubauen. Etwa 1986 geriet die Ehe allerdings in die Krise, was der Proband einerseits auf die Vernachlässigung seiner Ehefrau durch ihn, andererseits durch die Einmischung von deren Schwester in die Ehe, zurückführte. Das erste Delikt, welches am 28.1.1985 stattfand, war nach Angabe des Probanden eine Rache an seiner Schwägerin, der er Arzt, Pfarrer und Leichenbestatter ins Haus schickte.

Etwa ab 1987, als der Proband etwa 27 Jahre alt war, begann er im Rotlichtmilieu zu arbeiten, wobei er von dieser Arbeit und dem auf diesem

Weg leicht verdienten Geld durchaus fasziniert war. Die folgenden Delikte bis etwa 1991 sind eng mit dieser Art des Geldverdienens verbunden. Es handelt sich um leichtere Körperverletzungen, Bedrohungen, Waffenbesitz - Verhaltensweisen, die im Rotlichtmilieu nicht ganz unüblich sind - und darüber hinaus, um Fahren ohne Führerschein. Wie eng sich der Proband mit diesem Milieu identifiziert hatte, wird daran erkennbar, dass er sich nur noch kurzfristig und vorübergehend um andere Berufsausübungen gekümmert hatte und dass er seit etwa 1991 eine festere Beziehung zu einer Prostituierten einging und mit ihr auch ein gemeinsames Kind zeugte. Es dürfte zu einer zunehmenden Sozialisation in diesem Milieu gekommen sein, in welchem der Proband sowohl die Verhaltensweisen und die Lebensvorstellungen ebenso wie die Normen und deren Durchsetzungen, die in diesem Milieu üblich sind, übernommen hat. Dass es sich hierbei um Verhaltensweisen, Einstellungen und Normen handelt, die anders sind als in einer bürgerlichen Gesellschaft und jenen Normen zum Teil zuwiderlaufen, ist allgemein bekannt. Dass in diesem Bereich das Recht des Stärkeren, die Durchsetzung eigener Interessen mit Drohung und Einschüchterung und die Übervorteilung anderer zur Erzielung eigener Vorteile zu den üblichen oder zumindest häufigen Verhaltensweisen gehören, ist den Fachleuten, die sich zwangsläufig mit Menschen aus diesem Milieu befassen, bekannt. Herr Fingerhut bestreitet nicht, dass er diese Verhaltensweisen übernommen und verinnerlicht hat. Er hat sich heute auch noch nicht von derartigen Einstellungen und Verhaltensweisen distanziert, wenn er beispielsweise seine betrügerischen Machenschaften als Versicherungsvertreter als „kleine Flunkerei, Notlüge, Verkaufsstrategie" charakterisiert. Insofern wird erkennbar, dass etwa 1987 mit dem Eintritt in das Milieu der Prostituierten, Zuhälter, Bordelle und Clubs eine dissoziale Entwicklung eintrat, wobei der Proband die dort häufig vorfindbaren dissozialen Verhaltensweisen übernahm. Auf der anderen Seite war der Proband mit einer gewissen persönlichen Stärke auch in der Lage, Fehlverhaltensweisen abzulegen und sich diesbezüglich auch zu ändern. Er gab einen zuvor betriebenen, erheblichen Alkoholmissbrauch auf, er reduzierte das Rauchen, so dass durchaus eine gewisse Willensstärke zu erkennen ist und vermutet werden muss, dass der Proband den von ihm eingeschlagenen Weg in dem Milieu, in dem er verkehrte, selbst gewählt hat und die dort üblichen Gepflogenheiten bewusst übernommen hat.

Diese Überlegung steht im Einklang mit der Argumentation des Anwalts, dass der Proband eine bewusste Entscheidung getroffen habe, im Rotlichtmilieu sein Geld zu verdienen und dass die in der Folgezeit begangenen Straftaten auf einer solchen Entscheidung basierten.

Nachdem er 1993 zu einer Freiheitsstrafe von 1 Jahr und 6 Monaten verurteilt worden war und diese Haftstrafe in der JVA Würzburg verbüßt hatte, hatte er zunächst den Plan, ein neues Leben außerhalb des Rotlichtmilieus zu beginnen. Dieser Vorsatz hielt jedoch nicht lange an, wobei er sowohl die Bekanntschaft zu dem späteren Partner seiner Cousine, dem Dachdecker Walter Aster, wie auch seine eigene Schwäche für das Rotlichtmilieu als Ursache für die Rückkehr in das Rotlichtmilieu nannte. Sicher haben auch die Schulden und die Vorverurteilung zu dieser Entscheidung beigetragen, obwohl der Proband dies bei der jetzigen Begutachtung nicht mehr erwähnte.

Der Wiedereinstieg im Milieu fiel ihm aufgrund seiner Vorerfahrungen und aufgrund der Tatsache, dass er bei den Prostituierten offensichtlich gut ankam, relativ leicht. Er fühlte sich in dem Rotlichtmilieu und als Geschäftsführer eines „Clubs" wohl. Er verdiente dort nicht nur relativ leicht Geld, sondern genoss auch Anerkennung, offensichtlich sowohl bei den Prostituierten wie bei anderen Zuhältern. Diese Zufriedenheit mit der eigenen Rolle und die Bestätigung der eigenen Rolle durch andere festigen, wie in allen anderen Berufen oder Rollen, die Menschen einnehmen, das Verhalten, so dass in Bezug auf die Position und die Rolle, die der Proband vor seiner Verhaftung einnahm, durchaus von einem eingeschliffenen Verhaltensmuster gesprochen werden kann. Dieses Verhaltensmuster zeigt sich auch noch im Auftreten des Probanden bei der jetzigen Begutachtung, wo er sowohl vom äußeren Erscheinungsbild wie auch von der Art des Umgangs eher die Rolle eines Zuhälters darstellte als die Rolle eines Duckmäusers oder eines Beziehungstäters. Er bezeichnete sich selber schließlich auch, wenn man ihn nach der Berufsbezeichnung fragte, als „Zuhälter". Dabei muss jedoch berücksichtigt werden, dass auch im Sozialgefüge einer Haftanstalt der Zuhälter ein weitaus höheres Sozialprestige genießt als viele andere Häftlinge und dass es schon deshalb für Herrn Fingerhut schwierig sein dürfte, diese Rolle und die damit verbundenen „Anerkennungen" aufzugeben.

In Bezug auf die dem Probanden vorgeworfenen Delikte muss aus forensischer Sicht wiederholt werden, dass eine Beeinträchtigung der Steuerungsfähigkeit auch unterhalb der Schwelle, die Voraussetzung für die Anwendung des § 21 StGB ist, nicht erkennbar ist, dass somit auch eine „Schwäche", welche die Hemmfähigkeit bezüglich normüberschreitenden Verhaltens beeinträchtigen könnte, nicht vorliegt. Es mag zwar richtig sein, dass, wie der Proband dies sieht, das Verhalten seiner Opfer und sein eigenes Verhalten sich gegenseitig begünstigt haben, dass beispielsweise seine Opfer sich seinem Willen fügten, weil sie auf seine Gunst gehofft hatten, oder dass sie seine Züchtigungen hinnahmen, weil sie gleichzeitig von ihm Vergünstigungen erfahren hatten; es mag somit sein, dass die tatsächliche Gewalt, die der Proband gegenüber seinen Opfern ausübte, und die tatsächlichen Freiheitseinschränkungen, zu denen er seine Opfer gezwungen haben soll, geringer waren, als dies von den Zeuginnen angegeben wurde, und es mag auch sein, dass der Proband das in der Anklageschrift als beengend beschriebene Klima in dem Club, vom Probanden nicht als so bedrohlich und einengend und unfroh erlebt wurde, wie dies von den Opfern geschildert wurde. Der prinzipielle Sachverhalt, dass Herr Fingerhut Prostituierte mit Drogen versorgte, sie auch schlug und ihr Geld einkassierte, wurde von ihm jedoch nicht bestritten.

Es ist für den Sachverständigen auch nachvollziehbar, dass der Proband, der durchaus über manipulative Tendenzen verfügt, auch die Prostituierten, die sich ihm anvertrauten, mit den in diesem Milieu üblichen Methoden manipulierte, um daraus eigene Vorteile zu ziehen.

Die manipulativen Tendenzen des Probanden wurden bei der Begutachtung insbesondere durch die Widersprüchlichkeiten bei verschiedenen Aussagen in verschiedenen Situationen erkennbar. Auf den Widerspruch bezüglich des Lehrabschlusses wurde bereits hingewiesen. Weitere Widersprüche gibt es im Bezug auf den Alkoholkonsum und die Zeiten seines erheblichen Alkoholmissbrauchs, wo beispielsweise von Herrn Dr. Sch. berichtet wurde, dass er nach der Trennung von der Ehefrau massiv Alkohol zu sich genommen habe, beim jetzigen Gutachter aber sagte, dass er bereits zu dieser Zeit den Alkoholmissbrauch deutlich reduziert und schließlich ganz aufgegeben habe. Die manipulativen Tendenzen wurden auch in der Einschüchterung der ehemaligen Schwägerin deutlich, als er ihr einen Schrecken einjagte, in dem er Pfarrer und Leichenwagen zu ihrer Wohnung schickte. Kritisch ist auch zu hinterfragen, ob die Therapiemotivation und die Therapiewilligkeit nicht ebenfalls derartigen manipulativen Tendenzen entspringen, da ein eigentliches therapeutisch aufzuarbeitendes Defizit weder vom Probanden benannt werden konnte noch bei der Begutachtung wirklich ersichtlich wurde.

Wie dargestellt und wie bereits in der Anklageschrift festgehalten, handelte es sich bei der Entscheidung, Geschäftsführer eines Clubs zu werden, um eine bewusste willentliche Entscheidung, die den Bedürfnissen des Probanden sehr entgegenkam. Diese Entscheidung zur Übernahme der Rolle eines Zuhälters war mit der Entscheidung zu normüberschreitenden Verhaltensweisen verbunden. Inwieweit hierbei durch Therapie Abhilfe geschaffen werden kann, ist dem Unterzeichner nicht ganz nachvollziehbar.

In Bezug auf die Rückfallwahrscheinlichkeit muss aus diesem Grund auch gesagt werden, dass diese weniger durch die Teilnahme an einer Therapie

verändert werden dürfte, sondern eher durch eine bewusste Entscheidung des Probanden zu normkonformem Verhalten und der Einübung eines normkonformen und prosozialen Verhaltens bereits während der Haftzeit. Diese Entscheidung müsste auch einen Verzicht auf Manipulationen anderer mit dem Ziel, eigene Vorteile zu erlangen, enthalten und ebenso die Aufgabe der Berufsbezeichnung „Zuhälter", und mehr noch der mit dieser Berufsbezeichung verbundenen Rolle und letztendlich auch einen Verzicht auf die Anerkennung und die Privilegien, die er mit dieser Rolle in der Haftanstalt erreicht.
Betrachtet man vor dem Hintergrund seiner Biographie und der vom Probanden eingenommenen Rolle die Risikofaktoren in Bezug auf eine Rückfallprognose, so ist ersichtlich, dass der Proband durchaus ein eingeschliffenes Verhaltensmuster an den Tag legte, was schon durch die Vielzahl der angenommenen Einzelstrafen „belegt" wird, was aber auch von dem Probanden in der beschriebenen Berufsbezeichnung und der damit verbundenen Rolle in einer Art Selbstzuschreibung erkennbar ist. Diese Rollenzuschreibung ist zweifelsohne als Risikofaktor zu interpretieren. Diesem Risikofaktor kann entgegengestellt werden, dass der Proband durchaus Willensstärke bewiesen hat und dass er, wenn er die selbstgewählte Rolle aufgeben wollte, auch anderes, normkonformes Verhalten an den Tag legen kann. Seine Willensstärke und Durchsetzungsfähigkeit können dann als protektive Faktoren gewertet werden, wenn nicht a priori eine dissoziale Persönlichkeitsstörung vorliegt und der Proband in der Vergangenheit wiederholt belegt hat, dass er in der Lage ist, mit Hilfe seiner Willensstärke auch prosoziales Verhalten durchzuhalten.
In dem früheren Urteil wurde darauf hingewiesen, dass dies zumindest zweimal in seinem Leben über mehrere Jahre hinweg der Fall war. Dadurch kann auch belegt werden, dass der Proband nicht zu der Gruppe von Rückfalltätern gehört, die aufgrund von Schwäche oder aufgrund psychopathologischer Mechanismen, wie sie bei dissozialen Persönlichkeitsstörungen vorliegen (z.B. geringe Frustrationstoleranz, Impulsivität, Unfähigkeit zum Lernen aus Erfahrungen), weiterhin rückfällig werden würde. Das Fehlen dieser psychopathologischen Auffälligkeiten wurde auch bei den testpsychologischen Untersuchungen festgestellt und deckt sich mit der Einschätzung, die aus der Analyse der Lebensgeschichte gewonnen wurde.
Die Kriterien für die Annahme einer „Psychopathie" nach Hare lagen bei Herrn Fingerhut nur zum Teil vor.

Das Konstrukt „Psychopathie" wird nach dem derzeitigen Stand der Forschung in 3 Faktoren unterteilt, nämlich

1. auf Täuschung angelegtes zwischenmenschliches Verhalten,
2. gestörte Affektivität und emotionale Defizite und
3. impulsives und verantwortungsloses Verhaltensmuster.

Herr Fingerhut hat sicher Eigenschaften, die unter dem Faktor „auf Täuschung angelegtes zwischenmenschliches Verhalten" in Verbindung zu bringen sind, nämlich Beredsamkeit, oberflächlichen Charme, eine Übersteigerung seines Selbstwertgefühles, ein wiederholtes Täuschen anderer und eine betrügerisch-manipulatives Verhalten. Demgegenüber liegen Merkmale, die für eine gestörte Affektivität oder emotionale Defizite sprechen würden, weniger vor. Der Proband scheint sich im Prinzip nicht der Verantwortung zu entziehen, er schiebt zwar bis zu einem gewissen Grad die Schuld für seine Verhaltensweisen auf andere, er bagatellisiert seine Verhaltensweisen zum Teil auch. Gleichwohl erkennt er sie im Prinzip an und kann auch die Auswirkungen seines Verhaltens auf andere anerkennen. Er hat durchaus auch Mitgefühl und Verantwortung für andere übernommen, wenn er beispielsweise Entziehungsmaßnahmen für eine drogenabhängige Prostituierte einleitete und finanzierte. Auch der Faktor eines durchgehenden impulsiven und verantwortungslosen Verhaltensmusters kann bei Herrn Fingerhut nicht bestätigt werden. Er war durchaus in der Lage, langfristig realistische Pläne durchzusetzen, sein Leben war nicht geprägt von Erlebnishunger. Er mag zwar als Zuhälter einen parasitären Lebensstil gepflegt haben, er hat jedoch das erworbene Geld nicht im Sinne des Parasitären in momentane Lustbarkeiten umgesetzt, sondern durchaus langfristige Finanzierungen geplant und auch durchgeführt. Er mag zwar in einer gewissen Weise launenhaft gewesen sein, diese Launenhaftigkeit hat ihn aber ebenfalls nicht davon abgehalten, langfristige Perspektiven für seine eigene berufliche oder wirtschaftliche Zukunft zu entwickeln und durchzuhalten.
Fügt man diese Aspekte zusammen, so ist einerseits zu sagen, dass die Kriterien für die Annahme einer „Psychopathie" im Sinne Hare's weder nach den amerikanischen noch nach den europäischen Richtlinien erfüllt sind. Auch bei Anwendung anderer Instrumente, die zur Einschätzung des Rückfallrisikos verwendet werden (z.B. HCR-20 von Webster et al. oder Integrierte Liste der Risikovariablen (ILRV) nach Nedopil oder Kriterienliste für die Beurteilung besonders gefährlicher Straftäter von Dittmann) sind bei dem Probanden einige, aber bei weitem nicht alle Kriterien erfüllt, die für Rückfälligkeit sprechen.
Der Frage der Rückfallwahrscheinlichkeit wird man nach dem heutigen Wissensstand am ehesten gerecht, wenn man einen Täter einer bestimmten

Gruppe von Delinquenten zuordnet, deren Rückfallwahrscheinlichkeit man bereits kennt. Hierzu gibt es verschiedene Möglichkeiten. Zunächst kann man anhand der Basisrate, nämlich der Frage, wie viele Täter, die ein vergleichbares Verbrechen begangen haben, werden wieder rückfällig, einschätzen, ob die Rückfallwahrscheinlichkeit eher hoch oder eher niedrig ist. In Bezug auf Betrug, Übervorteilung und damit verbundene Eigentumsdelinquenz, ist die Basisrate für Rückfälligkeit relativ hoch, sie liegt über 60%. In Bezug auf Körperverletzung liegt die Basisrate für Rückfälligkeit immer noch relativ hoch bei ca. 40%, in Bezug auf sexuellen Missbrauch oder Vergewaltigung liegt die Basisrate für spezifische Rückfälligkeit bei ca. 20%. Man kann in einem zweiten Schritt überprüfen, ob bei einem konkreten Täter das bisherige Verhalten eher aus situativen Gegebenheiten oder aus den individuellen Bedürfnissen oder Verhaltensmustern heraus entstanden ist. Eine derartige Prüfung ergibt bei Herrn Fingerhut zweifelsohne, dass sein Verhalten nicht situationsbedingt war, sondern eher aufgrund eigener Entscheidung gewählt war und auch aufgrund eigener Entscheidung durchgehalten wurde. Eine solche, eher persönlichkeitsbedingte (Ich-syntone) Verhaltensentscheidung erhöht das individuelle Risiko über jenes der Vergleichsgruppe hinaus. Darüber hinaus muss geprüft werden, ob die bisherigen Normverstöße aus kriminogenen oder sexualdevianten Motiven heraus entstanden sind oder eher aus situativer Überforderung oder momentaner Ausweglosigkeit. Kriminogene oder sexualdeviante Motive erhöhten das Risiko für Rückfälligkeit ebenfalls über jenes der Vergleichsgruppe hinaus.

Eine darüber hinausgehende Anwendung klinischer Prognoseinstrumente (wie die genannten HCR-20, ILRV) ist nicht gerechtfertigt, weil, wie ausführlich dargestellt, die Rückfallwahrscheinlichkeit nicht unter psychopathologischen Gesichtspunkten zu beurteilen und das Verhalten nicht auf eine Störung zurückzuführen ist, sondern einer willentlichen Entscheidung entspringt.

Die Beantwortung der Rückfallwahrscheinlichkeit lässt sich aber darüber hinaus eingrenzen, indem man nicht nur das Delikt und die Situations- bzw. Persönlichkeitsabhängigkeit der Delinquenz betrachtet, sondern indem weitere Parameter in Betracht gezogen werden, durch die die Rückfallwahrscheinlichkeit ebenfalls eingegrenzt werden kann. Hierzu gehören Merkmale, die beispielsweise im Violence Risk Appraisal Guide (VRAG von Harris et al., 1997) zusammengefasst sind. Diese Liste enthält neben der PCL-R folgende Merkmale: Probleme in der Grundschule, Alter zum Zeitpunkt des Indexdeliktes, das Vorliegen einer Persönlichkeitsstörung, das Aufwachsen in einem unvollständigen Elternhaus, früheres Bewährungsversagen, eine lange kriminelle Vorgeschichte, das Fehlen früherer längerfristiger partnerschaftlicher Beziehungen, Verletzungsgrad der Opfer, ein Alkoholmissbrauch des Probanden und ein männliches Geschlecht der Opfer. Der Vorteil bei diesem Instrument besteht darin, dass es aufgrund empirischer Untersuchungen in Bezug auf Rückfälligkeit 9 verschiedene Wahrscheinlichkeitskategorien enthält. Der Proband würde nach einer solchen Einteilung in die Risikokategorie 6 fallen, bei der in der Untersuchungsstichprobe, die 7 Jahre lang nachbeobachtet wurde, eine Rückfallwahrscheinlichkeit von 44% gefunden wurde.

Aus diesen Daten kann in Bezug auf Herrn Fingerhut abgeleitet werden, dass zum jetzigen Zeitpunkt, d.h. wenn Herr Fingerhut jetzt aus der Haft entlassen würde, mehr dafür als dagegen spricht, dass er wieder kriminell rückfällig wird.

Die darüber hinaus im Gutachtenauftrag gestellte Frage nach der Art des Rückfalls ist ebenfalls aufgrund mehrerer Überlegungen zu beantworten. Zunächst kann die Art der bisherigen Delinquenz, insbesondere, da sie relativ häufig war, als Parameter für die Art eines möglichen Rückfalls herangezogen werden. Demnach sind Rückfälle vorwiegend in der Übervorteilung anderer unter Anwendung von Drohungen und mit einem gewissen körperlichen Nachdruck zu erwarten. Dabei sind eher Einschüchterungen und betrügerisches Verhalten zu befürchten als schwerwiegendere Körperverletzungen oder sexuelle Nötigungen. Sexuelle Übergriffe außerhalb eines engen Bezugsrahmens (z.B. außerhalb eines Bordells oder einer persönlichen Beziehung) sind aufgrund der bisherigen Delinquenzanamnese nicht zu erwarten. In die gleiche Richtung gehen Überlegungen aufgrund empirischer Untersuchungen. In großen Stichproben wurde gefunden, dass Täter, die in der Psychopathieskala (PCL-R) hohe Werte auf dem Faktor „arrogantes und auf Täuschung angelegtes zwischenmenschliches Verhalten" erreichen, mit Betrug, Eigentumsdelinquenz und einer gewissen Nötigung und Bedrohung anderer Menschen rückfällig werden, kaum aber mit Gewaltdelikten. Demgegenüber sind Täter, die hohe Werte auf dem Faktor „gestörte Affektivität" erreichen, jene, die am häufigsten mit Gewaltdelinquenz rückfällig werden. Jene mit impulsiven oder verantwortungslosen Verhaltensmustern liegen zwischen diesen beiden Gruppen (Drei-Faktoren-Modell der Psychopathieskala, s. S. 245 dieses Gutachtens). Unter Zugrundelegung beider Aspekte, bisheriges Delinquenzmuster und empirisches Wissen, sind bei Herrn Fingerhut Rückfälle im Bereich der beschriebenen Delinquenz (Betrug, Bedrohung, Nötigung im Nahbereich) mit der oben beschriebenen Wahrscheinlichkeit zu befürchten, demgegenüber Delikte wie Nötigung oder Vergewaltigung fremder Frauen, schwerere Körperverletzungen, Kör-

perverletzungen unter Einsatz von Waffen oder gefährlichen Werkzeugen, Delikte gegen das Leben anderer Menschen o.Ä., eher nicht.
Die Frage, welche Delikte nach einer längeren Haftstrafe zu erwarten sind, lässt sich im Einzelfall praktisch nicht beantworten, weil es die Möglichkeiten empirischer Forschung übersteigt, Voraussagen über Jahre hinweg und für Situationen zu machen, die bislang weder bekannt sind noch definiert werden können. Die Rückfallwahrscheinlichkeit wird in hohem Maß davon abhängen, in welche Situation Herr Fingerhut dann entlassen werden wird und wie sich sein Leben im Laufe der Haft gestalten wird. Diesbezüglich gibt es keine Erfahrungssätze, die auf Herrn Fingerhut angewandt werden könnten. Herr Fingerhut hat zum ersten Mal in seinem Leben eine langjährige Haftstrafe vor sich, die mit einer gewissen Wahrscheinlichkeit auch zu einer Änderung seiner Persönlichkeit führen wird. In welche Richtung diese Änderung gehen wird, ist derzeit nicht bekannt. Es wurden aber bereits Ausführungen darüber gemacht, welche Bedingungen erfüllt sein müssen und welche Veränderungen erfolgen müssen, um das Rückfallrisiko signifikant geringer einschätzen zu können. Nicht außer Acht gelassen werden darf dabei auch der biologische Alterungsprozess. Herr Fingerhut wird, wenn man den angedrohten Strafrahmen als Grundlage nimmt, über 50 Jahre alt sein, wenn er aus der Haft entlassen wird. Die empirischen Erkenntnisse sagen, dass ab einem Alter von 50 Jahren die Bereitschaft- auch von Rückfalltätern - zu körperlichen Auseinandersetzungen und körperlichen Übergriffen mit Verletzungen des Opfers deutlich nachlässt, wenngleich sie wohl erst ab einem Alter von 60 oder 65 Jahren nahezu nicht mehr vorhanden sein dürfte. Mit zunehmendem Alter werden die körpernahen Delikte signifikant seltener, die Rückfälle in allgemeine Kriminalität werden ebenfalls seltener, jedoch nicht in dem Ausmaß wie körpernahe Delinquenz. Vor dem Hintergrund dieses Wissens ist es plausibel anzunehmen, dass nach über 10-jähriger Haftstrafe auch die Delinquenz bei Herrn Fingerhut, insbesondere was gefährliche Straftaten angeht, deutlich geringer einzuschätzen ist als heute, wenn auch ein Rückfall in betrügerisches Verhalten, Bedrohung oder Nötigung dann nicht ausgeschlossen werden kann, wenn der Proband zum Zeitpunkt der Entlassung bereits 50 Jahre oder älter ist.
Die im Gutachtenauftrag gestellte Frage wird somit zusammenfassend dahingehend beantwortet, dass der Proband in eine Risikogruppe fällt, bei der, wenn er heute entlassen würde, mehr dafür als dagegen spricht, dass er innerhalb eines überschaubaren Zeitraums von 5 Jahren wieder mit irgendeinem Delikt rückfällig wird. Der Schweregrad („die Qualität") der Delinquenz ist im Bereich Betrug, Manipulation, Bedrohung oder Nötigung im

engeren Umfeld zu sehen. Es ist wenig wahrscheinlich, dass Menschen, die dem Probanden unbekannt sind, von seiner Delinquenz betroffen sein würden. Die Frequenz des Verhaltens dürfte eher situationsabhängig sein, es kann aber durchaus mehrmals pro Jahr auftreten, wenn, was derzeit befürchtet werden muss, der Proband nach kürzerer oder längerer Zeit wieder in sein gewohntes „kriminogenes" Milieu zurückkehrt. Delikte von größerem Schweregrad (schwere Körperverletzung, Körperverletzung mit Instrumenten oder Waffen, Delikte gegen das Leben oder sexuelle Übergriffe auf Fremde) sind demgegenüber wenig wahrscheinlich.
Eine Prognose bezüglich der Rückfallwahrscheinlichkeit nach einer längeren Haftstrafe ist aus verschiedenen Gründen, die dargelegt wurden, nicht möglich. Es lässt sich allenfalls der Rahmen beschreiben, durch welchen die Deliktwahrscheinlichkeit geringer wird, und es lässt sich feststellen, dass aufgrund des Alterungsprozesses des Probanden dieser zum Entlassungszeitpunkt nach einer längeren Haftstrafe in einem Alter sein wird, in dem Körperverletzungen und Delikte gegen das Leben extrem selten sind, Betrugsdelikte, Nötigungen und Drohungen jedoch durchaus noch vorkommen und somit auch bei Herrn Fingerhut nicht von vornherein ausgeschlossen werden können.

11.3 Der falsch negative Fall, wenn idiographische und nomothetische Konzepte angewandt würden

11.3.1 Vorgeschichte

(aus Akten und eigenen Angaben, die in dieser Darstellung nicht - wie üblich - getrennt referiert werden)

In dem Gutachten soll gemäß Beschluss des Landgerichts aus dem Jahr 2000 zur Frage der Prognose für eine Aussetzung des Maßregelvollzugs gem. § 66d Abs. 2 StGB und 463 StPO Stellung genommen werden. Der Sachverhalt wurde im Beschluss des Landgerichts zusammenfassend dargestellt: Berthold Daniel Holunder, Jahrg. 1961, wurde durch Urteil des Landgerichts Düsseldorf aus dem Jahr 1989 wegen Totschlags, Vergewaltigung in Tateinheit mit sexueller Nötigung und Nötigung in Tateinheit mit Freiheitsberaubung zu einer Gesamtfreiheitsstrafe von 11 Jahren verurteilt. Außerdem wurde seine Unterbringung in einem psychiatrischen Krankenhaus angeordnet.
Nach Urteilsfeststellung hatte er im Dezember 1986 mit seiner früheren Freundin Eveline Lindenblüte gegen deren Willen den Geschlechtsverkehr

ausgeführt und Nacktaufnahmen von ihr gemacht. Als diese ihn kurz darauf angezeigt hatte, fühlte er sich dadurch ungerechtfertigt verfolgt. Er geriet aus dem psychischen Gleichgewicht und beging im März 1987 eine Vergewaltigung zum Nachteil der ihm nur flüchtig bekannten Karin Mohn und tötete anschließend am 2. April 1987 eine frühere Freundin Anna Salbei mit mehreren Messerstichen. Für letztere Tat war der Proband nach Ansicht des Gerichtes aufgrund einer schweren anderen seelischen Abartigkeit in seiner Steuerungsfähigkeit erheblich vermindert. Für die Vergewaltigung von Karin Mohn ist das Gericht von voller Schuldfähigkeit ausgegangen. H. war von zwei renommierten Sachverständigen begutachtet worden, wovon einer eine tiefgreifende Bewusstseinsstörung, der andere eine Persönlichkeitsstörung mit narzisstischen und zwanghaften Zügen angenommen hatte.

Der Proband war bis Anfang 1987, also bis zu seinem 27. Lebensjahr strafrechtlich unauffällig geblieben. Er war als zweites und jüngstes Kind eines Ingenieurs und einer Hausfrau in Bochum geboren. Im Gegensatz zu seiner Schwester war er ein eher zartes Kind mit Neigung zum Stottern und stand unter dem Druck der großen Schwester. Er erinnerte seine frühe Kindheit als Idylle. Nach kurzem Besuch des Kindergartens wurde er 1968 eingeschult, er hatte keine Lernschwierigkeiten. Er berichtete von einer besonderen Beziehung zu seiner Grundschullehrerin, Frau Rosa. Im Januar 1982 wechselte er im 4. Grundschuljahr nach Krefeld. Die Umstellung war für den Probanden schwierig. Er fühlte sich in der fremden Gegend isoliert und zog sich zurück. Er legte Wert auf sein Äußeres und wurde wegen seiner Art, sich adrett zu kleiden, von den Mitschülern drangsaliert. Man hatte ihm deswegen auch eine Stinkbombe ins Haus geworfen. Er hatte keine Freunde. 1982 wechselte er auf das Gymnasium, ohne dass sich wesentliche Änderungen ergaben. Er fiel durch seine unjugendlich vornehme Kleidung auf, hatte keine Freunde, zog sich in die Familie zurück und bezeichnete den Vater als seinen besten Freund. Er war ein durchschnittlicher Schüler, musste sich aber im Gegensatz zu seiner Schwester dafür anstrengen, war sehr ordentlich und korrekt, jedoch verschlossen. Seit der Pubertät litt er an ausgeprägter Akne, wodurch sich seine Kontaktschwierigkeiten verstärkten. Wegen der Akne wurde er auch nicht zur Bundeswehr eingezogen.

Im Mai 1981 bestand er das Abitur mit mäßigem Notendurchschnitt. Von seinem Berufswunsch, Maschinenbauingenieur zu werden, riet ihm der Vater ab, er begann eine Ausbildung als Journalist, machte davor aber noch ein Praktikum bei Porsche in Großbritannien, dann ein Volontariat bei einer großen Tageszeitung. 1983 wurde er von der Zeitung übernommen, ab-

solvierte daneben ein Trainings-Programm bei einer britischen Tageszeitung in London. 1983 erhielt er einen Studienplatz für Jura in Düsseldorf. Er wollte Wirtschaftsjurist werden. Er machte seine Scheine in der dafür vorgesehenen Zeit und arbeitete während den Semesterferien als Werkstudent bei Zeitschriftenverlagen und machte im Herbst 1986 ein Praktikum bei der Stadt Krefeld und im März 1987 ein Praktikum beim Amtsgericht. Er hielt engen Kontakt zu seinen Eltern, bei denen er auch mehrere Urlaube verbrachte. Das Studium war von den Eltern finanziert worden.
Herr H. las seit früher Jugend gern und viel, malte, wobei er vorwiegend kopierte. Er joggte, spielte Tennis und lief Ski, er hatte in England begonnen, Golf zu spielen und im Juni 1980 die Jagdprüfung abgelegt. Zu Beginn des Studiums trat er in eine Schlagende Verbindung ein, verließ sie jedoch nach 1 Jahr wieder, weil er sich mit der Unterordnung innerhalb der Gemeinschaft nicht abfinden konnte. Während des Studiums pflegte er einige eher oberflächliche Freundschaften.
1966 war er an den Mandeln, 1972 am Blinddarm, 1974 an den Hoden operiert worden, wobei die Operationen problemlos abgelaufen waren. Während der Untersuchungshaft hatte er ein Fernstudium der Wirtschaftswissenschaften aufgenommen. Das Verhältnis zu den Eltern war unvermindert stark, sein Vater schrieb ihm jeden Tag einen Brief.
Die Familie zeichnete sich durch eine hohe moralische Auffassung im altmodischen Sinn aus, der Vater war dominant und Vorbild des Probanden. Bei kontroversen Diskussionen hatte sich der Vater durchgesetzt. Der Proband war sehr stolz auf seinen Vater. Seine eigenen Schwächen konnte der Proband nicht zugeben, als Kind hatte er sich bei Schwierigkeiten in sein Zimmer zurückgezogen und dort geweint. Die Mutter nahm den ausgleichenden Part in der Familie ein, wollte aber immer alles wissen. Die Eltern hätten nach Darstellung des Probanden eine gewisse Verhaltenserwartung ausgedrückt und ggf. ihre Enttäuschung ausgedrückt, jedoch keine Verbote ausgesprochen.
Zur psychosexuellen Entwicklung wurde im Urteil und in den früheren Gutachten vermerkt, dass er in der Pubertät keine sexuellen Schwierigkeiten oder Probleme hatte. Er hatte mit 17 Jahren eine erste intime Beziehung mit einem 13-jährigen Mädchen gehabt, und versucht, diese Freundin nach seinen idealen Vorstellungen zu formen. Das Mädchen war 1968 vom Probanden schwanger geworden. Die Eltern hatten eine Schwangerschaftsunterbrechung in Holland arrangiert. Gegen Ende der Beziehung fühlte sich der Angeklagte schwer gekränkt durch drei vollkommen harmlose Flirts seiner Freundin mit anderen. Die Beziehung endete, weil das Mädchen nach Hannover umzog. Laut Urteil fragte er 1969 eine Bekannte dieser Freundin,

was sie machen würde, wenn er sie vergewaltige. Es kam aber weder dazu noch zu einem Intimkontakt. Im Sommer 1982 unterhielt er eine zweite intime Beziehung; diese Freundin trennte sich vom Probanden, weil sie sich von ihm zu sehr eingeengt fühlte. Mit Anna Salbei, die er 1980 kennen gelernt hatte, war er in den Jahren 1983 und 1984 zweimal intim. Anschließend hatte er 2 ½ Jahre keine engere Beziehung zu Frauen. Im Urteil war vermerkt, er habe immer wieder erfolglose Avancen gegenüber Frauen gemacht, die diese als übertrieben empfunden hätten. Eine von ihnen habe sich durch die überdimensionalen Geschenke eher belästigt gefühlt. Er sei im Verfolgen seiner Ziele nach Eindruck der Frauen hartnäckig gewesen, habe auf Andeutungen der Frauen, dass Beziehungen zu ihnen nicht erwünscht seien, nicht reagiert und habe von den Frauen relativ brüsk zurückgewiesen werden müssen. Die erste Freundin charakterisierte den Probanden als ordentlich, diszipliniert und arrogant, die zweite als gesetzt, konservativ und altherrenmäßig; andere weibliche Bekannte beschrieben ihn ebenfalls als konservativ, ruhig, höflich, introvertiert mit Minderwertigkeitsproblemen versehen, aber auch als nett und galant. Männliche Bekannte beschrieben ihn als hilfsbereit, mit besonderem Geltungsbedürfnis versehen, in Studentenkreisen nicht ernst genommen und belächelt. Die Schwester meinte, dass sie immer noch eine gewisse Beschützerrolle für ihn einnehmen müsse.

Das Opfer, Frau Salbei, hatte der Proband im Jahr 1980 kennen gelernt. Eine enge Freundschaft hatte sich auch zwischen der Schwester des Probanden und Frau Salbei entwickelt. Der Proband traf sich mit Frau Salbei häufiger und verbrachte auch Skiurlaube mit ihr und seiner Schwester. Frau Salbei soll ihn bewundert haben, wie gut er Ski laufe. Am Jahreswechsel 1982/83 warb der Proband um Frau Salbei, eine dauerhafte Bindung entstand nicht, es fanden aber Kontakte auf freundschaftlicher Ebene statt und man schrieb sich Briefe. Laut Tagebuch des Probanden kam es am 2.5.1984 erneut zum Geschlechtsverkehr, anschließend zu Kontakten mit wechselnder Intensität.

Im April 1985 lernte der Proband Eveline Lindenblüte kennen, die als selbstbewusste junge Frau mit energischem Auftreten beschrieben wurde. Die Beziehung verlief nicht unbeschwert, da der Proband Frau Lindenblüte laut ihrer Aussage keinerlei Freiräume ließ, ihr nachtelefonierte, sie bei allen Gelegenheiten abpasste und sie mit Geschenken überschüttete. Im Februar 1984 wollte Frau Lindenblüte die Beziehung beenden, worunter der Proband sehr litt und seine Kontakte zu Frau Salbei intensivierte. Frau Lindenblüte ließ sich überreden, die Beziehung fortzusetzen. Im Oktober 1986 deutete sie ihm aber erneut an, dass sie Schluss machen wolle, weil sie sich

wie in einem goldenen Käfig fühle. Sie besprach ihre Absichten mit einer Freundin, die Herr Holunder als seine Erzfeindin ansah, weil sie sich gegen die Freundschaft zwischen ihm und Eveline ausgesprochen hatte. Im Urteil stand: „Er gab sich ihr gegenüber immer angestrengt und verkrampft, jede Unternehmung musste bis ins kleinste Detail geplant sein, nichts durfte dem Zufall überlassen bleiben. Es belastete Eveline auch, dass sich der Angeklagte oft vollkommen grundlos verletzt fühlte und dann zum Ausdruck brachte, dass alle anderen schlecht seien, nur er sei gut".
Am 5.12.1986 war Frau Lindenblüte einer Einladung des Probanden zum Essen gefolgt, weil sie endgültig mit ihm Schluss machen wollte. Als sie nach dem Essen gehen wollte, reagierte Herr H. äußerst wütend, er nahm ihre Schlüssel an sich, sah sie mit stechendem Blick an und forderte sie auf, sich auszuziehen. Eveline Lindenblüte registrierte eine erhebliche Verhaltensänderung. Sie bekam Angst, weil der Angeklagte ihr ein Gefühl der Unberechenbarkeit vermittelte. Obwohl sie ihn bat, aufzuhören, fertigte Herr H. mehrere Fotografien von ihr. Gegen ihren Willen führe er den Geschlechtsverkehr mit ihr durch. Am nächsten Tag bezeichnete der Proband sein Verhalten ihr gegenüber als unverzeihlich, wollte sie jedoch zur Fortsetzung der Verbindung zwingen.
Am 8.12.1986 fertigte der Proband wiederum gegen den Willen von Frau Lindenblüte Nacktaufnahmen und zwang sie erneut zum Geschlechtsverkehr. Am 9.12.1986 zwang er sie zum Oralverkehr, wobei er sie bedrohte, sie mit den Nacktaufnahmen zu kompromittieren. Als am 11.12.1986 ein Versuch misslang, in die Wohnung von Frau Lindenblüte einzudringen, zerstach er die Reifen des Autos ihrer Eltern, welches vor ihrer Haustür stand. Daraufhin zeigte Frau Lindenblüte ihn bei der Polizei an.
Herr Holunder fühlte sich durch die Anzeige der Eveline völlig ungerecht behandelt. Von Januar bis April 1987 wuchsen in ihm aggressive Phantasien, die gegen die Frau gerichtet waren. Er lebte in seinen Vorstellungen seine Wut gegen Eveline aus, stellte sich vor, „ihre Examensarbeit zu versauen, das Examen zu verbauen, Terror auszuüben, sie verbal fertig zu machen, ihr den Arsch zu versohlen". Er entwickelte die Idee, dass er, wenn gegen ihn schon aus seiner Sicht unberechtigt ein Ermittlungsverfahren wegen Vergewaltigung laufe und er möglicherweise bestraft werde, so wollte wenigstens tatsächlich einmal eine Vergewaltigung ausführen. Im Urteil steht: „Er war unruhig, konnte sich nur schlecht konzentrieren und verlor auch den Anschluss an das Studium. Er war bedrückt und niedergeschlagen, befand sich in einer Niedergangsstimmung. In der Universität lief er geistesabwesend herum, er machte auf andere einen gestörten Eindruck. „In dieser Situation traf der Proband auf Karin Mohn, die in der Studenten-

wohnung von Stefan Salbei die Semesterferien verbrachte. Er hatte sich ein Kondom, ein Heftpflaster, ein Paar Handschließen und ein Jagdmesser in seinen Rucksack gesteckt und ging dann zu Karin in die Wohnung, die ihn arglos einließ. Als diese ihm gegen 4.30 Uhr sagte, dass er gehen solle, überfiel er das Mädchen vollkommen überraschend. Er zwang sie zu oralem und vaginalem Geschlechtsverkehr und anschließend dazu, ihn mit ihrem Auto nach Köln zu fahren. Dabei meinte der Proband auch, dass „er ihr am liebsten den Skalp abziehen und in ihr Gehirn schauen würde um zu sehen, was sie denke, und es danach wieder zumachen wolle".
Am 1.4.1987 versuchte sich Herr Holunder nach einem Abendessen unter Studenten seiner Bekannten, Frau Salbei, zu nähern. Es kam zu Zärtlichkeiten zwischen ihnen und schließlich auch zum Geschlechtsverkehr. Der Proband berichtete ihr seine Erlebnisse mit Eveline Lindenblüte. Frau Salbei tröstete den Probanden zunächst, äußerte dann jedoch Zweifel, ob die Erzählungen des Probanden stimmen würden, wobei sich ihre Stimmung änderte. Der Proband wusste laut seiner Angabe gegenüber dem Gutachter im Strafverfahren nicht, wie er die Stimmungsänderung einordnen solle. Während er zuvor ein geborgenes, umhülltes und eingebettetes Gefühl gehabt habe, habe er sich durch die Verhaltensänderung der Anna plötzlich wie hart aufgeschlagen, allein, in der Kälte stehend und ausgestoßen, gefühlt. Er habe eine zunehmende Wut auf Anna hochkommen gespürt und habe ihren Stimmungswechsel ergründen wollen. Durch ein Telefonat Annas mit einem Bekannten sei dem Probanden klar geworden, dass also bald jemand kommen würde und er die Wohnung verlassen müsse. Es habe sich ein Wortwechsel entwickelt, Anna habe ihn aus der Wohnung geworfen. Im Urteil steht: „Die Wut des Angeklagten steigerte sich so plötzlich, dass er das Gefühl hatte, ihm werde der Kopf platzen. Er griff Anna in einem explosionsartigen Anfall mit beiden Händen an den Hals und drückte mit aller Kraft zu." Der Proband machte eine Erinnerungslücke für diesen Zeitabschnitt geltend. Er könne sich wieder erinnern, als der Bekannte, den Frau Salbei zuvor angerufen hatte, eintraf. Er lief weg und floh zunächst, als er als Zeuge wegen des Todes von Frau Salbei vernommen werden sollte.
Gegenüber den Sachverständigen stellte er die Vorfälle um Eveline Lindenblüte so dar, dass sie einvernehmlich passierten. Die Angelegenheit mit Karin Mohn räumte er im Wesentlichen ein. Als Motiv gab er an, dass er wenigstens eine Vergewaltigung habe ausführen wollen, wenn er schon für eine Vergewaltigung, die er nicht begangen habe, angezeigt und möglicherweise bestraft werde. Bezüglich der Tötung von Anna Salbei machte der Proband in der Hauptverhandlung keine Angaben. Er räumte sie aber

während einer Verhandlungspause im Gericht gegenüber den Sachverständigen ein.

Im Maßregelvollzug war es zu keinen tragfähigen therapeutischen Beziehungen gekommen, jedoch zu wiederholten externen Begutachtungen. Ein Gutachter beschrieb den kontinuierlichen Kleinkrieg zwischen dem Probanden und der Maßregelvollzugseinrichtung. Der Proband beharrte demnach auf der Darstellung des einen Gutachters im Erkenntnisverfahren, der eine tief greifende Bewusstseinstörung angenommen hatte. Er schloss für sich daraus, dass eine Therapie bei ihm nicht erforderlich sei, was wiederum zur Frustration, Verärgerung und Restriktion bei den Therapeuten führte. Ein weiterer Gutachter kam zu der Auffassung, dass eine sadistische Perversion vorliege und dass deshalb eine Therapie kaum gelingen könne, was zur Resignation bei den Therapeuten, zu weiterer Restriktion der Freiräume und zur Frustration auf Seiten von Herrn Holunder beitrug.

Ein Vorfall, aufgrund dessen zögerliche Lockerungen wieder zurückgenommen wurden, hatte sich 1994 ereignet. Er wurde in den Stellungnahmen für das Gericht folgendermaßen beschrieben: „Der Patient drängte auf Bezugspflegerwechsel und suchte vermehrt Kontakt zu einer nur am Rande für ihn zuständigen Krankenschwester. Obwohl von den Therapeuten diese zunehmend von Seiten des Patienten sich intensiver gestaltende Beziehung (Geschenke, Telefonate außerhalb der Dienstzeit usw.) kritisch gesehen und auch versucht wurde, zu bearbeiten, steigerte sich Herr H. in diese Beziehung zunehmend hinein, verschloss sich zunehmend seinen Betreuern, um dieser, von ihm besonders geschätzten, Krankenschwester gegenüber Angebote der therapeutischen Öffnung am verabredeten Stationssetting vorbei zu machen. Die Abgrenzungsversuche der Krankenschwester ignorierte er und die Rückmeldungen seiner Therapeuten bagatellisierte er. Deswegen wurde der Proband wieder auf die gesicherte Station verlegt."

Bei der jetzigen Begutachtung räumte er die Delikte weitgehend ein und machte keine Erinnerungslücke bei der Tötung von Frau Salbei mehr geltend. Nach der Beziehung zu der Krankenschwester befragt, meinte er, dass es eine Schwester sei, die ihren Beruf geliebt habe. Sie habe ihn im übertragenen Sinn in den Arm genommen, sei auf ihn zugegangen, sei offen und unbefangen gewesen und habe die Initiative ergriffen. Ansonsten sei in der Therapie immer nur von ihm gefordert worden („ich musste, musste, musste"). Es habe sich zu der Krankenschwester eine echte Freundschaft im kameradschaftlichen Sinne entwickelt und es sei ihm klar gewesen, dass das nicht in das Private gehe. Sie sei eine Frau, mit der man Pferde stehlen könne, bei der man sein Herz ausschütten könne; eine erotische Ausstrahlung habe sie für ihn nicht gehabt. Einmal habe sie ihn gebeten, ihr zu sagen, was er an ihr gut finde. Er habe es dann aufgeschrieben und es ihr vorgelesen. Er habe dabei geweint, weil er von seinen Gedanken so berührt und ergriffen gewesen sei. Er habe dann ihre Meinung hören wollen. Sie habe erst einmal nachdenken wollen, weil es so viel gewesen sei, was er ihr vorgetragen habe. Das habe er schwer akzeptieren können, weil er es in zwischenmenschlichen Dingen eben nicht vertrage, wenn sein Gegenüber keine Position einnehme. Er habe es aber schließlich doch akzeptiert. Er habe schon wissen wollen, wie sie ihm gegenüber reagiere, für ihn sei es wichtig zu wissen, was das Gegenüber von ihm denke. Das habe aber nichts mit Sexualität oder Erotik zu tun.

11.3.2 Befund

(gekürzt und anonymisiert, aber - soweit referiert - wörtlich aus dem Gutachten)

Dem Gutachter gegenüber war er zuvorkommend, höflich, kooperativ. Er war stets gut gepflegt und ordentlich gekleidet, ohne jedoch dabei in irgendeiner Weise auffällig zu wirken. Beim Gespräch und auch schon während er vom Referenten zum Gespräch abgeholt und über mehrere Gänge in das Büro geführt wurde, ergriff er die Initiative zum Gespräch, wobei er z.T. auch über die vorangegangene Exploration sprach und beispielsweise versuchte, bestimmte Passagen richtig zu stellen.

Er versuchte weitgehend die Gesprächsthemen selber zu bestimmen, berichtete ausführlich über Themenkomplexe, über die er reden wollte. Wenn Fragen an ihn gestellt wurden, die ein unangenehmes Thema berührten, wich der Proband häufig aus und gab auch z.T. Antworten, die nicht oder zumindest nicht direkt auf die Frage eingingen. Häufig meinte er, dass er etwas nicht wisse, weil dies noch nicht thematisiert oder an ihn herangetragen worden sei oder dass er keine Veranlassung sehe, der Frage nachzugehen (z.B. warum „nicht gestillt", oder, warum „eine solche Wut, dass er Reifen zersticht", oder wodurch „Umschlag von Liebe in Wut in der Beziehung zu Eveline Lindenblüte", oder woher das „Ausmaß der zerstörerischen Wut bei Anna Salbei komme, die doch seine Busenfreundin gewesen sei"). Es fiel dem Probanden auch schwer, Widersprüche oder Gegenvorstellungen, die seinen eigenen Intentionen zuwiderliefen, zu akzeptieren, zu verarbeiten oder adäquat auf sie einzugehen. So beharrte er gegenüber der Sozialpädagogin auf der Position des Verhältnismäßigkeitsgrundsatzes, nach welchem er bei einer Haftstrafe und Berechnung des 2/3-Zeitraumes schon längst entlassen wäre. Auf das Gegenargument, dass es bei Tötungs-

delikten kaum je auf den Verhältnismäßigkeitsgrundsatz ankomme, konnte er sich überhaupt nicht einlassen.
Auffällig war während nahezu der gesamten Exploration, dass der Proband lediglich über sich, seine Gefühle und Einstellungen, kaum je aber über die Gefühle und Einstellungen von anderen redete, die Empfindungen seiner Partnerinnen, seiner Bezugspersonen, nicht einmal seiner Schwester und seiner Eltern wurden vom Probanden angesprochen, und wenn nach ihnen gefragt wurde, meinte der Proband, dass er sich diesbezüglich nicht erkundigt habe. Sofern er über Gefühle und Einstellungen anderer sprach, tat er das nur insofern, als sie auf ihn reflektierten, z.B. dass er auf der gemischten Station mit Angst und Argwohn betrachtet wurde, und dass ihn dies selber erheblich beunruhigte und unsicher machte.
Aber auch bei der Selbstdarstellung zeigten sich erhebliche Defizite und ein wenig kritischer Umgang mit eigenen Schwächen und Unzulänglichkeiten, die er allenfalls für die Vergangenheit in begrenztem Maße einräumen konnte, von denen er aber immer wieder behauptete, sie jetzt überwunden zu haben (z.B. Anklammerungstendenzen). Über wirkliche kritische Punkte, z.B. die Diskrepanz zwischen dem von ihm aufrechterhaltenen Image und seiner eigenen Realität, konnte der Proband weder selbstreflexiv Auskunft geben noch hierin überhaupt einen Widerspruch feststellen, außer dass sein Intimleben niemanden etwas angehe.
Im Querschnittsbefund war auffällig, dass der Proband auf derartige Konfrontationen nur kurzfristig mit Erregung, Veränderung der Stimme, Gesichtsrötung reagierte, aber darüber hinaus den Referenten weiterhin unbeeindruckt und manchmal scheinbar unbefangen anblickte, häufig eher wie ein neugieriges Kind als wie ein Betroffener, manchmal auch mit etwas trotzig wirkender Arroganz und letztendlich mit der Bitte, man möge ihn nicht ganz begraben. Mimik und Gestik waren dabei nicht im klinischen Sinne auffällig, jedoch in einer gewissen Weise ängstlich oder herausfordernd-beobachtend und manchmal nur mäßig kontrolliert.

11.3.3 Zusammenfassung und Beurteilung

(gekürzt, aber - soweit referiert - wörtlich aus dem Gutachten)

Versucht man die gängigen Prognoseinstrumente bei Herrn Holunder anzuwenden, so ist festzustellen, dass er in der PCL-R weniger als 10 Punkte erzielte, bei Anwendung des VRAG in Risikogruppe 2 fiel, was einer Rückfallwahrscheinlichkeit von unter 10% in der Orginalstichprobe entspricht, im Static 99 ebenfalls nur wenige Risikofaktoren (Merkmal 2 und 8) erfüllt

und auch nach HCR-20 und SVR-20 kaum als Patient mit einem hohen Rückfallrisiko angesehen werden konnte. Gleichwohl kam der Autor aufgrund folgender Überlegungen zu einer anderen Einschätzung:
Für die Einschätzung der Rückfallprognose müssen zum einen die allgemeinen Risikofaktoren, die aufgrund des empirischen Wissens bekannt sind, auf ihr Vorhandensein im Einzelfall überprüft werden. Es muss aber - gerade bei Sexualstraftätern, die sich häufig nicht durch allgemeine Dissozialität auszeichnen - geprüft werden, ob eine Hypothese zur Kriminogenese im konkreten Fall aufgestellt werden kann, ob diese Hypothese im Laufe der Therapie überprüft werden konnte, und ob die zur Kriminalität führenden Faktoren noch vorhanden sind oder im Laufe der Zeit abgebaut wurden. Beide Methoden (Beurteilung der allgemeinen Risikofaktoren und Entwicklung, Überprüfung und Abklärung einer Hypothese zur Delinquenzgenese) müssen nebeneinander erfolgen und werden auch zur Grundlage der vorliegenden Beurteilung der Rückfallprognose gemacht.
Die Überprüfung der allgemeinen Risikofaktoren erfolgt nach dem heutigen Wissensstand am besten systematisch mit den gängigen Prognoseinstrumenten, wobei die Prognoseskalen nach übereinstimmender Auffassung der Wissenschaft nicht als Messinstrumente verwendet werden sollen, sondern vorwiegend dazu dienen sollen, die einzelnen empirisch gewordenen Risikofaktoren zu überprüfen und keinen der wesentlichen Risikofaktoren zu übersehen. In dieser Begutachtung soll die Integrierte Liste der Risikovariablen, die der Referent aufgrund eigener Untersuchungen und unter Berücksichtigung der HCR-20 von Webster und Eaves entwickelt hat, herangezogen werden.
In Bezug auf das Ausgangsdelikt sind fünf Merkmale zu beurteilen, nämlich:
1. die statistische Rückfallwahrscheinlichkeit.
Nach neueren Untersuchungen liegt die statistische Rückfallwahrscheinlichkeit bei einmaligen sexuellen Gewalttaten zwischen 20 und 25% innerhalb von 5 Jahren. Bei mehrfachen sexuellen Gewaltdelikten in der Vergangenheit steigt die statistische Rückfallwahrscheinlichkeit erheblich an, ohne dass hierfür exakte Zahlen aus der Literatur zu entnehmen sind. Bei 3 oder mehr Vordelikten ist jedoch - wenn keinerlei andere Informationen vorliegen - mit einer Rückfallwahrscheinlichkeit von über 50% zu rechnen. Allerdings sagt diese statistische Rückfallwahrscheinlichkeit nur relativ wenig aus über das Risiko, welches im Einzelfall vorliegt, da es sich bei statistischen Werten in aller Regel um Mittelwerte aus einer Vielzahl von Einzelfakten handelt.
2. Deutlich unter der statistischen Rückfallwahrscheinlichkeit liegt im Einzelfall die Rückfallwahrscheinlichkeit, wenn ausschließlich situative Faktoren

für ein Delikt ausschlaggebend waren und diese situativen Faktoren nur in einem bestimmten Lebenszeitraum oder unter ganz bestimmten Bedingungen auftreten, z.B. in einer Phase der Entwurzelung oder nach einem schweren Unglück oder dem Tod eines Angehörigen. Dies war jedoch bei Herrn Holunder seinerzeit nicht der Fall, vielmehr brachte eine Trennungssituation von einer Partnerin die damalige deletäre Entwicklung in Gang, wobei Trennungssituationen zwar subjektiv belastend sein mögen, jedoch keine ungewöhnlichen Vorkommnisse sind und somit im Leben eines Menschen jederzeit wieder auftauchen können.
3. Deutlich unterhalb der statistischen Rückfallwahrscheinlichkeit ist die individuelle Rückfallwahrscheinlichkeit auch, wenn Delikte unter dem Einfluss einer vorübergehenden Krankheit zustande kamen. Dies ist bei den konkreten Delikten von Herrn Holunder nicht der Fall gewesen.
4. Demgegenüber besteht dann ein erhöhtes Rückfallrisiko, wenn überdauernde Persönlichkeitszüge wesentlichen Anteil am Zustandekommen der Delikte hatten. Von Herrn Holunder selber wird ein Zusammenhang mit überdauernden Persönlichkeitszügen nicht gesehen, da er die Delikte mehr auf eine mehr situativ bedingte Arbeitsüberlastung, Kränkung durch die ehemalige Partnerin und insbesondere das Tötungsdelikt auf Alkoholisierung zurückführt. Gleichwohl bleibt unklar und von ihm auch unbeantwortet, wodurch seine unbeherrschbaren Rachegefühle und seine tödliche Wut letztendlich herrührten. Die fehlende Fähigkeit, Wut zu kontrollieren, und das unstillbare Bedürfnis, Rache auszuüben, sind auch, wenn man lediglich den Angaben von Herrn Holunder selber folgt, Elemente seiner Persönlichkeit, die nicht durch die von ihm selbst benannten situativen Faktoren allein bestimmt sind. Insofern muss bei den Delikten im Jahr 1987 doch ein enger Zusammenhang mit der Persönlichkeit des Täters gesehen werden.
5. Eine über die deliktbezogene Basisrate für Rückfälligkeit hinausgehende Rückfallwahrscheinlichkeit muss auch angenommen werden, wenn kriminogene oder sexualdeviante Motive bei der Tatbegehung eine wesentliche Rolle spielten. Bei Herrn Holunder konnten solche Motive nicht erkannt werden. Wenngleich Gutachter C eine sadistische Komponente bei den Taten annahm, die jederzeit auch ohne spezifische Vorgeschichte wieder zum Durchbruch kommen könnte, so ließ sich diese Annahme weder in der Therapie noch bei anderen Begutachtungen bestätigen.

Von den anamnestischen Daten des Prognosemoduls, die den historischen Variablen des HCR-20 entsprechen, sind bei Herrn Holunder nur wenige als Risikofaktoren zu interpretieren. Es sind weder frühere Gewaltanwendungen noch Gewalttätigkeiten in jungem Alter bekannt. Seine Arbeitsverhält-

nisse waren bislang nicht von Instabilität gekennzeichnet, auch ein Drogen- oder Alkoholmissbrauch liegt nicht vor. Eine ernsthafte psychiatrische Erkrankung wurde bei ihm ebenfalls nicht festgestellt und auch im bisherigen Verlauf seiner Inhaftierung sind Verstöße gegen Auflagen bei Lockerungen nicht bekannt geworden. Lediglich in Bezug auf die Stabilität von Partnerbeziehungen ergeben sich Zweifel. Keine Zweifel ergeben sich demgegenüber, dass offensichtlich früher Anpassungsstörungen (z.B. Bettnässen und sozialer Rückzug) vorgelegen haben, und Zweifel ergeben sich auch nicht an der von Vorgutachtern und Vorbehandlern wiederholt vorgetragenen Diagnose einer Persönlichkeitsstörung.
Betrachtet man wiederum die Merkmale der postdeliktischen Persönlichkeitsentwicklung, die zum größten Teil den klinischen Variablen des HCR-20 entspricht, jedoch über diese hinausgeht, so muss festgestellt werden, dass derzeit bei Herrn Holunder weder eine Krankheitseinsicht vorliegt, noch dass er zu einer Therapie motiviert ist. Unter Therapiemotivation ist in diesem Zusammenhang nicht nur das Lippenbekenntnis „ich möchte Therapie", oder „ich lass mich therapieren, wenn es notwendig ist", zu verstehen, sondern eine konkrete Auseinandersetzung mit der eigenen Therapiebedürftigkeit, mit dem Wissen um die eigenen Defizite und dem Wunsch, durch Therapie diese Defizite auszugleichen. Die Fragen, welche Defizite Herr Holunder selber bei sich empfindet und welche Veränderungen er sich durch eine Therapie erhofft, welche Opfer er für eine solche Veränderung bringen würde, blieben vom Probanden unbeantwortet.
Eine gleiche Beurteilung muss auch für das zweite Merkmal in dieser Rubrik, selbstkritischer Umgang mit bisheriger Delinquenz, abgegeben werden. Der Umgang mit der Delinquenz, so wie Herr Holunder ihn im Rahmen der Begutachtung darstellte, war durch Attribuierung an situative Gegebenheiten (z.B. Alkoholkonsum), an momentane Kränkungserlebnisse (weil Eveline mich der Vergewaltigung bezichtigt und angezeigt hat) gekennzeichnet, ohne dass der Proband eigene Anteile, wie z.B. übermäßige Kränkbarkeit, Unfähigkeit, Wut und Rachegelüste zu kontrollieren, idiosynkratische Betroffenheit von den eigenen subjektiven Empfindungen, ernsthaft und nachgehend reflektiert hätte.
Die Ergebnisse einer solchen Reflektion konnte er zumindest bei der Begutachtung nicht vortragen.
Eine durchgreifende Besserung psychopathologischer Auffälligkeiten konnte ebenfalls bei der jetzigen Begutachtung nicht festgestellt werden. Die Persönlichkeitsbeschreibung, die von den Vorgutachtern abgegeben wurde, oder diejenige, die ins Urteil eingeflossen ist, gleicht weitgehend der Per-

sönlichkeitsbeschreibung, die auch vom Referenten abgegeben werden musste.
Eine antisoziale Lebenseinstellung konnte demgegenüber bei Herrn Holunder nicht festgestellt werden, wenngleich die sowohl bei der psychiatrischen wie bei der psychologischen Untersuchung festgestellte Egozentrizität des Denkens durchaus einen gewissen Hinweis für eine solche antisoziale Lebenseinstellung, welche die Interessen anderer über die Maßen hintanstellt, nahe legen könnte. Für eine fortgesetzte Impulsivität ergaben sich demgegenüber keine Hinweise.
Herr Holunder scheint auch Copingmechanismen entwickelt zu haben, um zumindest im mittelfristigen Verlauf Spannungen, die er aufbaut, wieder abbauen zu können und Versuchungs- und Versagenssituationen antizipierend auszuweichen. Auch sind zusätzliche Schädigungen durch die Institutionalisierung bei Herrn Holunder nicht feststellbar.
Ein ähnlich heterogenes Bild wie bei der postdeliktischen Persönlichkeitsentwicklung ergibt sich bei der Betrachtung des sozialen Empfangsraums. Der Proband hat ohne Zweifel eine hinreichende Unterkunft und er verfügt über soziale Beziehungen, die auch in gewisser Weise eine Kontrollfunktion ausüben. Aus diesem Grund erscheint eine Beurlaubung, die von engmaschiger Kontrolle durch seine Bezugspersonen begleitet ist, relativ risikofrei. Bei einer Entlassung dürften auch offizielle Kontrollmechanismen durch die Bewährungshilfe oder eine Nachsorge gewährleistet sein, so dass hier durchaus in gewissem Maße eine äußere Struktur vorgegeben sein könnte.
Allerdings sind Konfliktbereiche, die rückfallgefährdende Situationen wahrscheinlich machen, bei Herrn Holunder nahe liegend. Er ist in einem Alter, in dem Beziehungsaufnahme und Beziehungsgestaltung eine der wesentlichen Lebensaufgaben sind. Die Umstände einer Lebensgestaltung (ggf. auch ein Verzicht auf Beziehungsaufnahme), die Art des Miteinander-Umgehens in einer Beziehungsgestaltung und das Erkennen von eigenen Empfindlichkeiten und Kränkbarkeiten im Rahmen von Beziehungsgestaltungen sind bei Herrn Holunder jedoch weder reflektiert noch in reifer Weise antizipiert. Da jedoch das Scheitern von Beziehungen einer der wesentlichsten Auslöser für die Delikte war, welche zur Einweisung führten, müssen Konfliktbereiche, die rückfallgefährdende Situationen wahrscheinlich machen, bei Herrn Holunder befürchtet werden. In diesem Zusammenhang ist die Frage nach der Verfügbarkeit von Opfern kaum noch anders als mit „ja" zu beantworten. Zugangsmöglichkeiten zu Risiken, insbesondere zu Waffen, die er bei seinen ersten Delikten benutzte oder zu Örtlichkeiten, in denen er seine frühere Straftaten beging, sind weiterhin vorhanden. Die Verfügbarkeit von Opfern und die Zugangsmöglichkeiten zu

Risiken sind jedoch im konkreten Fall von Herrn Holunder nicht als ungewöhnliche Risikofaktoren zu bezeichnen, sie erscheinen in den Prognoseinstrumenten deshalb, weil man häufig Delinquenten, die dadurch, dass sie keine Zugangsmöglichkeiten zu Opfern haben (z.B. der Pädophile, der in einem Altenheim lebt und aufgrund seiner Gebrechlichkeit sich Kindern nicht mehr nähern kann) oder dadurch, dass sie keine Zugangsmöglichkeiten zu Risiken haben, wie z.B. ein Arzt, dem man die Approbation genommen hat, allein schon wegen des Fehlens dieser Merkmale günstigere Prognosen attestieren kann.
Bezüglich des Merkmals der Compliance signalisiert Herr Holunder vordergründige Bereitschaft und sogar den Wunsch, eine Therapie nach der Entlassung zu beginnen. Unklar bleibt jedoch in Anbetracht von fehlender Krankheitseinsicht und fehlender Therapiemotivation innerhalb der Anstalt (s. unter diesem Punkt), welche Ziele Herr Holunder mit der Therapie erreichen will. Stressoren, die den Probanden in Krisen bringen können, gibt es in seinem Alter allenthalben; ein besonderer Stressfaktor dürfte die unzureichende Ausbildung und die fehlende Integration in ein Arbeitsleben darstellen, zumal dem Probanden Arbeiten, die seiner eigenen Selbstwertvorstellung entsprechen, kaum zur Verfügung stehen dürften.
Bei der Zusammenschau der Einzelmerkmale ist ein eindeutiges Bild bezüglich der Rückfallprognose nicht zu gewinnen. Es sprechen nahezu ebenso viele der Merkmale für verbleibende Risiken wie dagegen. Eine sinnvolle Stellungnahme ist allein aufgrund der Betrachtung der Risikofaktoren somit nicht möglich. Aus diesem Grund - aber nicht nur deswegen - muss die zweite Herangehensweise an die Kriminalprognose ebenso angewandt werden, nämlich die Entwicklung einer Hypothese zur Kriminalitätsgenese und die Überprüfung, ob die Bedingungsfaktoren, die der Hypothese zugrunde liegen, noch vorhanden sind oder beseitigt sind. Hierzu soll unter Berücksichtigung der biographischen Entwicklung des Probanden und seiner Persönlichkeit zum Zeitpunkt der Tat versucht werden, eine Hypothese zur Kriminalitätsgenese zu entwickeln. Dies geschieht im vorliegenden Fall vor allem auch deshalb, weil im Gutachtenauftrag auch nach Therapiemöglichkeiten gefragt wurde. Wäre diese Frage nicht zu beantworten, könnte sich der Referent darauf zurückziehen, dass Unwissen über die Kriminalitätsgenese und über das Fortbestehen oder die Beseitigung delinquenzbedingender Faktoren zu Lasten des Untergebrachten gehen. Herr Holunder selber konnte die Entstehung und die Ursachen seiner Delinquenz nämlich nicht plausibel erklären und gab auf viele Fragen Antworten, wie „ich weiß das nicht, das wurde nicht mit mir angesprochen, darauf hat mich noch

niemand gebracht". Ein solches Unwissen lässt in Anbetracht einer 10-jährigen Therapie noch erhebliche Defizite aufscheinen.
Die Frage, die bei der Entwicklung der Delinquenzgenese im Vordergrund psychiatrischer Übertragungen steht, ist, wie haben sich die individuellen innerpsychischen Risikofaktoren im Laufe der Lebensgeschichte entwickelt. Wenn die Biographie unter diesem Aspekt betrachtet wird, soll dies keineswegs bedeuten, dass es keine positiven Aspekte in der Biographie gab. In einer solchen Betrachtung des Lebens wird aber zwangsläufig der Blick eher auf die ungünstigen, negativen oder nachteiligen Entwicklungsaspekte gerichtet.
Wenn man den Angaben des Probanden folgt, ist er in einer von Harmonie geprägten Familie aufgewachsen. Allfällige Konflikte, die es in jeder Familie gibt, waren dem Probanden nicht bekannt oder wurden von ihm nicht berichtet, und falls sie kurzfristig aufschienen (z.B. vom Vater weggeschickt werden), wurden sie unmittelbar darauf bagatellisiert.
Bei Herrn Holunder ist in seiner biographischen Entwicklung eine nahezu bedingungslose Anpassung an die Vorstellungswelt der Eltern zu beobachten, er legte eigenständige altersadäquate Vorstellungen und Verhaltensweisen nicht an den Tag. Diese Anpassung kann an vielen Einzelheiten beispielhaft dargestellt werden, wobei möglicherweise jede dieser Einzelheiten nicht sonderlich bedeutsam erscheint, die Summe der Details jedoch als gravierend eingeschätzt werden muss. So übernahm der Proband z.B. in Auseinandersetzungen, welche die Eltern mit der Schwester hatten, eher den Standpunkt seiner Eltern. Er kleidete sich, wie es den Vorstellungen der Eltern entsprach, er idealisierte den Beruf seines Vaters und wollte in dessen Fußstapfen treten, passte sich gleichwohl den Vorstellungen des Vaters an, der diesen Beruf wegen der mangelnden mathematischen Fähigkeiten des Probanden für ungeeignet hielt. Am auffälligsten ist die Anpassung des Probanden in Bezug auf seine Partnerbeziehungen, wobei gleichzeitig die Doppelbödigkeit der idealisierten Moralvorstellungen im Elternhaus offenkundig wird. So wagte der Proband auch während seiner Lehrzeit nach dem Abitur nicht, bei Mädchen zu übernachten, weil dies den Moralvorstellungen der Eltern zu widersprechen schien. Gleichwohl war bereits zuvor von seinen Eltern und der Mutter seiner Freundin gegen seinen eigenen Wunsch eine Abtreibung arrangiert worden. Auch hierin wird erkennbar, wie wenig er zu seiner eigenen Männlichkeit, zu seinen eigenen Bedürfnissen und zu seinen eigenen Wünschen nach Lust und Zuwendung stehen konnte, wenn diese Bedürfnisse in Konflikt mit den überidealisierten Vorstellungen der Eltern geriet.

Herr Holunder zeichnete in seiner Selbstdarstellung weiterhin das Bild eines außerordentlich schwächlichen, zerbrechlichen, bedürftigen und selbstunsicheren Kindes, welches immer beschützt, in den Arm genommen, und liebkost werden will, welches des Schutzraumes der Eltern bedarf, von Verlassensängsten geplagt ist und bis heute eine Lösung von diesem Elternbild nicht geschafft hat. Sobald er sich selber überlassen war, suchte er einen neuen Schutzraum bzw. eine neue Schutzperson, an die er sich nahezu unerbittlich anklammerte. In diesen Schutzräumen wollte er sich bespiegeln und drängte danach, dass ihm versichert wurde, wie großartig er selber sei. Bedrohungen dieses Schutzraumes oder Zweifel an seiner Person stürzten ihn in massive Selbstwertkrisen. Offensichtlich erfüllten seine Eltern seine Bedürfnisse nach Schutz und bestätigten ihn in seinen eigenen Größenvorstellungen. Probleme gab es erst, als er altersbedingt den Schutz des Elternhauses aufgeben und zunehmende Autonomie erlernen musste. Diese Probleme akzentuierten seine Verlassensängste und die auf ihnen beruhenden Anklammerungstendenzen und führten andererseits dazu, dass seine Vorstellung von der eigenen Großartigkeit weiter aufgebaut wurde, um eigenen, möglicherweise realitätsgerechten Zweifeln Stand zu halten. Dieses Selbstbild von der eigenen Großartigkeit ist die Grundlage für die bereits von den Vorgutachtern mit Ausnahme von Professor R. beschriebene narzisstische Persönlichkeitsstörung, eine diagnostische Einschätzung, die auch vom Referenten geteilt wird.
Vor dem Hintergrund dieser Störung wird verständlich, dass es zu existentiellen Krisen bei Herrn Holunder kommt, wenn dieses Selbstbild ins Wanken gerät oder wenn sein Schutzraum gefährdet ist. Wie sehr das im Vorfeld seiner Delikte der Fall war, kann auch heute noch an seiner Selbstdarstellung ermessen werden. So berichtete er von seinem Doppelstudium und erweckte zunächst den Eindruck, als hätte er zwei Studien nebeneinander absolviert, was zweifellos Anerkennung und Bewunderung verdient hätte. Erst im weiteren Verlauf der Exploration wurde deutlich, dass er die Studien nicht nebeneinander, sondern alternativ semesterweise betrieben hatte und wohl in beiden Studien gewisse Schwierigkeiten hatte. Die Beziehungskrise mit Eveline und deren Trennungsabsichten bedeuteten eine weitere Infragestellung seines Selbstbilds und seines Schutzraums und lösten wohl die übermäßige Verzweiflung, Wut und Aggression aus, die wohl den Nährboden für die Rachegedanken an Eveline Lindenblüte abgaben. Eine objektive rationale Betrachtung der Ereignisse war Herrn Holunder zum damaligen Zeitpunkt kaum noch möglich, zumal auch nach Einstellung des damaligen Ermittlungsverfahrens die Rachegedanken weiter bestanden und sogar ausgebaut wurden.

Die subjektive Kränkung - sein Abgeschobensein - die Hinwendung von Eveline an seine „Erzfeindin" bedingten die archaisch anmutenden Gegenreaktionen; das Unvermögen des Probanden, seine Rachepläne zu verwirklichen, dürfte seine Insuffizienzgefühle, das Gefühl der eigenen Ohnmacht noch verstärkt haben und damit auch die Bereitschaft zu einer aggressiven Kompensation der eigenen Ohnmachtsgefühle durch die Ausübung von Macht und Gewalt über andere.
Was zur Tötung von Anna Salbei geführt hat, muss letztlich unklar bleiben, da der Proband sich an den Ablauf der Ereignisse nur in begrenztem Ausmaß erinnert und seine Handlungsmotive in unterschiedlichen Situationen unterschiedlich darstellte. Es mag durchaus sein, dass er Angst davor hatte, dass Anna Salbei ihn ebenfalls wegen einer Vergewaltigung anzeigen könnte, nachdem er ihr von der Auseinandersetzung mit Eveline Lindenblüte erzählt hatte und es auch mit Anna Salbei zum Geschlechtsverkehr gekommen war. Diese Version deutete der Proband bei seiner jetzigen Begutachtung an. Es mag aber auch sein, dass die Offenlegung seiner Geheimnisse und der erlittenen Kränkung sein Bild von sich selber noch mehr beschädigt, seine Unsicherheit, Ohnmacht und Hilflosigkeit noch mehr offenbart, seine Verwundbarkeit noch mehr erhöht hat. Ein Inzweifelziehen der Loyalität ihm gegenüber hätte dann eine massive Labilisierung zur Folge, in der die eigene Ohnmacht und das Gefühl der eigenen Wertlosigkeit überhand nehmen und u.U. eine derart massive Gegenreaktion auslösen könnten, wie sie bei der Tötung von Anna Salbei zum Vorschein kam.
Unabhängig von den konkreten Umständen und Motiven dieser Tötung wird erkennbar, dass die narzisstische Persönlichkeitsstörung und das Inzweifelziehen seiner eigenen Größenvorstellungen bzw. die Bedrohung seines Schutzraumes Hintergrund und Bedingung für die von Herrn Holunder begangenen Delikte war. In einer Therapie ist es somit vordringlich, dass Herr Holunder lernt, seine reale Dimension zu akzeptieren, Kritik und Zurückweisung nicht als Entwertung aufzufassen, sondern sie auszuhalten und gleichwohl zu einer realistischen Wertschätzung seiner selbst zu kommen. Hierzu bedarf es der Selbstreflektion, der Auseinandersetzung mit der Realität, des Akzeptierens und Bearbeitens von Niederlagen ohne daran zu zerbrechen oder zum Gegenschlag auszuholen. Es bedarf darüber hinaus einer realistischen Einschätzung und Akzeptanz der Umwelt und der Bezugspersonen und der Fähigkeit zum Perspektivenwechsel mit der Möglichkeit, sich selber und seine Mitmenschen aus verschiedenen Blickwinkeln zu betrachten, die gleichberechtigt nebeneinander stehen können.
Diese als Therapieziele genannten Fähigkeiten hat Herr Holunder noch nicht erreicht. Besonders deutlich wird dies am Umgang mit der Kranken-

schwester. Für den außenstehenden Fachmann ist sein Verhalten in Bezug auf diese Krankenschwester nicht so weit entfernt von dem Verhalten im Vorfeld seiner Delikte. Auch der Krankenschwester gegenüber hat er sich offenbart, hat ihr Einblick gewährt in seine innere Welt, wobei seine Selbstbezogenheit bei dieser Einblickgewährung daran ermessbar ist, dass er von seinen eigenen Offenbarungen so gerührt war, dass er geweint hat. Ein solches Weinen ist durchaus als authentisch zu betrachten, zeigt aber gleichzeitig das enorme Gewicht, welches der Proband seinen eigenen Aussagen und Offenbarungen beimisst, und reflektiert das immer noch vorhandene Größenselbst. Die Weigerung der Krankenschwester, ihm bei seinen Offenbarungen Schutz zu geben oder von diesen Offenbarungen ebenfalls so gerührt zu sein wie der Proband selber, hat für Herrn Holunder eine massive Kränkung bedeutet. Er berichtete bei der Begutachtung noch, dass die Weigerung schwer ertragbar war.
Folgt man der dargestellten Hypothese zur Kriminalitätsgenese, so muss bedauerlicherweise festgestellt werden, dass wesentliche Faktoren, die damals zu den Delikten geführt haben, auch heute noch erkennbar sind. Diese Hintergrundfaktoren lassen aber auch verständlich werden, dass es für das Zustandekommen einer Gefährdung einer erheblichen Vorlaufszeit bedarf, da die Beziehungsaufnahme, Öffnung des Probanden und Kränkung Vorstufen sind, um das Risiko manifest werden zu lassen. Unter Berücksichtigung dieser Gesichtspunkte ist eine Gefährdung anderer dann äußerst unwahrscheinlich, wenn der Proband in einen ihm bewahrenden und betreuenden Schutzraum beurlaubt wird. Beurlaubungen zu seinen Eltern oder zu seiner Schwester gewähren ihm einen solchen Schutzraum, wobei in diesem Verhältnis auch relativ rigide, stabile Loyalitäten erkennbar sind, die eine Kränkung äußerst unwahrscheinlich machen. Demgegenüber ist die Aufnahme einer neuen Beziehung mit so vielen Unwägbarkeiten verbunden, dass dabei die Verwirklichung der dargestellten Risiken nicht ausgeschlossen werden kann.
Zusammenfassend wird die im Gutachtenauftrag gestellte Frage dahingehend beantwortet, dass eine so deutliche Änderung in den Einstellungen und im Verhalten von Herrn Holunder nicht erkennbar ist, dass bei einer Entlassung aus dem Maßregelvollzug zu erwarten wäre, dass keine erheblichen rechtswidrigen Taten mehr vorkommen. Bei Beurlaubungen zu den Eltern oder der Schwester können allerdings die angesprochenen Risikofaktoren mit größter Wahrscheinlichkeit nicht manifest werden, so dass eine Gefährdung durch Beurlaubungen nicht erkennbar ist.

11.4 Der falsch positive Fall

Das Prognosegutachten 1981

11.4.1 Anlasstat und Vorstrafen

Herr Primel wurde 1981 erstmals zu der Frage der medizinischen Voraussetzungen für die Anwendung der §§ 20 und 21 StGB (aufgehobene oder verminderte Schuldfähigkeit) untersucht. Darüber hinaus sollte zu den Voraussetzungen der §§ 63 ff StGB (Unterbringung in Psychiatrischem Krankenhaus, Entziehungsanstalt oder Sicherungsverwahrung) Stellung genommen werden. Er hatte zusammen mit Herrn Stockrose eine Tankstelle überfallen. Bei der damaligen Begutachtung gab er an: Er kenne Herrn Stockrose seit 1978, am 24.11.1981 vor der Tat hätten sie sich im Stehausschank Sonnenburg in Düsseldorf getroffen. Sie hätten geplant, die Tankstelle in der Landstraße zu überfallen, eine Tankstelle, in welcher der Proband früher einmal als Tankwart gearbeitet habe. Sie hätten eine Beute von 3000 bis 4000 DM erwartet. Sie seien zunächst zur Wohnung von Primels Mutter in die Affenstraße gefahren, hätten sich dort zwei Messer besorgt und seien dann mit dem Auto, bei welchem sie die Nummernschilder gewechselt hätten, zu der Tankstelle gefahren. Sie hätten zum Schein den Wagen waschen lassen wollen, was der Tankwart jedoch abgelehnt habe, und hätten gegen 22 Uhr nach Aufforderung des Tankwarts, der auch die Polizei zu Hilfe genommen habe, die Tankstelle verlassen. Anschließend seien sie aber dorthin zurückgekehrt, hätten vom Tankwart erbeten, ein Taxi zu rufen, und seien dann in den Verkaufsraum eingedrungen. Im Verkaufsraum habe der Proband ein Fleischermesser an den Rücken des Tankwarts gesetzt und gedroht, „tu's Geld raus oder ich stech dich ab". Der Tankwart habe das in der Kasse befindliche Geld in eine Plastiktüte gelegt und habe nach einer erneuten Drohung von Primel auch den Tresor geöffnet. Nachdem eine Zeugin und schließlich auch der Tankwart aus dem Zugriff der Täter fliehen konnten, seien beide mit der Beute geflohen. Jeder hätte ungefähr 2000 DM erbeutet. Sie seien in derselben Nacht noch festgenommen worden. Der Proband hat zum Zeitpunkt der Tat wahrscheinlich eine BAK von 1,53 Promille gehabt.

Vorstrafen
Der Auszug aus dem Bundeszentralregister enthielt acht Einträge:
22.7.1974 Amtsgericht Düsseldorf, gemeinschaftlicher versuchter Diebstahl am 29.12.1973, 2 Wochen Jugendarrest, Erziehungsbeistandschaft.

7.8.1976 Staatsanwaltschaft Hamm, vorsätzliche Körperverletzung, von einer Verfolgung abgesehen.
15.9.1978 Amtsgericht Hamm, Hausfriedensbruch, 35 Tagessätze zu je 25 DM.
22.1.1979 Amtsgericht Hamm, Unterschlagung, Körperverletzung, Sachbeschädigung, Tag der letzten Tat 23.3.1978, 4 Wochen Jugendarrest, Geldauflage, Wiedergutmachungspflicht.
11.8.1979 Amtsgericht Düsseldorf, Betrug, Datum der Tat 6.3.1979, 10 Monate Jugendstrafe, Sperre für die Fahrerlaubnis, Strafaussetzung zur Bewährung, Bewährungswiderruf. Strafvollstreckung erledigt am 22.5.1982.
31.12.1979 Amtsgericht Düsseldorf, Nichterfüllung einer richterlichen Weisung, 2 Wochen Jugendarrest.
5.4.1980 Amtsgericht Hamm, unerlaubter Gebrauch eines Fahrzeuges, Fahren ohne Fahrerlaubnis, Tat am 29.11.1979, 50 Tagessätze zu je 40 DM Geldstrafe.
16.8.1980 Amtsgericht Düsseldorf, gemeinschaftlicher Diebstahl in besonders schwerem Fall, Tat am 5.6.1980, 6 Monate Freiheitsstrafe, Strafvollstreckung erledigt am 5.12.1980.

11.4.2 Biographie

Der Lebenslauf wurde im damaligen Gutachten folgendermaßen zusammengefasst:
Herr Primel wurde als älterer von zwei Söhnen seiner Mutter geboren. Der Vater, ein gelernter Schriftenmaler, sprach sehr dem Alkohol zu, war kriminell und wiederholt in Haft und vergriff sich gewalttätig an Ehefrau und Probanden. Eine Erinnerung an den Vater hatte der Proband laut eigenen Angaben nicht. Die Familie wohnte ursprünglich in einer 1-Zimmer-Wohnung in Eller und fand dann bei einer wohlhabenden Frau in Erkrath Unterkunft, wo die Mutter den Haushalt dieser Frau mitbetreute. Vom 2. bis zum 8. Lebensjahr lebte der Proband auf dem Grundstück dieser „Frau Maria", die sich laut Angaben des Probanden wohlwollend um ihn kümmerte und im Gegensatz zu seiner Mutter auch mit ihm Geduld hatte. Er wuchs allerdings als Einzelgänger auf, der bis zu seiner Einschulung kaum Kontakte zu Gleichaltrigen hatte und lediglich den Hund der „Frau Maria" als Spielkameraden hatte.
Der Proband war offensichtlich in seiner Entwicklung verzögert, konnte beispielsweise bei der Einschulung seine Schuhe noch nicht binden und war auch nicht in der Lage, mit anderen Kindern zusammen zu spielen oder zu

lernen. Nachvollziehbar schilderte er, dass er - wohl dem Vorbild seines Vaters folgend - andere Schwächere verprügelte, um seine Wünsche durchzusetzen. Wegen seiner Entwicklungsdefizite wurde er in der 1. Klasse von der Schule zurückgestellt und 1 Jahr später erneut eingeschult, wobei es ab diesem Zeitpunkt in der Schule keine Probleme mehr gab. Die Entwicklung des Probanden wurde jedoch weiterhin dadurch beeinträchtigt, dass die Familie des Probanden das Grundstück der „Frau Maria" verlassen musste, weil der Vater des Probanden in deren Feinkostgeschäft eingebrochen hatte und die Mutter nicht bereit war, sich von ihrem Ehemann zu trennen; eine solche Trennung wäre Voraussetzung dafür gewesen, dass die Frau Maria den Probanden und seine Mutter weiter bei sich beschäftigt hätte.

Die Mutter zog mit dem Probanden in eine Notunterkunft in Holzheim, wo der Proband entsprechend der dortigen Gepflogenheiten sozialisiert wurde. Er lernte schnell, sich mit körperlicher Gewalt durchzusetzen und sich von anderen, die sich gegen ihn durchsetzen wollten, nichts gefallen zu lassen. Er lernte, dass es in einem solchen Umfeld nachteilig ist, Rückzieher zu machen und nachzugeben, und dass Argumente weniger zählen als körperliche Durchsetzungsbereitschaft. Die Mutter kümmerte sich offenbar wenig um den Probanden, sie war anscheinend viel mit sich selber beschäftigt und zudem durch einen 1968 geborenen Halbbruder des Probanden ausgelastet. 1970, als der Proband 12 Jahre alt war, zog die Familie in die Weststraße, wo der Proband erneut in eine Gruppe sozial Randständiger geriet, die jedoch in anderer Weise als die Jugendlichen von Holzheim auffällig waren. Während in Holzheim vorwiegend Durchsetzungsbereitschaft und Selbstbehauptung, körperliche Auseinandersetzungen und oberflächliche Bekanntschaft mit möglichst vielen Menschen im Vordergrund standen, wurden in der Weststraße Freundschaften geschlossen, es kam zu Polarisierungen zwischen Deutschen und Ausländern, Alkoholkonsum und Ladendiebstähle standen im Vordergrund des dissozialen Verhaltens. Der Proband verschaffte sich nach seiner eigenen, sehr anschaulichen Darstellung, dadurch Respekt, dass er die in Holzheim erworbene Durchsetzungsfähigkeit und die dort erlernte Unerschrockenheit in seiner neuen Umgebung einsetzte. Darüber hinaus entwickelte er im Klauen und bei den Ladendiebstählen eine große Fertigkeit, er konnte seine Kameraden mit Diebesgut versorgen und wurde selber bei den Diebstählen nicht erwischt.

Dieses Renommee der Stärke und Durchsetzungsfähigkeit im dissozialen Sinn setzte der Proband auch ein, um eigene Minderwertigkeitsgefühle zu kompensieren, die er wegen seiner mangelnden Attraktivität und seines selbstunsicheren Auftretens Mädchen gegenüber entwickelt hatte. Wegen

seiner Pummeligkeit, weil ihm drei Zähne fehlten, und weil er sich selbst für einen Langeweiler bei Mädchen hielt, fand er keinen Anschluss an das andere Geschlecht. Er versuchte, diese durch Zurückweisung oder eigenes Versagen erlittenen Kränkungen zu kompensieren, indem er vermehrt Alkohol konsumierte oder seine körperliche Stärke bei Schlägereien demonstrierte. Er zettelte wiederholt Schlägereien an, betätigte sich mit seinen Bekannten, insbesondere mit einem Sohn des Freundes seiner Mutter, auch als Partybreaker und glitt vor allem in der 8. Hauptschulklasse in ein ausgeprägt dissoziales Verhalten ab.
In der 9. Klasse der Hauptschule wurde er zum ersten Mal wegen eines Einbruchs zusammen mit seinem Bekannten Rainer festgenommen und zu einem Freizeitarrest verurteilt. Er begleitete Rainer, der zu einer Jugendmaßnahme auf einem Reiterhof verurteilt war, zu diesem Reiterhof, fand dort Anschluss an die Besitzer, engagierte sich für die Pferde und fand mit Unterstützung der Besitzer des Reiterhofs einen sozialen Rahmen, in dem er seine dissozialen Aktivitäten weitgehend aufgeben konnte. Von seinem 16. bis zu seinem 20. Lebensjahr lebte er vorwiegend in Hagen. Er hatte zuvor unter dem Einfluss der Erfahrungen auf dem Reiterhof wieder für die Schule gelernt und dadurch einen akzeptablen Hauptschulabschluss geschafft und er konnte eine Lehre als Bereiter aufnehmen. Lediglich zwei Probleme waren auch in dieser Zeit für den Probanden nachteilig, nämlich einmal seine mangelnde Fähigkeit, sich Mädchen zu nähern, zum anderen hat er weiter erheblichen Alkoholmissbrauch betrieben. Der Verkauf des Reiterhofes und die Ausstellung des Reitlehrers, der den Probanden ausbildete, beendeten die Lehre des Probanden, so dass er 20-jährig, 1978, wieder nach Düsseldorf zurückkehrte.
In Düsseldorf schloss er sich wieder seinem alten Bekanntenkreis an und fiel relativ bald wieder in das dissoziale Verhaltensmuster zurück, welches er vor 1974 praktiziert hatte. Er ging nur noch unregelmäßig Arbeitstätigkeiten nach, verbrachte die meiste Zeit des Tages in verschiedenen Kneipen, verbrauchte mehr Geld, als er dies durch Arbeit verdiente oder durch Arbeitslosenunterstützung erhielt, und deckte den Rest seines Finanzbedarfs durch Schuldenmachen oder durch Eigentumsdelinquenz. Man hinterging, betrog oder bestahl sich auch im Kameradenkreis.
Herr Primel meinte, dass Freundschaften, die man pflegte, keine wirklichen Freundschaften gewesen seien, weil man sich im Grund immer dann hinterging, wenn man sich davon persönlichen Nutzen versprach.
Der Proband konsumierte erhebliche Mengen an Bier, Schnäpsen oder Mixgetränken, wobei der Konsum meist über den ganzen Tag verteilt war

und es bei ihm weniger auf die Berauschung ankam, sondern auf den Konsum als solchen und die Gesellschaft, die er in seinen Stammlokalen hatte.
Zu dieser Gesellschaft war schon, bevor der Proband aus Hagen zurückkehrte, Harry Stockrose gestoßen, mit dem sich der Proband allmählich anfreundete. Harry Stockrose und der Proband sprachen in gleicher Weise dem Alkohol zu, verbrachten den Tag in Kneipen, und ergatterten ihre Finanzmittel aus Einbrüchen oder Betrügereien. Sie bestärkten sich gegenseitig in ihrem dissozialen und delinquenten Verhalten und in ihrem Alkoholkonsum. Während Herr Schlüsselblume sich eher dahingehend äußerte, dass beide bei den Überfällen in gleicher Weise aktiv waren, stellte Herr Stockrose das Zusammenwirken eher so dar, als ob Herr Schlüsselblume der Dominantere gewesen sei, der auch einen schlechten Ruf im Kameradenkreis gehabt habe, und er sich eher dem älteren, Überlegeneren, angepasst habe.

11.4.3 Diagnose und Schlussfolgerungen

Herr Schlüsselblume erfüllte die diagnostischen Kriterien einer dissozialen Persönlichkeitsstörung nach ICD-10 (F 07.60). Die Störung wurde damals als psychopathische Persönlichkeit diagnostiziert und mit dem psychopathologischen Befund begründet, nämlich durch einen Mangel an Empathie, durch ein Unvermögen zu festeren, längerfristigen Bindungen, durch geringe Frustrationstoleranz und durch eine Neigung zu aggressivem und gewalttätigem Ausagieren. Schuldgefühle fehlten dem Probanden, er war nicht in der Lage, aus Erfahrungen zu lernen, behauptete gute Vorsätze, um sie noch am gleichen Tag wieder aufzugeben.
Daneben wurde ein Alkoholismus diagnostiziert, ohne dass sich bei ihm eindeutig eine Abhängigkeit entwickelt hatte, und eine alkoholbedingte Persönlichkeitsdepravation. Im Gutachten wurde begründet, dass es dadurch zu einer Verstärkung der dissozialen Tendenzen kommt, die aufgrund der Persönlichkeitsentwicklung dieser Menschen ohnehin schon vorhanden sind, d.h., dass die Bereitschaft, Normen zu verletzen, und die Gleichgültigkeit gegenüber den Konsequenzen des eigenen Handelns für sich und für andere noch weiter verstärkt werden. Damit wurde eine erhebliche Wiederholungsgefahr für kriminelle Handlungen und insbesondere für Gewalttätigkeiten begründet.
„Vor dem Hintergrund der psychopathischen Persönlichkeit und ihrer Auffälligkeit im Sinne der Dissozialität und der Depravation ist aus forensisch-psychiatrischer Sicht davon auszugehen, dass Herrn Schlüsselblume die

Folgen seines Handelns und die Auswirkungen auf seine Umwelt relativ gleichgültig sind und dass sein Denken bis zu einem gewissen Grad eingeengt ist auf ein nahe liegendes, die momentanen Bedürfnisse befriedigendes Ziel. Dieser Zustand wird sich nicht ändern."

Es wurden die Voraussetzungen für die Anwendung des § 66 StGB (Sicherungsverwahrung) angenommen. Das Gericht folgte damals den Empfehlungen des Gutachters nicht, sondern verurteilte Herrn Primel zu einer Freiheitsstrafe von 4 Jahren und 9 Monaten, wobei das noch relativ jugendliche Alter des Probanden strafmildernd berücksichtigt wurde.

11.4.4 Anwendung heutiger Prognoseinstrumente

Herr Primel wurde in ein Projekt zur Prognoseforschung einbezogen. Die Akten wurden nachträglich ausgewertet, um den PCL-R und die Prognoseinstrumente ILRV, HCR-20 und VRAG auszufüllen. Die Ergebnisse waren:

PCL-R	33 von 40 möglichen Punkten
ILRV Teil A	10 von 10 möglichen Punkten
ILRV Teil B	15 von 18 möglichen Punkten
ILRV Teil C	10 von 14 möglichen Punkten
ILRV Teil D	15 von 18 möglichen Punkten
ILRV Gesamtwert	50 von 60 möglichen Punkten
HCR-20 H-Variable	18 von 20 möglichen Punkten
HCR-20 C-Variable	8 von 10 möglichen Punkten
HCR-20 R-Variable	10 von 10 möglichen Punkten
HCR-20 Gesamtwert	36 von 40 möglichen Punkten

Im VRAG erfüllte er die Kriterien für alle Risikofaktoren und keines für einen protektiven Faktor, so dass er in die höchste Risikogruppe mit einer angenommenen Rückfallrate von 100% eingeordnet wurde.

Die damalige gutachterliche Schlussfolgerung wäre demnach auch mit einem methodischen Vorgehen, welches heutigen Standards entspricht, bestätigt worden.

11.4.5 Nachuntersuchung und Realität

Im März 2002 wurde im Rahmen molekularbiologischer Untersuchungen Herr Schlüsselblume als ein möglicher Täter eines Tötungsdelikts im Jahr 1979 identifiziert. Er wurde deshalb im Juli 2002 erneut begutachtet. Dabei wurde der weitere Lebensweg des Probanden folgendermaßen erhoben.
Nach dem Tankstellenüberfall war er von November 1981 bis Mai 1987 in Haftanstalten untergebracht, und zwar von 1981 bis 1982 in Düsseldorf in der Untersuchungshaft, von 1982 bis 1983 in der JVA Paderborn. Er machte eine Lehre zum Maschinenbauer und schloss sie mit dem Gesellenbrief jeweils mit der Note 3 im Theoretischen wie im Praktischen ab. Er hätte eigentlich anschließend nach Verbüßung von zwei Dritteln der Strafe entlassen werden sollen. 14 Tage vor der Entlassung war er mit Stockrose zusammen im Urlaub, man soff gemeinsam und klaute wieder. Der Proband musste Endstrafe machen und wurde zu einer weiteren Strafe von 6 Monaten verurteilt.
Nach der Entlassung im Jahr 1987 wollte er nach eigener Darstellung endlich probieren, ein normales Leben zu führen. Er reduzierte den Kontakt zu Harry Stockrose weitgehend und bezog im Juni 1987 eine Sozialwohnung; er fand eine Arbeit als Gerüstbauer. Er machte den psychologischen Test bei der MPU und erhielt den Führerschein wieder. Er trank weiter vor allem an den Wochenenden recht viel, hatte auch wieder Schlägereien und deswegen kurz hintereinander zwei Verhandlungen. Diese Verhandlungen bewegten ihn nach eigener Darstellung, sein Leben noch einmal zu ändern. Er nahm eine andere Arbeit als Bierleitungsreiniger in Gaststätten an. Im April 1988 lernte er seine Frau kennen und fing dann an, als LKW-Fahrer zu arbeiten. Er arbeitete bei einer Spedition als Subunternehmer, meldete aber kein Gewerbe an und bezahlte keine Steuer. Er wohnte damals bei seiner Freundin. Die beginnende Beziehung und die Erkenntnis, dass er wieder in Konflikte mit dem Gesetz komme und Haftstrafen drohen würden, führten ihn seiner Darstellung nach zu einer endgültigen Änderung seines Verhaltens. Er wurde zuverlässiger und wurde auch von seinen Arbeitgebern geschätzt. Im November 1988 wurde seine Freundin schwanger. Im Januar 1989 heirateten sie und er nahm ihren Namen an, im Februar 1989 bezogen sie eine größere Wohnung; im Juni 1989 wurde seine Tochter A. geboren und im Juli 1989 kam die Tochter seiner Frau aus einer früheren Beziehung, C., zu ihnen, die zuvor im Heim gelebt hatte. Zum Teil, um aus der Stadt und ihren Verlockungen wegzuziehen, zum Teil wohl, weil man billiger wohnen konnte, bezog er mit seiner Familie 1990 eine Doppelhaushälfte auf dem Land. Er fing in dieser Zeit auch an, seine Schulden zu tilgen. Sie

waren glücklich, seine Frau konnte ihre bis dahin belastenden Alkoholprobleme überwinden.
Ende 1990 erwarb er einen zweiten LKW, er meldete ein Gewerbe an und zahlte Steuern. Anfang März 1991 begann er bei der Morgenpost Zeitungen auszufahren, wobei er stumme Zeitungskäufer belieferte. Er verdiente gut und begann seine Schulden abzubezahlen, wobei er mit verschiedenen Schuldnern Vergleiche schloss. Er hatte zu diesem Zeitpunkt und bis 1997 drei Jobs. 1993 kam das Finanzamt auf ihn zu und rechnete ihm nach, dass er 180.000 DM Umsatz nicht versteuert habe. Er erreichte schließlich, dass er 90.000 DM nachzahlen musste, er schaffte das aus seinen Ersparnissen und einem Bankkredit in Höhe von 30.000 DM. Er war stolz, dass die Bank ihm wieder einen Kredit gegeben habe. Als er zu arbeiten angefangen hatte, wurde ihm wegen der Schulden, die damals über etwa 90.000 DM betragen hatten, weder ein Konto noch eine EC-Karte genehmigt.
1993 kam seine zweite Tochter auf die Welt, die auch heute noch für ihn eine besondere Bedeutung habe, im Oktober 1996 wurde sein Sohn Mike geboren. 1997 hatte er keine Schulden mehr. Schließlich hatte er drei Touren und etwa 1.800 Euro pro Woche brutto an Einnahmen. Man lebte gut, sparte nicht und er zahlte Krankenversicherung, Lebensversicherung und Altersvorsorge.
Im Januar 2002 hatte er aufgehört die stummen Zeitungsverkäufer zu kontrollieren, weil er zweimal wegen Körperverletzung angezeigt worden war, als er Leute, die er wegen Diebstahls in Verdacht hatte, festhielt. Wenngleich die Sache seiner Anschauung nach nicht so war, wie sie im Urteil stand, gab er zu, dass er die Leute verletzt habe. Er glaubte aber, dass er, wenn er nicht vorbestraft gewesen wäre, nicht verurteilt worden wäre. Ab Januar 2002 fing er neben seinen Zeitungsverkaufsrouten erneut an, LKW zu fahren. Er hatte ohne Schwierigkeiten einen neuen Arbeitsplatz gefunden. Er war aber immer um 2 Uhr zu Hause gewesen und hatte Zeit für die Kinder gehabt, konnte mit ihnen zum Baden fahren und nahm gerne auch die Freunde der Kinder mit, so dass er als sehr sorgender Familienvater in seiner Nachbarschaft bekannt war und auch nach seiner Verhaftung noch Briefe von Nachbarn erhielt, die ihm zusicherten, dass er nach einer Haftentlassung stets willkommen sei. Auf die Frage, wie das Leben zu Hause gewesen sei, meinte der Proband, „besser geht es nicht".
Er war nach 1987 nicht mehr in Haft, hatte aber wegen verschiedener kleinerer Delikte, z.B. Steuerhinterziehung, Trunkenheitsfahrten und zweimal wegen Körperverletzungen in Zusammenhang mit seiner Wachtätigkeit bei stummen Zeitungsverkäufern insgesamt 6 Geld- und Bewährungsstrafen er-

halten. Die 1982 abgegebene ungünstige Rückfallprognose hatte sich nicht erfüllt.

12. Synopsis

Prognoseerstellungen gehören weiterhin zu den schwierigsten Aufgaben, die dem forensischen Psychiater gestellt werden. Wenngleich sich in den letzten 20 Jahren bedeutsame Wissensfortschritte bezüglich der Faktoren, welche kriminelle, insbesondere gewalttätige Rückfälle beeinflussen, angehäuft haben, so haben die Anforderungen, die von Politik und Justiz an Prognosebegutachtungen gestellt werden, noch rascher zugenommen. Während vor 1990 externe Prognosegutachten eher selten angefordert wurden, gehören diese Gutachten heute zu den Routineaufgaben der meisten forensisch-psychiatrischen Institutionen (*Nedopil,2002a*). Dies hat dazu geführt, dass nicht nur hoch spezialisierte Fachleute zur Rückfallprognose befragt werden, sondern nahezu alle, die als Sachverständige in Strafverfahren auftreten oder als Psychiater oder Psychologen in Haftanstalten oder Maßregelvollzugseinrichtungen tätig sind. Hierdurch ist der Bedarf an der Vermittlung fundierten Wissens gestiegen, gleichzeitig aber auch die Notwendigkeit, die Grenzen der prognostischen Möglichkeiten zu erkennen.

In den letzten Jahren wurden immer wieder neue Konzepte zur Bewältigung der Prognoseproblematik entwickelt und propagiert und die Aussagekraft prognostischer Beurteilungen widersprüchlich interpretiert. Einen der radikalsten Paradigmenwechsel nimmt *Urbaniok (2004)* vor, wenn er davon ausgeht, dass nicht mehr das vorhergesagte Verhalten als empirisch begründbares Kriterium für Interventionen und Freiheitsentzug verwendet werden soll, sondern ein spezifisches Risikoprofil eines Menschen. Eine Vielzahl von Daten legt nahe, dass auch Menschen mit ungünstigen Werten in den verschiedenen Prognoseinstrumenten häufiger nicht rückfällig werden, als dass sie rückfällig werden, so dass eine präventive Sanktionierung aufgrund eines Risikoprofils allein zumindest empirisch nicht untermauert werden kann. In allen Studien, in denen auch jene mit ungünstigem Risikoprofil die Möglichkeit hatten rückfällig zu werden, lag deren Rückfallrate nie über 50 % (*Rusche,2003; Steadman,1973; Thornberry & Jacoby,1979*; Dahle 2004; *Nedopil u. Stadtland 2005*). Die Rückfälle mit Gewalttaten lagen in allen Studien, auch in jener aus der Arbeitsgruppe des Autors, bei Probanden, die eine ungünstige Prognose erhalten hatten, unter 20%. Über 80% dieser Probanden wären als „falsch positive" in Einrich-

tungen verblieben. Die Aussage von *Monahan (1981)* ist sicher auch heute noch richtig, dass Humanwissenschaftler lediglich Risikofaktoren empirisch erfassen können, dass Individualprognosen aber mit zu großen Unsicherheiten verbunden sind, um den in den Naturwissenschaften üblichen Kriterien zu genügen. Auch seine Empfehlung an die Humanwissenschaftler, sich auf Aussagen zu beschränken, die sie aufgrund ihrer empirischen Kompetenz zu geben vermögen, hat sicher auch heute noch ihre Berechtigung. Diese Anregung wurde auch von *Dittmann (2000)* aufgenommen, wenn er in dem Arbeitsinstrument der Fachkommissionen des Strafvollzugskonkordats der Nordwest- und Innerschweiz die Warnung voranstellt, dass die exakte Vorhersage menschlichen Verhaltens mit keiner Methode möglich ist, sondern lediglich eine Wahrscheinlichkeitsangabe, mit der ein Täter weitere gravierende Straftaten begehen wird.
Neue Lösungsvorschläge gibt es auch für die Frage, wie empirische Daten und Erkenntnisse, die an Gruppen gewonnen wurden, auf den Einzelfall übertragen werden können. Einige Autoren haben hierfür Computerprogramme entwickelt (*Steadman et al., 2000; Urbaniok, 2004*). Beide Programme erlauben aufgrund von manchmal nicht ganz durchschaubaren Algorithmen die Zuordnung des einzelnen Begutachteten in eine Gruppe von psychisch Kranken oder Straftätern, deren Rückfallrate oder Rückfallrisiko bekannt ist. Dies ist zwar noch keine Individualprognose, jedoch wohl im Prinzip die Lösung, die man mit empirischen Mitteln bestenfalls erreichen kann, wenn man sich auf einmalige Festlegungen beschränken muss. Die computergestützten Verfahren haben aber bislang weder in kontrollierten Untersuchungen noch in der Praxis ihre Überlegenheit gegenüber anderen Verfahren bewiesen. Nach neueren Untersuchungen haben sich einfache Verfahren mit weniger Variablen den komplexeren Verfahren mit vielen Variablen als überlegen erwiesen. So korreliert der Faktor 2 des PCL-R in seiner früheren Version, die nur neun Variable umfasst, höher mit der Rückfälligkeit von Straftätern als der Gesamt-PCL-R, der 20 Variablen enthält (*Barbaree et al.,2001*), und die 10 H-Variablen des HCR-20 haben eine höhere Trefferquote bei der Vorhersage von Rückfällen als der gesamte HCR-20 (*Stadtland & Nedopil,2004*). Diese Erkenntnisse lassen an der Überlegenheit eines komplexen Verfahrens, das die Hilfe von Computern benötigt, zweifeln. Darüber hinaus erscheint es fraglich, ob Gerichte und Betroffene sich bei der Entscheidung über einen Freiheitsentzug auf Aussagen und Schlussfolgerungen verlassen wollen, deren Entstehung sie nicht mehr nachvollziehen können.
In diesem Buch wurde ein hypothesengeleitetes Vorgehen beschrieben, mit welchem die allgemeinen Erkenntnisse auf den Einzelfall übertragen werden

können. Dieses Vorgehen hat der Autor seit mehreren Jahren angewandt (*Nedopil,1995*) und es wurde teilweise auch von den Einrichtungen, für die er Gutachten erstattet, übernommen. An diesem hypothesengeleiteten Konzept zeigt sich, wie eng Prognose und Therapie miteinander verbunden sind, ein Phänomen, welches sich in der gesamten Medizin wiederfindet, aber im forensischen Bereich eher pauschal, nicht aber als Interaktion betrachtet wird.

Die Situation hat sich in den letzten zwanzig Jahren aber auch dahingehend geändert, dass sich die Interventionsformen zur Risikoreduktion erheblich geändert haben. Hierzu haben nicht nur verbesserte Behandlungsstrategien bei psychisch kranken Straftätern beigetragen (*Hodgins & Müller-Isberner,2000*), sondern auch die Entwicklung ambulanter Nachsorgekonzepte (*Freese,2003*). Für den Maßregelvollzug geht es heute somit nicht nur um Risikoeinschätzung, wie sie von *Monahan (1981)* für angemessen gehalten wurde, sondern um Risikoreduktion und Risikomanagement (*Hanson & Harris,2000; Kroeger,1999; Nedopil,2002b; Quinsey et al.,2001*). Die wesentliche Frage bei der Prognose hat sich, was den psychiatrischen Maßregelvollzug betrifft, gewandelt und lautet heute: *Wer* wird *wann,* unter *welchen Umständen,* mit *welchem Delikt* rückfällig, und *wie* können wir es *verhindern?* Daraus folgt auch, dass sich Gutachter und Therapeuten gemeinsam des Prognoseproblems annehmen und differenzierte Antworten je nach der jeweiligen Fragestellung finden müssen. Die Antworten müssen von unterschiedlichen Parametern ausgehen und können unterschiedlich ausfallen je nach den Zeiträumen, den Umständen und den Kontrollbedingungen, für welche die Risikoeinschätzung gelten soll. Für verschiedene Bedingungen wurden in empirischen Studien unterschiedliche Risikofaktoren identifiziert, die zwar nicht ganz unabhängig voneinander sind, jedoch ein verschiedenartiges Gewicht haben, je nachdem, für welche der oben genannten Situationen die Vorhersage gelten soll. Insofern ist die Interaktion von Diagnose und Therapie, von Risikoeinschätzung und Risikominimierung, von Prognose und adäquater Intervention zur Verhinderung des prognostizierten Schadens ein Programm, welches ein differenziertes, aber transparentes Instrumentarium sowohl in der Prognose wie in der Intervention erfordert.

Legt man die heutigen Erkenntnisse über Risikoeinschätzung und Risikomanagement zu Grunde, so ist der Interventionskatalog im Maßregelvollzug um einige Regelungen zu erweitern, damit man dort der Aufgabe wirklich gerecht werden kann und diese Aufgabe weiterhin finanzierbar bleibt. So lässt einerseits die Erkenntnis, dass sich Vorhersagen nicht für unbegrenzte Zeiträume abgeben lassen und dass einige Delinquente langjähriger Kon-

trolle und wiederholter Risikoeinschätzungen bedürfen, eine Verlängerung der Führungsaufsicht für bestimmte Straftäter über die bisherige Grenze von fünf Jahren hinaus als geboten erscheinen; auf der anderen Seite ist aber auch erkennbar, dass ein Teil der Maßregelvollzugspatienten einer stationären Unterbringung nicht oder nur kurzzeitig bedürfte, wenn sie einer forensisch kompetenten ambulanten Versorgung oder Nachsorge zugeführt würden, die auch die Möglichkeit zur stationären Krisenintervention hätte. Für diese Patienten würde ein ambulanter Maßregelvollzug ausreichen, wenn die Struktur der Versorgung vorhanden wäre und Risikoeinschätzung und Risikomanagement kompetent durchgeführt werden. Die gesetzliche Festschreibung ambulanter Maßnahmen im Maßregelvollzug wäre deshalb eine große Hilfe, weil einerseits eine differenzierte forensische Betreuung im ambulanten Bereich auch zur Sicherung gegen Rückfälle auf eine gesetzliche Grundlage gestellt würde und andererseits Patienten, die heute aufgrund des Fehlens einer solchen Grundlage im stationären Bereich verbleiben, dann kostengünstiger und mit geringeren Freiheitseinschränkungen versorgt werden könnten, ohne dass das von ihnen ausgehende Risiko erhöht würde.
Diese Überlegungen können nicht auf die Risikoeinschätzungen übertragen werden, die für die Einweisung, Verlängerung und Entlassung bei der Sicherungsverwahrung gefordert werden. Hier gibt es kein differenziertes Risikomanagement, Prognosen sind für Zeiträume und Situationen abzugeben, die dem Beurteiler nicht bekannt sind, zwischen Abgabe der Prognose und der möglichen Verwirklichung der prognostizierten Ereignisse vergehen Jahre unter Bedingungen, die sich der Einflussnahme des Prognostikers, eines Therapeuten oder auch des Betroffenen selber entziehen. Der Humanwissenschaftler, dessen Aufgabe es ist, dem Entscheidungsträger die erfahrungswissenschaftlichen Grundlagen für dessen Urteil zu vermitteln, kann, wenn er nicht selber zum Entscheidungsträger werden will, nur die Risikofaktoren benennen, die er beim Untersuchten vorfindet, und er kann den Untersuchten einer Gruppe von Tätern zuordnen, deren Rückfallrate er kennt und die er beziffern kann. Dies ist keine Individualprognose und auch keine Angabe von Wahrscheinlichkeit im Einzelfall, sondern lediglich Vermittlung empirischer Erkenntnisse über die Gruppe, welcher der Untersuchte zugeordnet wurde. Zu diesen empirischen Erkenntnissen gehört allerdings auch das Wissen über falsch Negative und falsch Positive, über Sensitivität und Spezifität, wenn aus diesen Gruppenuntersuchungen Prognosen abgeleitet werden. Wie diese Informationen von den Entscheidungsträgern gewichtet werden, hat der Sachverständige nicht zu bestimmen. Aufgabe der Forensischen Psychiatrie ist es, das Wissen vollständig darzulegen und

die Grenzen dieses Wissens deutlich zu machen. Aufgabe der Forschung in der Forensischen Psychiatrie bleibt es, möglichst spezifische und homogene Gruppen zu identifizieren, deren Rückfallraten erforschbar sind. Auch hierzu wurden in den letzten Jahren bedeutsame Fortschritte erzielt (siehe *Jehle et al.,2003* und Kapitel 5).

13. Anhang

1. Integrierte Liste der Risikovariablen
2. Operationalisierung der Merkmale der ILRV
3. Kriterienliste der Schweizer Fachkommissionen des Strafvollzugskonkordats der Nordwest- und Innerschweiz

Forensisch psychiatrisches Dokumentationssystem (FPDS) Prognosemodul Integrierte Liste der Risikovariablen (ILRV)

Probandennr____________________ Alter_______

Auswerter_________________________

	nicht vorhanden — vorhanden
	klein — groß
	gering, wenig — viel
	ohne Einfluss — bedeutungsvoll
	kurz — lang
A) Das Ausgangsdelikt (benennen):	sehr / mäßig / sehr
1) Statistische Rückfallwahrscheinlichkeit	/ 0 / 1 / 2 /
2) Bedeutung situativer Faktoren für das Delikt	/ 2 / 1 / 0 /
3) Einfluss einer vorübergehenden Krankheit	/ 2 / 1 / 0 /
4) Zusammenhang mit der Persönlichkeit	/ 0 / 1 / 2 /
5) Erkennbarkeit kriminogener oder sexuell devianter Motivation	/ 0 / 1 / 2 /
B Anamnestische Daten	
1 (H1) Frühere Gewaltanwendung	/ 0 / 1 / 2 /
2 (H2) Frühes Alter bei 1. Gewalttat	/ 0 / 1 / 2 /
3 (H3) Instabilität von Partnerbeziehungen	/ 0 / 1 / 2 /
4 (H4) Instabilität in Arbeitsverhältnissen	/ 0 / 1 / 2 /
5 (H5) Alkohol-/Drogenmissbrauch	/ 0 / 1 / 2 /
6 (H6) Psychische Störung	/ 0 / 1 / 2 /
7 (H8) Frühe Anpassungsstörungen	/ 0 / 1 / 2 /
8 (H9) Persönlichkeitsstörung	/ 0 / 1 / 2 /
9 (H10) Frühere Verstöße gegen Bewährungsauflagen	/ 0 / 1 / 2 /

nicht vorhanden	vorhanden
klein	groß
gering, wenig	viel
ohne Einfluss	bedeutungsvoll
kurz	lang
sehr /	mäßig / sehr

C Postdeliktische Persönlichkeitsentwicklung (Klinische Variablen)	
1) Krankheitseinsicht und Therapiemotivation	/ 2 / 1 / 0 /
2) Selbstkritischer Umgang mit bisheriger Delinquenz	/ 2 / 1 / 0 /
3) Besserung psychopathologischer Auffälligkeiten	/ 2 / 1 / 0 /
4 (C2) Antisoziale Lebenseinstellung	/ 0 / 1 / 2 /
5 (C4) Fortgesetzte Impulsivität	/ 0 / 1 / 2 /
6) Entwicklung von Coping-Mechanismen	/ 2 / 1 / 0 /
7) Widerstand gegen Folgeschäden durch Institutionalisierung	/ 2 / 1 / 0 /
D Der soziale Empfangsraum (Risikovariablen):	
1) Arbeit	/ 2 / 1 / 0 /
2) Unterkunft	/ 2 / 1 / 0 /
3) Soziale Beziehungen mit Kontrollfunktionen	/ 2 / 1 / 0 /
4) Offizielle Kontrollmöglichkeiten	/ 2 / 1 / 0 /
5) Konfliktbereiche, die rückfallgefährdende Situationen wahrscheinlich machen	/ 0 / 1 / 2 /
6) Verfügbarkeit von Opfern	/ 0 / 1 / 2 /
7 (R2) Zugangsmöglichkeit zu Risiken	/ 0 / 1 / 2 /
8 (R4) Compliance	/ 2 / 1 / 0 /
9 (R5) Stressoren	/ 0 / 1 / 2 /

PCL-R Score:_______

Klinische globale Prognoseeinschätzung: ° günstig ° ausreichend ° nicht ausreichend ° ungünstig

Operationalisierung der Merkmale des ILRV

(Die Vergabe von Punktwerten dient der Möglichkeit der wissenschaftlichen Auswertung. Bislang wurden weder Grenzwerte noch Risikogruppen anhand der ILRV erarbeitet. Es bleibt fraglich, ob eine Zuordnung von Punktwerten und Risikogruppen für die Individualprognose hilfreich sein kann. Nach Auffassung des Autors ist weit wichtiger, die einzelnen Risikofaktoren bei der individuellen Rückfallprognose im Rahmen eines hypothesengeleiteten Vorgehens zu erfassen und sie transparent zu interpretieren (siehe Kapitel 8), als eine Formel zur Errechnung eines Prognosescores zu entwickeln. Die Merkmale sollen vor allem dazu dienen, wesentliche empirisch gesicherte Risikofaktoren nicht zu übersehen.)

A1: Statistische Rückfallwahrscheinlichkeit: Deliktbezogene Basisrate für Rückfälligkeit

0: => <4%
1: => 4 bis 25
2: => > 25%

A2: Bedeutung situativer Faktoren für das Delikt
Situative Faktoren: Life events wie Scheidung, Tod eines nahen Verwandten, Pubertätskrise, Klimakterium, Arbeitsplatzverlust, Wohnungsverlust u.Ä.

0: => sicher vorhanden
1: => fraglich vorhanden
2: => nicht vorhanden

A3: Einfluss einer vorübergehenden Krankheit
Delinquenz als Folge einer vorübergehenden Erkrankung oder einer Krankheitsepisode (nicht aber zufällige Koinzidenz)

0: => sicher vorhanden
1: => fraglich vorhanden
2: => nicht vorhanden

A4: Zusammenhang mit einer Persönlichkeitsstörung
Delinquenz als Folge einer Persönlichkeitsstörung oder Persönlichkeitsakzentuierung (nicht aber zufällige Koinzidenz)

0: => nicht vorhanden
1: => fraglich vorhanden
2: => sicher vorhanden

A5: Erkennbarkeit kriminogener oder sexuell devianter Motivation, Delinquenz motiviert durch kriminogene Bedürfnisse oder sexuelle Deviation
- 0: => nicht vorhanden
- 1: => fraglich vorhanden
- 2: => sicher vorhanden

B1 (H1) Frühere Gewaltanwendung (einschl. Indexdelikt)
- 0: => Keine oder extrem geringfügige Bedrohungen oder Gewaltanwendungen
- 1: => Zerstörung von Eigentum; mäßige körperliche Gewalt (Schlagen oder Boxen); Raub; jede Tat oder Unterlassung, die im Ergebnis zur Verletzung anderer führen könnte (z.B. verantwortungsloses Autofahren); Androhung von Gewalt gegen andere. In jeden Fall: keine Anwendung von Waffen
- 2: => Extrem gewalttätige Akte wie versuchte Tötungsdelikte, schwere Brandstiftung, sexuelle und schwere körperliche Gewalttaten

B2 (H2) Alter bei 1. Gewalttat
Hierbei sind nur solche Gewalttaten zu werten, die eine behördliche Sanktion (z.B. juristisch oder psychiatrisch) erforderlich gemacht haben
- 0: => >40 Jahre
- 1: => 20-40 Jahre
- 2: => <20 Jahre

B3 (H3) Stabilität von Paarbeziehungen
- 0: => Stabile, konfliktarme Beziehungen. Der Proband hat nachweislich die Fähigkeit, längerdauernde (>1 Jahr) Beziehungen einzugehen und aufrechtzuerhalten
- 1: => Der Proband zeigt instabile Beziehungsmuster, wie z.B. langfristig konflikthafte oder mehrere kurzdauernde (innerhalb einiger Monate) Beziehungen
- 2: => Der Proband ist älter als 30 und hatte niemals eine längerdauernde Partnerschaft oder die Beziehungen waren hochgradig konfliktbeladen und/oder er hatte mehrere kurzdauernde (innerhalb weniger Monate) Beziehungen

B4 (H4) Stabilität in Arbeitsverhältnissen

0: => Der Proband hat immer Arbeitsverhältnisse beibehalten und/oder aktiv danach gesucht oder ist arbeits-/erwerbsunfähig krank

1: => Der Proband hatte mehrere verschiedene Jobs über einen längeren Zeitraum (Jahre) oder suchte zumindest sporadisch nach Arbeit (Wechsel zwischen längeren Phasen von Arbeit und längerer Arbeitslosigkeit)

2: => Der Proband verweigert die Arbeitssuche oder hatte mehrere Jobs in kurzen Zeiträumen (innerhalb von Jahresfrist); oder der Proband war langjährig institutionalisiert und hat die Arbeitserwartungen der Einrichtung nicht erfüllt

B5 (H5) Alkohol-/Drogenabusus

0: => Kein Hinweis für regelmäßigen oder schweren Ge-/Missbrauch bzw. keine funktionellen Beeinträchtigungen

1: => Hinweise für häufigen Ge-/Missbrauch mit kurzen Episoden (Stunden) mäßiger funktioneller Beeinträchtigungen wie z.B. Verspätungen am Arbeitsplatz, Wutausbrüche; schwerer "hangover", Konzentrationsstörungen beim Autofahren oder an der Arbeit

2: => Hinweise für erheblichen Missbrauch mit längeren Episoden (Tage oder länger) schwerer funktioneller Beeinträchtigungen wie z.B. Verlust des Arbeitsplatzes; nur sporadische Beschäftigungen; wiederholte Verwarnungen wg. Autofahrens in fahruntüchtigem Zustand; fortdauernde Schwierigkeiten in zwischenmenschlichen Beziehungen; Verleugnen einer Abhängigkeit trotz gegenteiliger klarer Hinweise. Außerdem: Delirium tremens, Alkohol oder drogeninduzierte Psychose, Korsakow Syndrom etc.

B6 (H6) Psychische Störung (Diagnose nach ICD-10 oder DSM IV)

0: => Keine psychiatrische Erkrankung nachweisbar

1: => Anamnestisch oder aktuell Verdacht auf Vorliegen einer psychiatrischen Erkrankung, beziehungsweise gesichertes Vorliegen einer leichteren psychiatrischen Erkrankung

2: => Schwerwiegende psychiatrische Erkrankung aktuell oder in der Vorgeschichte ist gesichert

B7 (H8) Frühe Anpassungsstörungen
0: => Anpassungsstörungen. Normales Fortkommen in der Schule
1: => In Kindheit und Jugend mäßige Probleme in den Bereichen Schule (Disziplin oder Schuleschwänzen und/oder 1-2 Klassenwiederholungen) und/oder Familie (Konflikte, Missbrauch oder Vernachlässigungen mäßigen Ausmaßes innerhalb der Familie. Trennung von den Eltern vor einem Alter von 16)
2: => Als Heranwachsender schwere Probleme in den Bereichen Schule (Disziplin oder Schuleschwänzen und/oder 3 oder mehr Klassenwiederholungen und/oder Schulverweis) und/oder Konflikte, Missbrauch oder Vernachlässigung schweren Ausmaßes innerhalb der Familie

B8 (H9) Persönlichkeitsstörung
(Die Diagnose hat nach ICD 10 oder DSM IV zu erfolgen, wobei auch die allgemein definierenden Kriterien für die Annahme einer Persönlichkeitsstörung berücksichtigt werden müssen)
0: => Kein Hinweis auf eine Persönlichkeitsstörung
1: => Eine Persönlichkeitsstörung ist wahrscheinlich oder nicht allzu schwerwiegend
2: => Es liegt eine schwerwiegende Persönlichkeitsstörung vor

B9 (H10) Frühere Verstöße gegen Bewährungsauflagen
0: => Keine Verletzungen von Auflagen; keine (versuchten) Entweichungen
1: => Verstoß gegen Auflagen *ohne* Festnahme bzw. (versuchte) Entweichungen
2: => Verstoß gegen Auflagen bzw. Entweichungen *und* neuerliche Festnahme

C Postdeliktische Persönlichkeitsentwicklung (Klinische Variablen)

C1 Krankheitseinsicht und Therapiemotivation
0: => Proband hat Einsicht in seine Krankheit und die Notwendigkeit ihrer Behandlung und ist selbst motiviert die Behandlung fortzusetzen
1: => Proband akzeptiert sein Kranksein und nimmt Behandlung als notwendiges Übel in seiner derzeitigen Situation in Kauf

2: => Proband hält sich nicht für krank und/oder behandlungsbedürftig

C2 Selbstkritischer Umgang mit bisheriger Delinquenz
0: => Sieht eigene Anteile an der bisherigen Delinquenz und zeigt Bereitschaft, diese Anteile unter eigenem Einsatz zu korrigieren
1: => Akzeptiert Täterschaft, sieht aber überwiegend andere oder missliche Situation als verantwortlich für sein delinquentes Handeln
2: => Bestreitet eigene Täterschaft oder sieht sich als Opfer fremder Einflüsse, die zu bisherigen Taten geführt haben

C3 Besserung psychopathologischer Auffälligkeiten
0: => Keine Symptome der Störung mehr erkennbar
1: => Symptome der Störung noch teilweise vorhanden, ohne jedoch das tägliche Leben nennenswert zu beeinträchtigen (z.B. geringgradige Antriebsstörung) oder fragliche Symptomatik bei Verdacht der Dissimulation
2: => Symptomatik der Störung weiterhin ausgeprägt (z.B. florider Wahn)

C4 (C2) Pro-/antisoziale Lebenseinstellung
0: => Die Grundeinstellung ist überwiegend prosozial. Der Proband ist die Zukunft betreffend in realistischer Weise optimistisch
1: => partiell und/oder antisoziale Grundeinstellung vorhanden. Der Proband ist etwas pessimistisch oder unnötigerweise skeptisch bezüglich der Zukunftsorientierung
2: => Die Grundeinstellung ist ganz überwiegend antisozial. Der Proband ist sehr pessimistisch im Hinblick auf die Zukunft

C5 (C4) Emotionale Stabilität
0: => Der Proband bleibt bei tatsächlichen oder vermeintlichen Kränkungen, Beschimpfungen und Enttäuschungen relativ ruhig.
1: => Der Proband reagiert auf tatsächliche oder vermeintliche Kränkungen, Beschimpfungen und Enttäuschungen mit mäßiger Aggression (verbal aggressiv; gewalttätig nur gegen Sachen). Seine Reaktionen auf Negatives wie Positives erscheinen übertrieben und überzogen
2: => Der Proband reagiert auf tatsächliche oder vermeintliche Kränkungen, Beschimpfungen und Enttäuschungen mit extremer

Gewaltbereitschaft; seine Handlungen sind oft nur schwer vorhersehbar

C6 Entwicklung von Coping-Mechanismen
- 0: => Der Proband setzt erkennbar Bewältigungsstrategien in Konflikt- und Belastungssituationen ein
- 1: => Der Proband verfügt über Bewältigungsstrategien, setzt sie jedoch wiederholt nicht oder nur halbherzig ein
- 2: => Der Proband verfügt entweder nicht über Bewältigungsstrategien oder er setzt sie praktisch nicht ein

C7 Widerstand gegen Folgeschäden durch Institutionalisierung
- 0: => Der Proband zeigt keine Hospitalisierungsschäden, wie Überangepasstheit, Passivität und regressive Versorgungswünsche, er setzt sich vernünftig mit seiner Situation auseinander und zeigt keine Neigung zur Quärulanz. Er befasst sich nicht vorwiegend mit dem nächsten Lockerungsschritt, sondern hat realistische Außenperspektiven
- 1: => Gelegentlich überangepasstes oder querulatorisches Verhalten, aber erhaltene Fähigkeit zur Realitätskontrolle (z.B. kann auch Querulanz aufgeben ohne zu resignieren)
- 2: => Der Proband zeigt Hospitalisierungsschäden, wie Überangepasstheit, Passivität und regressive Versorgungswünsche oder eine wiederholte oder durchgehende Querulanz oder kann sich mit nichts anderem auseinander setzen als dem nächsten Lockerungsschritt

D Der soziale Empfangsraum (Risikovariablen):

D1 Arbeit
- 0: => Der Proband hat nach einer Entlassung bereits einen Arbeitsplatz oder ein gesichertes Auskommen bei gleichzeitiger Tagesstrukturierung
- 1: => Der Proband hat nach einer Entlassung begründete Aussichten auf einen Arbeitsplatz, sein Tagesablauf ist zwischenzeitlich anderweitig strukturiert, z.B. durch Tagesklinik
- 2: => Der Proband hat weder Arbeitsplatz noch Tagesstrukturierung

D2 Unterkunft

0: => Der Proband verfügt nach Entlassung über eine längerfristig gesicherte und angemessene Wohnung (auch betreutes Wohnen oder Heimunterkunft)

1: => Der Proband verfügt nach Entlassung über eine Unterkunft ohne jedoch dort abgesichert zu sein (z.B. bei Angehörigen oder Freunden, die sich zu einer vorübergehenden Unterbringung bereit erklärt haben, oder in einem Übergangswohnheim)

2: => Wohnraum oder Unterkunft sind noch nicht vorhanden

D3 Soziale Beziehungen mit Kontrollfunktionen

0: => Der Proband lebt nach seiner Entlassung mit Verwandten zusammen, die sich bislang als zuverlässig erwiesen haben, Unterstützung und Hilfe gewähren und eine informelle soziale Kontrollfunktion ausüben können und wollen. Der Proband ist bereit, diese Hilfe anzunehmen und die Kontrolle zu akzeptieren

1: => Der Proband hat soziale Beziehungen, die möglicherweise Unterstützung gewähren und eine informelle soziale Kontrolle übernehmen können

2: => Der Proband hat keine sozialen Beziehungen oder ungünstige (möglicherweise kriminogene) Sozialkontakte

D4 Offizielle Kontrollmöglichkeiten

0: => Der Proband hat einen zuverlässigen Bewährungshelfer und zeigt gute Kooperationsbereitschaft

1: => Der Proband hat einen zuverlässigen Bewährungshelfer, seine Kooperationsbereitschaft erscheint aber fraglich

2: => Der Proband verweigert Kooperation mit Nachsorgeorganen, oder ein Bewährungshelfer steht nicht zur Verfügung

D5 Konfliktbereiche, die rückfallgefährdende Situationen wahrscheinlich machen

Konfliktbereiche bezieht sich auf die situativen, emotionalen und affektiven Bedingungen, die für die bisherige Delinquenz von Bedeutung waren, z.B. Auseinandersetzungen mit Partner, Eltern oder "Peers" oder Kränkungserlebnisse im zwischenmenschlichen Bereich, oder ein Aufsuchen eines kriminogenen Umfelds,

2: => Delinquenz war bislang unabhängig von jeglichem Konflikt oder Rückkehr in vergleichbare Konfliktsituationen ist sehr wahrscheinlich

1: => Delinquenz war bislang von spezifischen Konfliktfeldern abhängig; eine Rückkehr in ein vergleichbares Konfliktfeld kann nicht ausgeschlossen werden.

0: => Delinquenz war bislang von spezifischen Konfliktfeldern abhängig; eine Rückkehr in ein vergleichbares Konfliktfeld ist sehr unwahrscheinlich

D6 Verfügbarkeit von Opfern

0: => Potentielle Opfer sind nicht vorhanden, z.B. weil es sich um einen Beziehungstäter handelt, der seine eigene Mutter getötet hat

1: => Potentielle Opfer sind wenig gefährdet, z.B. weil der Täter aufgrund seines Alters sich diesen kaum mehr nähern kann

2: => potentielle Opfer sind überall vorhanden, weil der Proband zuvor willkürlich Opfer für seine Delikte gewählt hat

D7 (R2) Zugangsmöglichkeit zu Risiken

0: => Der Proband wird in eine kontrollierte Umgebung entlassen, in der ein möglicher Zugriff zu Alkohol, Drogen und Waffen sorgfältig überwacht werden kann. Oder: Beim Index-Delikt spielten Alkohol, Drogen und Waffen keine Rolle

1: => Der Proband wird in eine nur mäßig gut kontrollierte Umgebung entlassen. Der Zugang zu Risiken wie Alkohol, Drogen, Waffen oder potentiellen Opfern ist möglich, aber relativ schwierig

2: => Der Proband wird in ein Umfeld entlassen, in dem der Zugriff zu Alkohol, Drogen, Waffen oder potentiellen Opfern relativ einfach und nicht überwacht ist (z.B. Obdachlosenwohnheim, "Absteigen")

D8 (R4) Compliance

0: => Der Proband ist motiviert, das Behandlungsziel zu erreichen, willens, sich nach den angebotenen Therapievorschlägen, Medikation und der Kooperation mit der Nachsorge zu richten, und in der Lage, Regeln zu befolgen.

1: => Der Proband zeigt durchaus Motivation erfolgreich zu sein und sich nach den angebotenen Therapievorschlägen, der Medikation und der Kooperation mit der Nachsorge zu richten. Er ist in der Lage, Regeln zu befolgen, allerdings ist ein durchgängiges Befolgen nicht sicher.

2: => Dem Probanden fehlt es an Motivation weiterzumachen und am Willen, sich an Therapie- und Medikationsvorschläge sowie an Kooperationsvereinbarungen zu halten, oder er lehnt es ab, Regeln zu befolgen

D9 (R5) Stressoren

0: => Der Proband hat gesunde und sozial gut angepasste Angehörige und Freunde. An der Arbeitsstelle wird es wenig Stress geben. Finanzielle Schwierigkeiten sind minimal. Der Proband hat keine schweren körperlichen Krankheiten und ist sozial gut etabliert. Die Reintegration in die Gesellschaft wird langsam, in gut überlegten Schritten durchgeführt.

1: => Es bestehen mäßige Beziehungskonflikte. Es gibt finanzielle Probleme, nicht sehr schwere eigene Krankheiten oder solche bei nahen wichtigen Personen. Es ist zu erwarten, dass der Proband einige stressbedingte Rückschläge bei dem Versuch der Reintegration erleiden wird.

2: => Die persönlichen Beziehungen des Probanden sind sehr konfliktträchtig. Die Arbeit verspricht ein hohes Maß an Stress und/oder es gibt wenig Geld. Der Proband, ein naher Freund oder Angehöriger ist oder wird absehbar schwer krank. Der Proband reagiert auf die sich ändernden Lebensumstände damit, viele Dinge in kürzester Zeit und auf einmal beginnen und verändern zu wollen.

Klinische globale Prognoseeinschätzung:

Günstig eine Entlassung aus der Unterbringung (Haft oder Maßregelvollzug) kann empfohlen werden, ohne dass besondere Einschränkungen oder Vorsorgen getroffen werden müssen.

Ausreichend eine Entlassung kann empfohlen werden, falls relativ rigide flankierende Maßnahmen eingehalten werden konnten, z.B. ambulante Behandlung in einer forensischen Ambulanz, Tagesklinik oder Unterbringung in einer therapeutischen Wohngemeinschaft.

Noch nicht ausreichend
die Betroffenen können noch nicht entlassen werden, aber es kann ein Freiraum innerhalb der forensischen Einrichtung gewährt und die Entlassung in einem überschaubaren Zeitraum geplant werden.

Ungünstig Entlassungsvorbereitungen erscheinen nicht angebracht oder noch verfrüht.

Kriterienliste der Schweizer Fachkommissionen des Strafvollzugskonkordats der Nordwest- und Innerschweiz (Dittmann, 1999, 2000)

1. Analyse der Anlasstat(en)

günstig
- Einzeldelikt ohne übermäßige Gewaltanwendung
- hochspezifische Täter-Opfer- Beziehung
- Mittäterschaft unter Gruppendruck

ungünstig
- besonders grausame Tat(en) mit übermäßiger Gewaltanwendung («Overkill»)
- Deliktserie
- Opferwahl zufällig
- Delikt mit hoher statistischer Rückfallwahrscheinlichkeit (sog. Basisrate)

2. Bisherige Kriminalitätsentwicklung

günstig
- Kriminalität als Ausdruck lebensphasischer Veränderungen, eines schicksalhaften Konfliktes oder einer besonderen aktuellen Situation

ungünstig
- Kriminalität als eingeschliffenes Verhaltensmuster in der Biographie erkennbar, Delinquenzbeginn in Kindheit oder Jugend, Herkunft aus dissozialem Milieu
- in der Vorgeschichte gewalttätige Delikte, besonders grausame Taten mit übermäßiger Gewaltanwendung («Overkill»)
- Deliktserie in der Vorgeschichte
- Lockerungs- oder Bewährungsversagen in der Vorgeschichte

3. Persönlichkeit, vorhandene psychische Störung

günstig
- vorübergehende kurzfristige psychische Störung, z.B. Reaktion auf spezifische Lebenssituation, auch einmalige psychotische Episode, rascher Rückgang der Symptomatik

- vorübergehender Einfluss psychotroper Substanzen ohne süchtige Bindung
- weitgehend unauffällige Persönlichkeitsentwicklung
- unauffällige Testpsychologie

ungünstig
- lang anhaltende oder chronifizierte Symptomatik mit Bezug zur Delinquenz wie anhaltender, besonders personenbezogener Wahn, anhaltende Denkstörungen, anhaltende Affekt- und Antriebsstörungen
- regelmäßiger Substanzmissbrauch oder hohes Abhängigkeitspotential von psychotropen Substanzen mit Bezug zum kriminellen Verhalten '
- deliktfördernde Ansichten und Einstellungen
- seit Kindheit oder Jugend bestehende, bleibende Persönlichkeits- und Verhaltensstörungen, zahlreiche dissoziale Merkmale, wie Bindungs- u. Haltlosigkeit, Gefühlskälte, fehlende Empathie
- Dissozialitäts- und „psychopathy"-Kriterien
- chronifizierte Abweichungen des Sexualverhaltens, wie fixierte Paraphilien, besonders bei progredientem Verlauf (spez. Sexualtäterkriterien)

4. Einsicht des Täters in seine Krankheit oder Störung

günstig
- der Täter erkennt und akzeptiert das Krankhafte, Störende oder Abweichende seines Verhaltens,
- offene Selbstdarstellung

ungünstig
- Der Täter negiert, psychisch krank, gestört oder in seinem Verhalten erheblich normabweichend zu sein
- versucht abzuwehren, zu bagatellisieren und zu täuschen

5. Soziale Kompetenz

günstig
- gute soziale Leistungsfähigkeit in allen Bereichen, stabile Arbeitsverhältnisse
- interessiert und eingebunden in ein breites Spektrum von Aktivitäten
- im Allgemeinen zufrieden mit dem Leben
- Einfühlungsvermögen und Toleranz

- intakte familiäre oder partnerschaftliche Beziehungen
- stabile Freundschaften

ungünstig
- Erhebliche Beeinträchtigung der beruflichen und sozialen Leistungsfähigkeit, überwiegend instabile Arbeitsverhältnisse
- gestörte Wahrnehmung der sozialen Realität, unrealistische Erwartungshaltung
- Unvermögen, sich an wechselnde Situationen anzupassen
- gestörte Kommunikationsfähigkeit, sozial desintegriert
- keine stabilen Partnerschaften bisher
- geringes Durchhaltevermögen
- kriminogener Lebensstil (Arbeit, Freundeskreis, Beziehungen), kriminelle Identität

6. Spezifisches Konfliktverhalten

günstig
- die Tat entwickelte sich aus einer bisher einmaligen spezifischen Konfliktsituation, aus der Vorgeschichte ersichtlich, dass der Täter in ähnlichen Situationen sich anders verhalten konnte und verhalten hat
- gute Belastbarkeit in anderen Konfliktsituationen

ungünstig
- aus der Vorgeschichte erkennbar, dass der Täter immer wieder in ähnliche Konfliktsituationen gerät, diese herbeiführt und in stereotyper Weise mit delinquentem Verhalten reagiert
- geringe Frustrationstoleranz, Impulsivität

7. Auseinandersetzung mit der Tat

günstig
- der Täter ist bereit, sich intensiv mit seiner Tat auseinander zu setzen, insbesondere hinsichtlich Motivanalyse und der verletzten ethischen Normen, erkennbares Bedauern oder Reue
- Auseinandersetzung mit der Situation des Opfers, Bemühen um Ausgleich und Wiedergutmachung, sofern nicht rein taktisch

ungünstig

- Leugnen der rechtskräftig festgestellten Täterschaft oder Bagatellisieren der Tat, keine Reue
- Projektion des eigenen Fehlverhaltens auf das Opfer oder auf Dritte, «die Gesellschaft», «auf die Umstände»

8. Allgemeine Therapiemöglichkeiten

günstig

- für die beim Täter vorhandene psychische Störung ist grundsätzlich eine gut wirksame Behandlungsmethode bekannt

ungünstig

- nach dem gegenwärtigen Stand der psychiatrischen, psycho- und soziotherapeutischen und pädagogischen Verfahren ist die beim Täter vorhandene Störung generell schwer oder gar nicht behandelbar

9. Reale Therapiemöglichkeiten

günstig

- es ist eine Institution vorhanden, die das für die Behandlung des Täters benötigte Therapiekonzept und den entsprechenden Rahmen (z.B. Sicherheit) anbietet und die bereit ist, den Täter aufzunehmen

ungünstig

- eine Institution, in der der Täter behandelt werden könnte, steht nicht zur Verfügung wegen mangelnden Angebotes der benötigten Therapie und/ oder fehlender Sicherheitseinrichtungen etc.

10. Therapiebereitschaft

günstig

- Offenheit und gute, vertrauensvolle Bindung an die Therapeuten und sonstige Bezugspersonen
- der Täter bemüht sich aktiv um eine Therapiemöglichkeit, er ist zur Mitarbeit auch unter Inkaufnahme von Nachteilen bereit

ungünstig

- keine Bereitschaft, sich ernsthaft mit der eigenen Störung auseinander zu setzen

- der Täter lehnt jegliche Therapie, z.B. auch eine indizierte medikamentöse Behandlung ab, verhält sich stark abwehrend oder zeigt sich nur scheinbar therapiebereit, um dadurch andere Vorteile zu erlangen

11. Sozialer Empfangsraum bei Lockerung, Urlaub, Entlassung

günstig
- Einbindung in Familie oder Partnerschaft, tragfähige, verlässliche Kontakte zu Hilfspersonen (Bewährungshilfe, Schutzaufsicht, Vormund etc.)
- gesichertes Einkommen, Wohnung etc.
- Zugang zu Opfern durch spezifische Bedingungen erschwert
- gute Kontrollmöglichkeit
- Annehmen von Unterstützung
- realistische Zukunftsplanung mit angemessenen Erwartungen

ungünstig
- fehlende Sozialkontakte und Bindungen, keine tragfähige Partnerschaft
- keine konkreten, realistischen Pläne
- keine Wohnung, keine Arbeitsstelle, keine finanzielle Absicherung
- fehlende Kontrollmöglichkeiten
- leichter Zugang zu Opfern
- Ablehnung von Unterstützung, keine Bereitschaft zur Mitarbeit
- Rückkehr in kriminogenes Milieu (z.B. konfliktträchtige Beziehungen, Drogenszene, Prostitution etc.), unstrukturiertes Freizeitverhalten
- fehlende langfristige Nachsorge

12. Bisheriger Verlauf nach der (den) Tat(en)

günstig
- keine weitere Delinquenz, sofern diese von den äußeren Bedingungen her möglich gewesen wäre
- Besserung der deliktfördernden psychiatrischen Symptomatik
- Nachreifung und Festigung der Persönlichkeit
- erhöhte Frustrationstoleranz und Ausdauer
- gute Anpassungsfähigkeit und ausreichende Sozialkontakte in der Institution (nicht formelle Scheinanpassung außerhalb des deliktspezifischen Problemfeldes, z. B. Sexualdelinquenz)
- Erlernen neuer Konflikt- und Problemlösungsstrategien
- Aufbau von Hemmungsfaktoren

ungünstig

- weitere ähnliche oder noch gravierendere Delinquenz
- keine Veränderung der kriminogenen Störung, der grundlegenden Verhaltensdispositionen oder der Persönlichkeitsstruktur erkennbar
- häufige Konflikte
- Überangepasstheit in der Institution
- Sekundärschäden durch lange Institutionalisierung
- Keine Fortschritte in der Therapie, häufige Therapieabbrüche
- Entweichungen, Suchtmittelmissbrauch

14. Literatur

Abel, G. G., Mittleman, M. S., Becker, J. V., Rathner, J., & Rouleau, J. L. (1988). Predicting Child Molesters Response to Treatment. Annals of the New York Academy of Sciences, 528, 223-234.

Alter, J., Tsuei, C., & Chein, D. (1997). "Recidivism of Adult Felons", 2001, from http://www.auditor.leg.state.mn.us/ped/1997/felon97.htm

Andrews, D. A., & Bonta, J. (1994). The Psychology of Criminal Conduct. Cincinnati, Ohio: Anderson.

Andrews, D. A., & Bonta, J. L. (1995). LSI-R: The level of Service Inventory - Revised. Niagara Falls, Toronto: Multi-Health-Systems.

Apperson, L., Mulvey, E., & Lidz, C. (1993). Short-term clinical prediction of assaultive behavior: artifacts of research methods. Am J Psychiatry, 150, 1374-1379.

Aquilina, C. (1991). Violence in Psychiatric inpatients. Medical Science and the Law, 31, 306-312.

Arseneault, L., Tremblay, R. E., Boulerice, B., Seguin, J. R., & Saucier, J. F. (2000). Minor physical anomalies and family adversity as risk factors for violent delinquency in adolescence. Am J Psychiatry, 157(6), 917-923.

Arthur, R. (1971). Success is predictable. Military Medicine, 136, 539-545.

Ballard, K. B., & Gottfredson, D. (1963). Predictive attribute analysis and prediction of parole performance.: Institute f.Study of Crime and Delinquency.

Barbaree, H. E., Seto, M. C., Langton, C. M., & Peacock, E. J. (2001). Evaluating the predictive accuracy of six risk assessment instruments for adult sex offenders. Criminal Justice and Behavior, 28, 490-519.

Barlow, K., Grenyer, B., & Ilkiw-Lavalle, O. (2000). Prevalence and precipitants of aggression in psychiatric inpatient units. Austr n Z J Psychiatry, 34, 967-974.

Barnett, W., Richter, P., Sigmund, D., & Spitzer, M. (1997). Recidivism and concomitant criminality in pathological fire setters. J Forensic Sci, 42(5), 879-883.

Baron, R., & Kenny, D. (1986). The moderator-mediator variable distinction in social psychological research: Conceptual, strategic, and statistical considerations. J Personality Social Psychology, 51, 1173-1182.

Bauhofer, S., Bolle, P.-H., & Dittmann, V. (2000). "Gemeingefährliche" Straftäter. Chur, Zürich: Ruegger.

Baumer, E., Gunnlaugsson, H., Kristinsdottir, K., & Wright, R. (2000). A Study of Recidivism in Iceland, Reykjavik, 2000. In A. b. email (Ed.).
Beck, A. J., & Shipley, B. E. (1997). Recidivsm of prisoners released in 1983. Washington, D.C.: U.S. Department of Justice, Office of Justice Programs,.
Beck, J., White, K., & Gage, B. (1991). Emergency psychiatric assessment of violence. Am J Psychiatry, 148, 1562-1566.
Bedau, H. A. (1978). Rough justice: the limits of novel defenses. Hastings Cent Rep, 8(6), 8-11.
Bedau, H. A. (1980). Punishment as the Expression of Moral Indignation. Paper presented at the Lecture to British Society of Criminology.
Bedau, H. A. (1982). The death penalty in America. Oxford: Oxford University Press.
Beier, K. M. (1995). Dissexualität im Lebenslängsschnitt. Berlin,Heidelberg,New York: Springer.
Berckhauer, F., & Hasenpusch, B. (1982). Legalbewährung nach Strafvollzug. Zur Rückfälligkeit der 1974 aus dem niedersächsischen Strafvollzug Entlassenen. In H.-D. Schwind & M. Steinhilper (Eds.), Modelle zur Kriminalitätsvorbeugung und Resozialisierung. Beispiele praktischer Kriminalpolitik in Niedersachsen (Vol. 2). Heidelberg: Kriminologische Forschung; Schriftenreihe des Niedersächsischen Ministeriums der Justiz.
Berner, W., & Bolterauer, J. (1995). 5-Jahres-Verläufe von 46 aus dem therapeutischen Strafvollzug entlassenen Sexualdelinquenten. Recht und Psychiatrie, 13, 114-118.
Binder, R., & Mc Niel, D. (1990). The relationship of gender to violent behavior in acutely disturbed psychiatric patients. J Clin Psychiatry, 51, 110-114.
Bischof, H. L. (1986). Medizinische und medizinfremde Einflüsse auf bestimmte Variable der strafrechtlichen Unterbringung. Monatsschrift für Kriminologie und Strafrechtsreform, 69, 85-95.
Bischof, H. L. (1988). Zur Typologie des psychisch kranken/gestörten Rückfalltäters. Forensia, 9, 89-103.
Bischof, H.-L. (2000). Deliktrückfälligkeit von extern psychiatrisch Begutachteten im Vergleich zwischen Untergebrachten im Maßregelvollzug (§ 63, 66 StGB) und "Lebenslänglichen". Monatsschrift für Kriminologie und Strafrechtsreform, 83, 346-362.
Bjorkly, S. (1999). A ten-year prospective study of aggresssion in a special secure unit for dangerous patients. Scand J Psychology, 40, 57-63.
Bjorkly, S. (2004). Risk management in transitions between forensic institutions and the community: A literature review and an introduction to a milieu treatment approach. International Journal of Forensic Mental Health, 3, 67-75.
BKA. (2000). Polizeiliche Kriminalstatistik 1999, from http://www.bka.de/pks/pks1999/index2.html

Blain, A. (1960). The Mentally Ill Offender. Atascadero, CA, USA: Atascadero State Hospital.

Bleuler, M. (1972). Die schizophrenen Geistesstörungen im Lichte langjähriger Kranken- und Familiengeschichten. Stuttgart: Thieme.

Boer, D. P., Hart, S. D., Kropp, P. R., & Webster, C. D. (1997). Manual for the Sex Violence Risk -20. (Deutsch: Die Vorhersage sexueller Gewalt mit dem SVR 20) (R. Müller-Isberner, S. G. Cabeza & S. Eucker, Trans.). Burnaby: Simon Fraser University.

Boetticher, A., Nedopil, N., Bosinski, H. A. G., & Saß, H. (2005). Mindestanforderungen für Schuldfähigkeitsgutachten. Neue Zeitschrift für Strafrecht, 25, im Druck.

Böker, W., & Häfner, H. (1973). Gewalttaten Geistesgestörter. Berlin, Heidelberg, New York: Springer.

Bonta, J. (2002). Offender risk assessment. Guidelines for selection and use. Criminal Justice and Behavior, 29, 355-379.

Bonta, J., Law, M., & Hanson, K. (1998). The prediction of criminal and violent recidivism among mentally disordered offenders: a meta-analysis. Psychological Bulletin, 123(2), 123-142.

Borduin, C. M., Henggelar, S. W., Blaske, G. M., & Stein, R. J. (1990). Multisystemic Treatment of Adolescent Sexual Offenders. International Journal of Offender Therapy and Comparative Criminology, 34, 105-113.

Bradley, N. G., Shailesh, K., Ranclaud, M., & Robinson, E. (2001). Ward crowding and incidents of violence on an acute psychiatric inpatient unit. Psychiatric Service, 52, 521-525.

Broadhurst, R. G., & Maller, R. A. (1991). Sex Offending and Recidivism. Nedlands: Crime Research Centre, The University of Western Australia.

Brown, C. S. H., & Lloyd, K. R. (2002). Comparing clinical risk assessment using operationalized criteria. Acta Psychiatr Scand, 106(Suppl), 148-151.

Browne, K., & Howells, K. (1996). Violent offenders. In C. R. Hollin (Ed.), Working with Offenders. Psychological Practice in Offender Rehabilitation (pp. 188-210). Chichester, New York: Wiley.

Burgess, E. W. (1928). Factors determining success or failure on parole. J.crim.Law a.Criminol., 19, 241.

Burgoyne, P. (1979). Recidivism Among Rapists; report to the Australian Criminology Research Council and the Victorian Department of Community Welfare Services.

Cabeen, C. W., & Coleman, J. C. (1961). Group Therapy with Sex Offenders: Description and Evaluation of Group Therapy Program in an Institutional Setting. Journal of Clinical Psychology, 17, 122-129.

Canestrini, K. (1993). Wallkill Optical Program Follow Up. New York: New York State Department of Correctional Services.

Christiansen, K., Elers-Nielson, M., Lamaire, L., & Sturup, G. K. (1965). Recidivism among sex offenders. London: Tavistock.
Cleckley, H. (1976). The mask of sanity: An attempt to clarify some issues about the so called psychopathic personality (5th ed, 1st ed 1941 ed.). St.Louis: Mosby.
Cooke, D. J., & Michie, C. (2001). Refining the construct of psychopathy: Towards a hierarchical model. Psychological Assessment, 13, 171-188.
Cooke, D. J., Michie, C., Hart, S. D., & Clark, D. A. (2004). Reconstructing psychopathy: Clarifying the significance of antisocial and socially deviant behavior in the diagnosis of psychopathic personality disorder. Journal of Personality Disorders, 18, 337-357.
Cornu, F. (1973). Case histories of castrated sex offenders from a forensic psychiatric viewpoint. Bibl Psychiatr, 149, 1-132.
Daffern, M., Mayer, M., & Martin, T. (2004). Environment contributors to aggression in two forensic psychiatric hospitals. International Journal of Forensic Mental Health, 3, 105-114.
Dahle, K.-P. (1997). Kriminalprognosen im Strafrecht - Psychologische Aspekte individueller Verhaltensvorhersagen. In M. Steller & R. Volbert (Eds.), Psychologie im Strafverfahren (pp. 119-139). Bern,Göttingen,Toronto,Seattle: Huber.
Dahle, K.-P. (2004) Die Berliner CRIME-Studie. Zwischenbericht für die Deutsche Forschungsgemeinschaft (DFG)
Daly, K. (1994). Gender, Crime and Punishment. New Haven: Yale University Press.
Davidson, S. (1997). Risk assessment and management - busy practioner´s perspective. Int Review Psychiatry, 9, 201-209.
Davis, S. (1991). Violence by psychiatric inpatients: a review. Hosp Comm Psychiatry, 42, 585-590.
Deister, A., & Möller, H. J. (1997). Schizophrenie und verwandte Psychosen. Stuttgart: Wissenschaftliche Verlagsgesellschaft.
Diehl, J., Ernst, J., Krapp, S., Förstl, H., Nedopil, N., & Kurz, A. (2005). Frontotemporale Demenz und delinquentes Verhalten. Fortschritte der Neurologie und Psychiatrie, im Druck.
Dietz, P. E. (1985). Hypothetical criteria for the prediction of individual criminality. In C. D. Webster, M. H. Ben-Aron & S. J. Hucker (Eds.), Dangerousness. (pp. 87-102.). Cambridge,London,: Cambridge University Press.
Dimmek, B., & Duncker, H. (1996). Zur Rückfallgefährdung durch Patienten des Maßregelvollzugs. Recht und Psychiatrie, 14, 50-56.
Dittmann, V. (1998). Die schweizerische Fachkommission zur Beurteilung "gemeingefährlicher " Straftäter. In R. Müller-Isberner & S. Gonzalez-Cabeza (Eds.), Forensische Psychiatrie - Schuldfähigkeit - Kriminaltherapie - Kriminalprognose (pp. 173-183). Mönchengladbach: Forum-Verlag.

Dittmann, V. (2000). Was kann die Kriminalprognose heute leisten? In S. Bauhofer, P.-H. Bolle & V. Dittmann (Eds.), "Gemeingefährliche" Straftäter (pp. 66-95). Chur, Zürich: Ruegger.

Douglas, K. S., Ogloff, J. P. R., & Hart, D. (2003). Evaluation of a model of violence risk assessment among forensic psychiatric patients. Psychiatric Services, 54, 1372-1379.

Dünkel, F., & Geng, B. (1994). Rückfall und Bewährung von Karrieretätern nach Entlassung aus dem sozialtherapeutischen Behandlungsvollzug und aus dem Regelvollzug. In M. Steller, K.-P. Dahle & M. Basqué (Eds.), Straftäterbehandlung - Argumente für eine Revitalisierung in Forschung und Praxis (pp. 35-59). Pfaffenweiler: Centaurus-Verlagsgesellschaft.

Eddy, D. M. (1982). Probabilistic reasoning in clinical medicine: Problems and opportunities. In P. S. D. Kahnemann & A. Tversky (Eds.), Judgement Under Uncertainty: Heuristics and Biases (pp. 249-267). Cambridge: Cambridge University Press.

Edens, J. F., Buffington-Vollum, J. K., Colwell, K. W., Johnson, D. W., & Johnson, J. K. (2002). Psychopathy and Institutional Misbehavior Among Incarcerated Sex Offenders: A Comparison of the Psychopathy Checklist-Revised and the Personality Assessment Inventory. International Journal of Forensic Mental Health, 1(1), 49-58.

Edlund, M. (2001). Persons found guilty of criminal offences, 1973-1989, and percentage of relapse into crime within three years (1973-1992), by principal offence and number of previous adjucations for serious offences. In p. mail (Ed.): National Council for Crime Prevention, Sweden.

Edwards, J. G., Jones, D., Reid, W. H., & Chu, C. (1988). Physical assaults on a psychiatric unit of a general hospital. American Journal of Psychiatry, 145, 1568-1571.

Egg, R. (1998). Zur Rückfälligkeit von Sexualstraftätern. In H. L. Kröber & Dahle (Eds.), Sexualstraftaten und Gewaltdelinquenz (pp. 47-56). Heidelberg: Kriminalistik, Wissenschaft und Praxis.

Egg, R. (1999). Sexueller Missbrauch von Kindern. In *Täter und Opfer* (Vol. Band 27). Wiesbaden: KUP Kriminologie und Praxis.

Egg, R. (2000). Rückfall nach Sexualstraftaten. *Sexuologie, 7*, 12-26.

Egg, R., Pearson, F. S., Cleland, C. M., & Lipton, D. S. (2001). Evaluation von Straftäterbehandlung in Deutschland: Überblick und Metaanalyse. In: G. Rehn, B. Wischka, F. Lösel & M. H. Walter (Eds.), *Behandlung gefährlicher Straftäter* (pp. 321-347). Lingen: Kriminalpädagogischer Verlag.

Ehlers, A., Lamott, F., Mende, M., & Weber, J. (1985). 15. Interdisziplinäres Symposium über "Aspekte der forensischen Prognosebeurteilung". Mschr.Krim., 249-250.

Elbogen, E. B., Mercado, C., Scalora, M. J., & Tomkins, A. J. (2002). Perceived Relevance of Factors for Violence Risk Assessment: A Survey of Clinicians. International Journal of Forensic Mental Health, 1(1), 37-47.

Elz, J. (2001). Legalbewährung und kriminelle Karrieren von Sexualstraftätern. In R. Egg (Ed.), *Sexuelle Missbrauchsdelikte* (Vol. 33). Wiesbaden: Kriminologie und Praxis, Schriftenreihe der Kriminologischen Zentralstelle.

Elz, J. (2002). Legalbewährung und kriminelle Karrieren von Sexualstraftätern. In R. Egg (Ed.), *Sexuelle Gewaltdelikte* (Vol. 34). Wiesbaden: Kriminologie und Praxis, Schriftenreihe der Kriminologischen Zentralstelle.

Endres, J. (2000). Die Kriminalprognose im Strafvollzug: Grundlagen, Methoden und Probleme der Vorhersage von Straftaten. Zeitschrift für Strafvollzug und Straffälligenhilfe, 49, 67-77.

Endres, J. (2002). Gutachten zur Gefährlichkeit von Strafgefangenen: Probleme und aktuelle Streitfragen der Kriminalprognose. Praxis der Rechtspsychologie, 2, 161-181.

Ermer, A., & Dittmann, V. (2001). Fachkommissionen zur Beurteilung "gemeingefährlicher" Straftäter in der deutschsprachigen Schweiz. Recht und Psychiatrie, 19, 73-78.

Ettle, M., & Wolfersdorf, M. (2003). Aggressionen bei intelligenzgeminderten psychisch Kranken während des stationären psychiatrischen Aufenthaltes. Psychiat Prax, 30, Supplement 2, S193-195.

Eucker, S. (1998). Klinische Prognosebildung im psychiatrischen Maßregelvollzug: Eine empirische Analyse. Werkstattschriften für Forensische Psychiatrie und Psychotherapie, 5, 85-109.

Evaluation of Sex Offender Rehabilitation Programs in the State of Florida. (1976). Tampa, FL: Mental Health Program Office: Florida Department of Health and Rehabilitative Services.

Faust, D., & Nurcombe, B. (1989). Improving the accuracy of clinical judgement. Psychiatry, 52, 197-208.

Faust, D., & Ziskin, J. (1988). The expert witness in psychology and psychiatry. Science, 241, 31-35.

Feder, L. (1991). A comparison of the community adjustment of mentally ill offenders with those from the general prison population. An 18-month follow-up. Law and Human Behavior, 15(5), 477 - 493.

Fedoroff, J. P., Wisner-Carlson, R., Dean, S., & Berlin, F. S. (1992). Medroxyprogesterone Acetate in the Treatment of Paraphilic Sexual Disorders: Rate of Relapse in Paraphilic Men Treated in Long-Term Group Psychotherapy With or Without Medroxyprogesterone Acetate. Journal of Offender Rehabilitation, 18, 109-123.

Firestone, P., Bradford, J. M., McCoy, M., Greenberg, D. M., Curry, S., & Larose, M. R. (1998). Recidivism in convicted rapists. Journal of the American Academy of Psychiatry and the Law, 26(2), 185-200.

Firestone, P., Bradford, J. M., McCoy, M., Greenberg, D. M., Curry, S., & Larose, M. R. (2000). Prediction of recidivism in extrafamilial child molesters based on court-related assessments. Sexual Abuse: Journal of Research and Treatment, 12(3), 203-221.

Firestone, P., Bradford, J. M., McCoy, M., Greenberg, D. M., Larose, M. R., & Curry, S. (1999). Prediction of recidivism in incest offenders. Journal of Interpersonal Violence, 14(5), 511-531.

Flannery, R., Fisher, W., & Walker, A. (2000). Assaults on staff by psychiatric patients in community residences. Psychiatric Services, 51, 111-113.

Fottrell, E. (1980a). A study of violent behaviour among patients in psychiatric hospitals. British Journal of Psychiatry, 139, 212-215.

Fottrell, E. (1980b). A study of violent behavoiur among patients in psychiatric hospitals. Br J Psychiatry, 139, 212-215.

Freese, R. (2003). Ambulante Versorgung psychisch kranker Straftäter (Vol. 2). Lengerich: Pabst.

Furby, L., & Weinrott, M. R. (1989). Sex Offender Recidivism: A Review. Psychological Bulletin, 105(1), 3-30.

Gebhardt, R. P., & Steinert, T. (1999). Should severly disturbed psychiatric patients be distributed or concentrated in spezialized wards? An empirical study on the effects of hospital organization on ward atmosphere, aggressive behavior, and sexual molestation. European Journal of Psychiatry, 14, 291-297.

Gibbens, T. C. N., Soothhill, K. L., & Way, C. K. (1981). Sex offences against young girls: A long term record study. Psychological Medicine, 11, 351-357.

Gibbens, T. C. N., Soothill, K. L., & Way, C. K. (1978). Sibling and parent-child incest offenders. British Journal of Criminology, 18, 40-52.

Gibbens, T. C. N., Way, C. K., & Soothhill, K. L. (1977). Behavioral types of rape. Br J Psychiatry, 130, 32-42.

Gigerenzer, G. (2000). Adaptive Thinking - Rationality in the Real World. Oxford, New York: Oxford University Press.

Glueck, S., & Glueck, E. T. (1950). Unraveling juvenile delinquancy. (Deutsch: Jugendliche Rechtsbrecher). Cambridge,Mass.; Harvard University Press.

Goldstein, A. C., & Keller, H. (1987). Aggressive Behavior: Assessment and Intervention. New York: Pergamon Press.

Gordon, A. (1989). Research on Sex Offenders: Regional Psychiatric Centre (Praries). Forum on Corrections Research, 1, 20-21.

Gottfredson, G. D. (1984). A theory-ridden approach to program evaluation: A method for stimulating researcher-implementer collaboration. American Psychologist, 39, 1101-1112.

Gouvier, W. D. (1998). Base rates and clinical decision making in neuropsychology. In Sweet.J.J. (Ed.), Forensic Neuropsychology (pp. 27-37). Lisse, Abingdon, Exton,Tokyo: Swets & Zeitlinger.

Grassi, L., Peron, L., Amarangnoni, C., Zanchi, P., & Vanni, A. (2001). Characteristics of violent behavior in acute psychiatric inpatients: a 5-year Italian study. Acta Psychiatr Scand, 104, 273-279.

Green, B., & Baglioni, A. (1997). Judging the suitability for release of patients from a maximum security hospital by hospital and community staff. International Journal of Law and Psychiatry, 20, 323-335.

Green, B., Pedley, R., & Whittingham, D. (2004). A structured clinical model for violence risk intervention. International Journal of Law and Psychiatry, 27, 349-359.

Greenfeld, L. A. (1997). Sex Offenses and Offenders, from http://www.ojp.usdoj.gov/bjs/

Greenfield, T. K., Mc Niel, D. E., & Binder, R. L. (1989). Violent behavior and length of hospitalization. Hospital and Community Psychiatry, 40, 809-814.

Gretenkord, L., & Müller-Isberner, R. (1991). Entweichungen aus dem Maßregelvollzug. Monatsschrift für Kriminologie und Strafrechtsreform, 305-315.

Grünfeld, B., & Noreik, K. (1986). Recidivism Among Sex Offenders: A Follow Up Study of 541 Norwegian Sex Offenders. International Journal of Law and Psychiatry, 9(95-102).

Habermeyer, E., & Saß, H. (2004). Maßregel der Sicherungsverwahrung nach §§ 66 StGB. Grundlagen und Differenzialindikation gegenüber der Maßregel gemäß § 63 StGB. Der Nervenarzt, 75(11), 1061 - 1067.

Hall, H. V. (1987). Violence Prediction: Guidelines for the Forensic Practitioner. Springfield,Il.: Charles C. Thomas.

Hall, N. G. C., & Proctor, W. C. (1986). Criminological Predictors of Recidivism in an Sexual Offender Population. Paper presented at the U.S. National Health Institute of Mental Health Conference on the Assessment and Treatment of Sex Offenders, Tampa, Fl, USA.

Haller, R., Kemmler, G., Kocsis, E., Maetzler, W., Prunlechner, R., & Hinterhuber, H. (2001). Schizophrenie und Gewalttätigkeit. Der Nervenarzt, 72(11), 859 - 866.

Haller, R. M., & Deluty, R. H. (1988). Assaults on staff by psychiatric inpatients. A critical review. British Journal of Psychiatry, 152, 174-179.

Hanson, R. K. (1998). Dynamic predictors of sexual recidivism. Ottawa,Canada: Corrections Research, Department of the Solicitor General Canada, 340 Laurier Ave, West.

Hanson, R. K. (2000). The Sex Offender Need Assessment Rating (SONAR): A method for measuring change in risk levels. Ottawa: Department of the Solicitor General of Canada.

Hanson, R. K. (2001). Age and sexual recidivism: A comparison of rapist and child molesters. Ottawa: Department of the Solicitor General of Canada.

Hanson, R. K., & Bussière, M. T. (1998). Predicting relapse: A meta-analysis of sexual offender recidivism studies. Journal of Consulting and Clinical Psychology, 66, 348-362.

Hanson, R. K., & Harris, A. J. R. (2000). Where should we intervene? Dynamic predictors of sexual offense recidivism. Criminal Justice and Behavior, 27, 6-35.

Hanson, R. K., Scott, H., & Steffy, R. A. (1995). A comparison of child molesters and non-sexual criminals: Risk predictors and long-term recidivism. Journal of Research in Crime and Delinquency, 32, 325.

Hanson, R. K., Steffy, R. A., & Gauthier, R. (1992). Long-term follow-up of child molesters: Risk predictors and treatment outcome, from http://www.sgc.gc.ca/epub/corr/e199202/e199202.htm

Hanson, R. K., & Thornton, D. (1999). Static 99: Improving actuarial risk assessments for sex offenders. Ottawa: Department of the Solicitor General of Canada.

Hanson, R. K., & Thornton, D. (2000). Improving risk assessments for sex offenders: A comparison of three actuarial scales. Law and Human Behavior, 24(1), 119-136.

Hanson, R. K., & Wallace-Capretta, S. (2000). Predicting Recidivism Among Male Batterers, 2001, from http://www.sgc.gc.ca/ReportsDoc/Corrections/e200006.doc

Hanson, R. K., Gordon, A., Harris, A. J. R., Marques, J. K., Murphy, W., Quinsey, V. L., et al. (2001). First report of the collaborative outcome data project on the effectiveness of the psychological treatment for sex offenders. *Sex Abuse, 14*, 169-194.

Hare, R. D. (1990). The Hare Psychopathy Checklist - Revised. Niagara Falls, Toronto: Multi-Health Systems.

Hare, R. D. (1998). Psychopaths and their nature: Implications for the mental health and the criminal justice system. In T. Millon, E. Simonsen, B.-S. Morten & D. R. D. (Eds.), Psychopathy - Antisocial, criminal, and violent behavior (pp. 188-212). New York, London: The Guilford Press.

Hare, R. D. (2003). Manual for the Hare Psychopathy Checklist-Revised (2nd ed.). Toronto: Multi-Health-Systems Inc.

Hare, R. D., Mc Phearson, L. M., & Forth, A. E. (1988). Male psychopaths and their criminal careers. Journal of Consulting and Clinical Psychology, 56, 710-714.

Harer, M. D. (1994). Recidivism Among Federal Prisoners Released in 1987. Washington DC: Federal Bureau of Prisons - Office of Research and Evaluation.

Harris, G., & Rice, M. E. (1997). Risk appraisal and management of violent behaviour. Psychiatric Services, 48, 1168-1176.

Harris, G., & Varney, G. (1986). A ten year study of assaults and assaulters on a maximum security psychiatric unit. J Interpersonal Violence, 1, 173-191.

Harris, G. T., Rice, M. E., & Quinsey, V. L. (1993). Violent recidivism of mentally disordered offenders: the development of a statistical prediction instrument. Criminal Justice and Behavior, 20, 315-335.

Hartmann, K. (1977). Theoretische und empirische Beiträge zur Verwahrlosungsforschung. Berlin,Heidelberg,New York: Springer.

Heilbrun, K., Golloway, G. G., Shoukry, V. E., & Gustafson, D. (1995). Physical control of patients on an inpatient setting: forensic vs civil populations. Psychiatric Quarterly, 66, 133-145.

Heinz, G., & Jöckel, D. (1989). Möglichkeiten und Grenzen der offenen/halboffenen Behandlung in der forensischen Psychiatrie. Monatsschrift für Kriminologie und Strafrechtsreform, 89-95.

Hellman, D., & Blackman, N. (1966). Enuresis,firesetting,and cruelty to animals: A triad predictive to adult criminality. Am.J.Psychiatry, 122, 1431-1435.

Hemphill, J. F., Templeman, R., Wong, S., & Hare, R. D. (1998). Psychopathy and crime: recidivism and criminal careers. In D. J. Cooke, R. D. Hare, S. Hart & A. Forth (Eds.), Psychopathy: Theory,Research,and Implications for Society (Vol. 24, pp. 375-399). Amsterdam: Kluwer.

Hildebran, D. D., & Pithers, W. D. (1992). Relapse Prevention: Application and Outcome. In W. O'Donohue & J. H. Geer (Eds.), The Sexual Abuse of Children: Clinical Issues (Vol. 2, pp. 365-393). Hillsdale, NJ: Erlbaum.

Hodge, R. D. (2002). Standardized instruments for assessing risk and need in youthful offenders. Criminal Justice and Behavior, 29, 381-396.

Hodgins, S., Hiscoke, U. L., & Freese, R. (2003). The antecedents of aggressive behavior among men with Schizophrenia: A prospective investigation of patients in community treatment. Behavioral Sciences and the Law, 21, 523-546.

Hodgins, S., Mednick, S. A., Brennan, P. A., Schulsinger, F., & Engberg, M. (1996). Mental disorder and crime. Evidence from a Danish birth cohort. Archives of General Psychiatry, 53(6), 489-496.

Hodgins, S., & Müller-Isberner, R. (2000). Violence, Crime and Mentally Disordered Offenders: Concepts and Methods for Effective Treatment and Prevention. In S. Hodgins & R. Müller-Isberner (Eds.). Chichester: Wiley & Sons.

Hodgins, S., & Müller-Isberner, R. (2004). Preventing crime by people with schizophrenic disorders: the role of psychiatric services. British Journal of Psychiatry, 185, 245-250.

Hodgkinson, P., Mc Ivor, L., & Phillips, M. (1985). Patients assaults on staff in a psychiatric hospital. A two-year retrospective study. Med Sci Law, 25, 288-294.

Holocomb, W. R., & Ahr, P. R. (1988). Arrest rates among young adult psychiatric patients treated in inpatient and outpatient settings. Hospital and Community Psychiatry, 39(1), 52 - 57.

Hoptman, M., Yates, K., Patalinjug, M., Wack, R., & Convit, A. (1999). Clinical prediction of assaultive behavior among male psychiatric patients at a maximum-security forensic facility. Psychiatric Services, 50, 1461-1466.

Hore, B. (1990). Alcohol and crime. In R. Bluglass & P. Bowden (Eds.), *Principles and Practice of Forensic Psychiatrie.* (pp. 873-880). Melbourne, New York,: Churchill Livingstone.

Huss, M., & Zeiss, R. (2004). Clinical assessment of violence from inpatient records: A comparison of individual and aggregate decision making across risk strategies. International Journal of Forensic Mental Health, 3(2), 139 - 148.

James, D., Fineberg, N., Shah, A., & Priest, R. (1990). An increase of violence on an acute psychiatric ward. A study of associated factors. British Journal of Psychiatry, 156, 846-852.

Jehle, J.-M., Heinz, W., & Sutterer, P. (2003). Legalbewährung nach strafrechtlichen Sanktionen. Bad Godesberg: Forum Verlag.

Jöckel, d., & Müller-Isberner, R. (1997). Ambulante Behandlung psychisch kranker Rechtsbrecher - Erste Erfahrungen aus Hessen. 119-121.

Kahneman, D., & Tversky, A. (1973). On the psychology of prediction. Psychological Review, 80, 237-251.

Katz, P., & Kirkland, F. R. (1990). Violence and social structure on mental hospital wards. Psychiatry, 53, 262-277.

Kay, S. R., Wolkenfeld, F., & Murill, L. M. (1988). Profiles of aggression among psychiatric patients. Journal of Nervous and Mental Disease, 176, 547-557.

Kennedy, H. (1993). Relationship between psychiatric diagnosis and patient aggression. Issues Ment Health Nurs, 14, 263-273.

Kidd, B., & Stark, C. (1995). Management of Violence and Aggression in Health Care. London: Gaskell.

Kravitz, H. M., Haywood, T. W., Kelly, J., Wahlstrom, C., Liles, S., & Cavanaugh, J. L. (1995). Medroxyprogesterone Treatment for Paraphiliacs. Bull Am Acad Psychiatry Law, 23, No. 1, 19-33.

KrimDok. (1990-2000). Tübingen: Institut für Kriminologie der Universität Tübingen an der Juristischen Fakultät.

Kröber, H. L. (1999). Gang und Gesichtspunkte der kriminalprognostischen psychiatrischen Begutachtung. Neue Zeitschrift für Strafrecht, 19, 593-599.

Kröber, H. L., Scheurer, H., Richter, P., & Saß, H. (1993). Ursachen der Rückfälligkeit von Gewaltstraftätern. Monatsschrift für Kriminologie und Strafrechtsreform, 76(4), 227-241.

Kroeger, U. (1999). Zur Behandlung von Sexualstraftätern in der Dr. Henri van der Hoeven Kliniek in den Niederlanden. In S. Höfling, D. Drewes & I. Epple (Eds.), Auftrag Prävention - Offensive gegen sexuellen Kindsmissbrauch (Vol.

5, pp. 336-345). München: Politische Studien Sonderausgabe Hanns Seidel Stiftung.

Küfner, H. (1999). Prävention. In M. Gastpar, K. Mann & H. Rommelspacher (Eds.), Lehrbuch der Suchterkrankungen (pp. 15-27). Stuttgart, New York: Thieme.

Kühl, J., & Schumann, K. F. (1989). Prognosen im Strafrecht - Probleme der Methodologie und Legitimation. Recht und Psychiatrie, 7, 126-148.

Kühling, P. (1968). Untersuchungen zur Rückfälligkeit nach Verbüßung zeitlich bestimmter Jugendstrafe. MschrKrim, 51(6), 255-263.

Kürzl, R. (2004). Evidenzbasierte Missverständnisse beim Mammakarzinom. Deutsches Ärzteblatt, 101(36), B2007-B2010.

Langan, P. A., & Cunniff, M. A. (1992). Recidivism of Felons on Probation. Washington D.C.: U.S. Bureau of Justice Statistics.

Lanza, M. (1992). Nurses as patient assault victims. An update, synthesis and recommendations. Arch Psychiatr Nurs, 6, 163-171.

Lanza, M. L. (1983). The reactions of nursing staff to physical assault by a patient. Hospital and Community Psychiatry, 34, 44-47.

Lanza, M. L., Kayne, H. L., & Hicks, C. J. (1994). Environmental characteristics related to patient assault. Issues in Mental Health Nursing, 15, 319-325.

Lapierre, D., braun, C., Hodgins, S., Toupin, S., Leveillee, S., & Constantineau, C. (1995). Neuropsychological correlates of violence in schizophrenia. Schizophr Bull, 21, 253-262.

Laves, R. G. (1975). The prediction of "dangerousness" as a criterion for involuntary civil commitment. Journal of Psychiatry and Law, 3, 291-326.

Lee, D. T. (2003). Community-treated and discharged forensic patients: an 11-year follow-up. International Journal of Law and Psychiatry, 26, 289-300.

Leferenz, H. (1972). Die Kriminalprognose. In H. Göppinger & H. Witter (Eds.), Handbuch der Forensischen Psychiatrie. (pp. 1347-1384). Berlin, Heidelberg, New York: Springer.

Lewis, A., & Webster, C. (2004). General instruments for risk assessment. Current Opinion in Psychiatry, 17(5), 401-405.

Leygraf, N. (1988). Psychisch kranke Rechtsbrecher. Berlin, Heidelberg, New York, London: Springer.

Leygraf, N. (2004). Die Begutachtung der Gefährlichkeitsprognose. In U. Venzlaff & K. Foerster (Eds.), Psychiatrische Begutachtung (4.Aufl. ed., pp. 437-450). München, Jena: Urban und Fischer.

Leygraf, N., & Nowara, S. (1992). Prognosegutachten. Klinisch-psychiatrische und psychologische Beurteilungsmöglichkeiten der Kriminalprognose. Forensia Jahrbuch, 3, 43-53.

Lietz, J., & Gretenkord, L. (1985). Lockerungen und Urlaube nach dem Hessichen Maßregelvollzugsgesetz. Monatsschrift für Kriminologie und Strafrechtsreform, 229-237.

Linaker, O. M., & Busch-Iversen, H. (1995). Predictors of imminent violence in psychiatric patients. Acta Psychiatr Scand, 92, 250-254.

Lion, J., Snyder, W., & Merrill, G. (1981). Underreporting of assaults on staff in a state hospital. Hosp Comm Psychiatry, 32, 497-498.

Litwack, R., Kirschner, S., & Wack, R. (1993). The assessment of dangerousness and predictions of violence: Recent research and future prospects. Psychiatric Quarterly, 64, 245-273.

Litwack, T. R. (2002). Some questions for the field of violence risk assessment and forensic mental health: Or, "back to basics" revisited. International Journal Of Forensic Mental Health, 1, 171-178.

Lösel, F. (1999). Behandlung und Rückfälligkeit von Sexualstraftätern. In S. Höfling, D. Drewes & I. Epple-Waigel (Eds.), Auftrag Prävention: Offensive gegen sexuellen Kindesmissbrauch (pp. im Druck). Augsburg: Atwerb Verlag.

Macpherson, G. (2003). Predicting escalation in sexually violent recidivism: Use of the SVR-20 and PCL: SV to predict outcome with non-contact recidivists and contact recidivists. The Journal of Forensic Psychiatry and Psycholoy, 14, 615-627.

Mahler, J., Pokorny, D., & Pfäfflin, F. (2000). Wie groß ist die Gefährdung der öffentlichen Sicherheit bei Entweichungen aus dem Maßregelvollzug? Recht und Psychiatrie, 18, 3-11.

Maletzky, B. M. (1980a). Assisted covered sensitization. New York: Garland Press.

Maletzky, B. M. (1980b). Self-referred versus court referred sexually deviant patients: Success with assisted covered sensitization. Behavior Therapy, 11, 306-315.

Maletzky, B. M., & Steinhauser, C. (2002). A 25-year follow-up of cognitive behavioral therapy with 7,275 sexual offenders. *Behav Modif, 26*, 123-147.

Maltz, M. D., & Zawitz, M. W. (1998). Displaying Violent Crime Trends Using Estimates from the National Crime Victimization Survey, from http://www.ojp.usdoj.gov/bjs/abstract/dvctue.htm

Mander, A. M., Atoprs, M. E., Barnes, A. R., & Munafo, R. (1996). Recidivism Study of the Sex Offender Treatment Program at Hiland Mountain, Alaska. Anchorage: University of Alaska, Alaska Department of Corrections.

Marneros, A., Deister, A., & Rohde, A. (1991). Affektive, schizoaffektive und schizophrene Psychosen. Eine vergleichende Langzeitstudie. Berlin, Heidelberg, New York: Springer.

Marquart, J., Brewer, V. E., Simon, P., & Morse, E. V. (2001). Lifestyle factors among female prisoners with histories of psychiatric treatment. Journal of Criminal Justice, 29, 319-328.

Marques, J. K., Day, D. M., Nelson, C., & Miner, M. H. (1989). The Sex Offender Treatment and Evaluation Project: 3rd Report to the Legislative in Response to PC 1365. Sacramento, CA, USA: California State Department of Mental Health.

Marques, J. K., Day, D. M., Nelson, C., & West, M. A. (1994). Effects of Cognitive-Behaviorale Treatment on Sex Offender Recidivism: Preliminary Results of a Longitudinal Study. Criminal Justice and Behavior, 21, 28-54.

Marshall, W. L., & Barbaree, H. E. (1988). The long term evaluation of behavioral treatment program for child molesters. Behav Res Ther, 26(6), 499-511.

Mc Niel, D., & Binder, R. (1994). Screening for risk of inpatient violence. Law Human Behavior, 18, 579-586.

Mc Niel, D., & Binder, R. (1995). Correlates of accuracy in the assessment of psychiatric inpatients´risk of violence. Am J Psychiatry, 152, 901-906.

McConaghy, N., Blaszczynski, A., & Kidson, W. (1988). Treatment of Sex Offenders With Immaginal Desensitization And/Or Medroxyprogesterone. Acta Psychiatr Scand, 77, 199-206.

McCord, W., & J.McCord. (1964). The psychopath: An essay on the criminal mind. (Vol.). Princeton, New York: Van Nostrand.

Menzies, R. J., & Webster, C. D. (1995). The construction and validation of risk assessments in a six-year follow-up of forensic patients: A tridimensional analysis. Journal of Consulting and Clinical Psychology, 63, 166-778.

Meyer, W. J., III, Cole, C. M., & Emory, E. (1992). Depo Provera Treatment For Sex Offending Behavior: An Evaluation of Outcome. Bull Am Acad Psychiatry Law, 20, 249-259.

Monahan, J. (1981). Predicting violent behavior. An assessment of clinical techniques. Beverly Hills,London: Sage.

Monahan, J. (1996). Violence prediction, the past twenty and the next twenty years. Criminal Justice and Behavior, 23, 107-120.

Monahan, J., Heilbrun, K., Silver, E., Nabors, E., Bone, J., & Slovic, P. (2002). Communicating violence risk: Frequency formats, vivid outcomes, and forensic settings. International Journal Of Forensic Mental Health, 1, 121-126.

Monahan, J., & Silver, E. (2003). Judicial decision thresholds for violence risk management. International Journal of Forensic Mental Health, 2, 1-6.

Monahan, J., & Steadman, H. J. (1994). Violence and Mental Disorder. Chicago: University of Chicago Press.

Moore, M. W. (1999). Recidivism Report: Inmates Released from Florida Prisons, from http://www.dc.state.fl.us/pub/recidivism/Report.pdf

Morrison, E. (1993). The measurement of aggression and violence in hospitalized psychiatric patients. Int J Nurs Studies, 30, 51-63.

Mossman, D. (1994). Assessing predictions of violence. Being accurate about accuracy. Journal of Consulting and Clinical Psychology, 62, 783-792.

Müller, T. (2004). Bestie Mensch: Tarnung - Lüge - Strategie. Salzburg: Ecowin Verlag.

Müller-Isberner, R. (1995). Differenzierte Therapie im psychiatrischen Maßregelvollzug. Zeitschrift für Strafvollzug und Straffälligenhilfe, 44, 169-172.

Müller-Isberner, R., & Eucker, S. (2004). Prinzipien effizienter Kriminaltherapie. In Ministerium für Justiz, Gesundheit und Soziales des Saarlandes (Hrsg.), *Maßregelvollzug - Ein neuer Weg oder einfach nur weg* (pp. 21-30). Saarbrücken: Ministerium für Justiz, Gesundheit und Soziales des Saarlandes.

Müller-Isberner, R., Rohdich, R., & Gonzalez-Cabeza, S. (1997). Zur Effizienz ambulanter Kriminaltherapie. Bewährungshilfe, 44, 272-285.

Nedopil, N., & Banzer, K. (1996). Outpatient treatment of forensic patients in Germany: Current structure and future developments. International Journal of Law and Psychiatry, 19, 75-79.

Nedopil, N. (1986). Kriterien der Kriminalprognose bei psychiatrischen Gutachten. Eine Bestandsaufnahme. Forensia, 7, 167-183.

Nedopil, N. (1988). Die Begutachtung zum Maßregelvollzug - welche Rolle spielen Prognosekriterien? In W. Weig & F. Böcker (Eds.), Aktuelle Kernfragen in der Psychiatrie. (pp. 464-472.). Berlin,Heidelberg,New York,: Springer.

Nedopil, N. (1992). Die Bewährung von Prognosekriterien im Maßregelvollzug. Forensia Jahrbuch, 3, 55-63.

Nedopil, N. (1995). Neues zur Kriminalprognose - Gibt es das? In D. Dölling (Ed.), Die Täter-Individualprognose (pp. 83-95). Heidelberg: Kriminalistik Verlag.

Nedopil, N. (1997). Die Bedeutung von Persönlichkeitsstörungen für die Prognose künftiger Delinquenz. Monatsschrift für Kriminologie und Strafrechtsreform, 80, 79-92.

Nedopil, N. (1998). Kriminalprognose: Perspektiven der weiteren Entwicklung. In R. Müller-Isberner & S. Gonzalez-Cabeza (Eds.), Forensische Psychiatrie - Schuldfähigkeit - Kriminaltherapie - Kriminalprognose (pp. 195-208). Mönchengladbach: Forum-Verlag.

Nedopil, N. (2000a). Forensische Psychiatrie (2.Auflage ed.). Stuttgart, New York: Thieme.

Nedopil, N. (2000b). Offenders with brain damage. In S. Hodgins & R. Müller-Isberner (Eds.), Violence, Crime and Mentally Disordered Offenders: Concepts and Methods for Effective Treatment and Prevention (pp. 38-42). Chichester: Wiley & Sons.

Nedopil, N. (2000c). Therapierelevante Kriminalprognose. In A. Marneros, D. Rössner, A. Haring & P. Brieger (Eds.), Psychiatrie und Justiz (pp. 102-110). München: W. Zuckerschwerdt Verlag München.

Nedopil, N. (2001). Rückfallprognose bei Straftätern - eine wachsende Aufgabe für die Forensische Psychiatrie. psycho, 27, 363-369.

Nedopil, N. (2002a). Prognostizierte Auswirkungen der Gesetzesänderungen vom 26.1.1998 auf die Forensische Psychiatrie und was daraus geworden ist. Monatsschrift für Kriminologie und Strafrechtsreform, 85, 44-49.

Nedopil, N. (2002b). Therapierelevante Kriminalprognose. In B. Wischka, J. Jesse, W. Klettke & R. Schaffer (Eds.), Justizvollzug in neuen Grenzen (pp. 168-179). Lingen: W. ZucKriminalpädagogischer Verlag.

Nedopil, N. (2004a). Glauben und Wissen über die Gefährlichkeit psychisch Kranker. Polizei & Wissenschaft, 3, 31 - 39.

Nedopil, N. (2004b). Prognosen bei Persönlichkeitsstörungen - klinische und forensisch-psychiatrische Aspekte. Persönlichkeitsstörungen, 8, 123-131.

Nedopil, N., & Graßl, P. (1988). Das Forensisch-Psychiatrische Dokumentationssystem (FPDS). Forensia, 9, 139-147.

Nedopil, N., & Stadtland, C. (2005). Methodenprobleme der forensisch psychiatrischen Prognosebeurteilung. In e. a. Schneider (Ed.), (im Druck). Berlin, Heidelberg, New York: Springer.

Noble, P., & Rodger, S. (1989). Violence by psychiatric inpatients. Br J Psychiatry, 155, 384-390.

Nowara, S. (1995). Externe Prognosegutachten im Maßregelvollzug. Recht und Psychiatrie, 13, 67-72.

Nowara, S. (1997). Stationäre Behandlungsmöglichkeiten im Maßregelvollzug und der Einsatz von Lockerungen als therapeutisches Instrument. Monatsschrift für Kriminologie und Strafrechtsreform, 80, 116-123.

Nuffield, J. (1982). Parole decision-making in Canada. Ottawa: Solicitor General.

Owen, C., Tarantello, C., & Jones, M. (1998a). Repetively violent patients in psychiatric units. Psychiatric Services, 49, 1458-1461.

Owen, C., Tarantello, C., & Jones, M. (1998b). Violence and aggression in psychiatric units. Psychiatric Services, 49, 1452-1457.

Pacht, A. R., & Roberts, L. M. (1968). Factors related to parole experiences and the deviated sex offender. Correctional Psychologist, 3, 8-9.

Palmstierna, T., & Wistedt, B. (1987). Staff Observation Aggression Scale - SOAS. Presentation and evaluation. Acta Psychiatr Scand, 776, 657-663.

Palmstierna, T., & Wistedt, B. (1989). Risk factors for aggressive behavior are of limited value in predicting the violent behavior of acute involuntarily admitted patients. Acta Psychiatr Scand, 81, 152-155.

Pearson, M., Wilnot, E., & Padi, M. (1986). A study of violent behaviour among inpatients in a psychiatric hospital. British Journal of Psychiatry, 149, 232-235.

Pernanen, K. (1991). *Alcohol in human violence*. New York, London: Guilford Press.

Peters-Institute, J. J. (1980). A Ten Year Follow Up of Sex Offender Recidivism. Philadelphia: Peters J. J. Institute.

Pillmann, F., Ullrich, S., Draba, S., Sannemüller, U., & Marneros, A. (2000). Akute Alkoholwirkung und chronische Alkoholabhängigkeit als Determinanten von Gewaltdelinquenz. *Nervenarzt, 71*, 715-721.

Pithers, W. D., & Cumming, G. F. (1989). Can Relapses Be Prevented? Initial Outcome Data from the Vermont Treatment Program for Sexual Aggressors. In R. D. Laws (Ed.), Relapse Prevention with Sex Offenders (pp. 313-325). New York: The Guilford Press.

Pollähne. (1994). Lockerungen im Maßregelvollzug - Eine Untersuchung am Beispiel der Anwendung des Nordrhein-westfälischen Maßregelvollzugsgesetzes im Westfälischen Zentrum für forensische Psychiatrie Lippstadt, (Vol. Nr. 44). Frankfurt: Europäischer Verlag der Wissenschaften.

Pollock, N. L. (1990). Accounting for predictions of dangerousness. Int.J.Law and Psychiatry, 13, 207-215.

Powell, G., Caan, W., & Crowe, M. (1994). What events precede violent incidents in psychiatric hospitals? British Journal of Psychiatry, 165, 107-112.

Prentky, R. A., Lee, A. F. S., Knight, R. A., & Cerce, D. (1997). Recidivism rates among child molesters and rapists: A methodological analysis. Law and Human Behavior, 21(6), 635-659.

Prichard, J. C. (1835). A treatise on insanity and other disorders affecting the mind. London: Sherwood, Gilbert & Piper.

Quinsey, V. L. (1995). The prediction and explanation of criminal violence. International Journal of Law and Psychiatry, 18(2), 117-127.

Quinsey, V. L. (2000). Institutional violence among the mentally ill. In S. Hodgins (Ed.), Violence Among the Mentally Ill, Effective Treatment and Management Strategies (pp. 213-235): Kluwer Academic Publishers.

Quinsey, V. L. (2002). Sexual Abuse and Sexual Violence – From Understanding to Protection and Prevention. Paper presented at the Sexual Abuse and Sexual Violence – From Understanding to Protection and Prevention, Vienna.

Quinsey, V. L., Chaplin, T. C., & Carrigan, W. F. (1980). Biofeedback and Signaled Punishment in the Modification of Inappropriate Sexual Age Preference. Behavior Therapy, 11, 567-576.

Quinsey, V. L., Harris, G. T., Rice, M. E., & Cormier, C. A. (1998a). Violent Offenders - Appraising and Managing Risk. Washington,D.C.: American Psychological Association.

Quinsey, V. L., Harris, G. T., Rice, M. E., & Cormier, C. A. (2001). Violent offenders: appraising and managing risk. The Journal of Psychiatry and Law, 28, 503-507.

Quinsey, V. L., Khanna, A., & Malcolm, B. (1998b). A retrospective evaluation of the Regional Treatment Centre Sex Offender Treatment Program. Journal of Interpersonal Violence, 13, 621-644.

Quinsey, V. L., & Maguire, A. (1986). Maximum security psychiatric patients: Actuarial and clinical prediction of dangerousness. J Interpersonal Violence, 1, 143-171.

Quinsey, V. L., Pruesse, M., & Fernley, R. (1975a). A follow-up of patients found "unfit to stand trial" or "not guilty" because of insanity. Can Psychiatr Assoc J, 20(6), 461-467.

Quinsey, V. L., Warneford, A., Pruesse, M., & Link, N. (1975b). Released Oak Ridge patients: A follow-up of review board discharges. British Journal of Criminology, 15, 264-270.

Rabinowitz, J., & Garelik-Wyler, R. (1999). Accuracy and confidence in clinical assessment of psychiatric inpatient risk of violence. International Journal of Law and Psychiatry, 22, 99-106.

Radzinowicz, L. (1957). Sexual Offences; A Report of the Cambridge Department of Criminal Justice. London: St Martins Press.

Rasch, W. (1984). Zur Praxis des Maßregelvollzugs,Verhalten in der Institution als Basis der Prognosebeurteilung. In Eisenbach-Stangl,I.; W.Stangl, (Hrsg.) Grenzen der Behandlung, soziale Kontrolle und Psychiatrie. Westdeutscher Verlag.

Rasch, W. (1985). Die Prognose im Maßregelvollzug als kalkuliertes Risiko. In:Schwind,H.D.;(Hrsg.)Festschrift für G.Blau. Berlin,New York: de Gruyter,.

Rasch, W. (1986). Forensische Psychiatrie. Stuttgart: Kohlhammer.

Rasmussen, K., & Levander, S. (1996). Crime and violence among psychiaric patients in a maximum security psychiatric hospital. Criminal Justice and Behavior, 23, 455-471.

Rasmussen, L. A. (1999). Factors related to recidivism among juvenile sexual offenders [see comments]. Sex Abuse, 11(1), 69-85.

Recidivism Rates Based on Three Years for Oklahoma and Nearby States. (1999). 2000, from http://204.62.19.52/DOCS/offender_stats.htm D:\Arbeit\Dissertation\Literatur\Originaltexte\Allgemein\Oklahoma.pdf

Rehder, U. (2001). RRS - Rückfallrisiko bei Sexualstraftätern. Lingen: Kriminalpädagogischer Verlag.

Report of the Committee on Post Audit and Oversight. (1979). Bridgewater, MA, USA: Massachusetts Post Audit Bureau.

Resnick, P. J. (1970). Murder of the new born. A psychiatric review of neonaticide. American Journal of Psychiatry, 126, 4-21.

Rice, M., & Harris, G. (1995). Violent recidivism: Assessing predictive validity. Journal of Consulting and Clinical Psychology, 63, 733-748.

Rice, M. E., & Harris, G. T. (1992). A comparison of criminal recidivism among schizophrenic and nonschizophrenic offenders. International Journal of Law and Psychiatry, 15, 397-408.

Rice, M. E., & Harris, G. T. (1997a). Cross validation and extension of the Violence Risk Appraisal Guide for child molesters and rapists. Law and Human Behavior, 21, 231-241.

Rice, M. E., & Harris, G. T. (1997b). The treatment of mentally disordered offenders. Psychology, Public Policy and Law, 3, 126-183.

Rice, M. E., Quinsey, V. L., & Harris, G. T. (1991). Sexual Recidivism among Child Molesters Released from a Maximum Security Psychiatric Institution. J Consult Clin Psychol, 59(3), 381-386.

Richter, D., & Berger, K. (2001). Patientenübergriffe auf Mitarbeiter. Eine prospektive Untersuchung der Häufigkeit, Situationen und Folgen. Nervenarzt, 72, 693-699.

Romero, J. J., & Williams, L. M. (1983). Group Psychotherapy and Intensive Probation Supervision With Sex Offenders. Federal Probation, 47, 36-42.

Romero, J. J., & Williams, L. M. (1985). Recidivism among convicted sex offenders: A 10 year follow up study. Federal Probation, 49, 58-64.

Rooth, F. G., & Marks, I. M. (1974). Persistent exhibitionism: Short term response to aversion, self regulation and relaxation treatments. Arch of Sexual Behavior, 3(3), 227-247.

Rosen, A. (1954). Detection of suicidal patients:an example of some limitations to the predict. J.Counsel.Psych., 18, 397-403.

Rubin, B. (1972). Prediction of dangerousness in mentally ill criminals. Arch.Gen.Psychiatry, 72, 397-407.

Rüesch, P., Miserez, B., & Hell, D. (2003). Gibt es ein Täterprofil des aggressiven Psychiatrie-Patienten? Nervenarzt, 74, 259-265.

Rusche, S. (2003). Ist Freiheit gefährlich? , Universität Berlin, Berlin.

Rush, B. (1812). Medical inquiries and observations upon the diseases of the mind. Philadelphia: Kimber & Richardson.

Saleh, F. M., & Guidry, L. L. (2004). Psychosocial and biological treatment considerations for the paraphilic and nonparaphilic sex offender. *Int. J. Offender. Ther. Comp. Criminol., 48, 7-27.*

Salekin, R., Rogers, R., & Sewell, K. (1996). A review and meta-analysis of the Psychopathy Checklist and Psychopathy-Checklist-Revised: Predictive validity of dangerousness. Clinical Psychology: Science and Practice, 3, 203-215.

Sapsford, R. J. (1978). Further research applications of the "parole prediction index". International Journal Criminology and Penology, 6, 247-254.

Schanda, H., Gruber, K., & Haberler, A. (2000). Aggressives Verhalten zurechnungsunfähiger psychisch kranker Straftäter während stationärer Behandlung. Psychiat Prax, 27, 1-7.

Schanda, H., & Taylor, P. (2001). Aggressives Verhalten psychisch Kranker im stationären Bereich: Häufigkeit, Risikofaktoren, Prävention. Fortschritte der Neurologie / Psychiatrie (Sonderdruck), 69, 443-452.

Schiedt, R. (1936). Ein Beitrag zum Problem der Rückfallprognose. Jur. Diss. München.Zit.n.Leferenz.

Schneider, K. (1923). Die psychopathischen Persönlichkeiten. Leipzig: Thieme, (9. Aufl.,1950, Deuticke, Wien).

Schüler-Springorum, H. (1998). Rechtliche Konsequenzen bei gefährlichen Tätern? Überlegungen zu einer Maßregelreform. Recht und Psychiatrie, 16, 25-32.

Schüler-Springorum, H., Berner, W., Cirullies, B., Leygraf, N., Nowara, S., Pfäfflin, F., et al. (1996). Sexualstraftäter im Maßregelvollzug - Grundfragen ihrer therapeutischen Behandlung und der Sicherheit der Allgemeinheit - Gutachten der unabhängigen Expertenkommission. Monatsschrift für Kriminologie und Strafrechtsreform, 79, 147-201.

Serin, R. C., & Amos, N. L. (1995). The role of psychopathy in the assessment of dangerousness. International Journal of Law and Psychiatry, 18(2), 231-238.

Shah, A. K., Fineberg, N. A., & James, D. V. (1991). Violence among psychiatric inpatients. Acta Psychiatr Scand, 84, 305-309.

Sheridan, M., Henrion, R., Robinson, L., & Baxter, V. (1990). Precipitants of violence in a psychiatric inpatient setting. Hosp Comm Psychiatry, 41, 776-780.

Soliman, A., & Reza, H. (2001). Riskfactors and correlates of violence among acutely ill adult psychiatric inpatients. Psychiatric Services, 52(1), 75-80.

Solomon, P., Draine, J., & Meyerson, A. (1994). Jail Recidivism and Receipt of Community Mental Health Services. Hospital and Community Psychiatry, 45(8), 793-797.

Soothill, K. L., Jack, A., & Gibbens, A. (1976). Rape: a 22-year Cohort Study. Medicine, Science and the Law, 16, 62-69.

Soyka, M., Immler, B., & Sand, P. (1993). Alkohol- und Drogenmissbrauch als Risikofaktoren für Gewalttaten und Delinquenz Schizophrener. *Psychiatrische Praxis, 20*, 172-175.

Spießl, H., Krischker, S., & Cording, C. (1998). Aggressive Handlungen im psychiatrischen Krankenhaus. Psychiatrische Praxis, 25, 227-230.

Stadtland, C., Hollweg, M., Dietl, J., Reich, T., & Nedopil, N. (2005a). Risk assessment and prediction of violent and sexual recidivism in sex offenders., in press.

Stadtland, C., Hollweg, M., Dietl, J., Reich, U., & Nedopil, N. (2004). Langzeitverläufe von Sexualstraftätern. Monatsschrift für Kriminologie und Staatsrechtsreform, 87(5), 393-400.

Stadtland, C., Kleindienst, N., Eidt, M., Kröner, C., & Nedopil, N. (2005b). Risk assessment during pre-trial examinations. The impact of mental disorders on criminal recidivism., submitted.

Stadtland, C., Kleindienst, N., Kröner, C., Eidt, M., & Nedopil, N. (2005c). Psychopathic Traits and Risk of Criminal Recidivism in Offenders with and without Mental Disorders. International Journal Of Forensic Mental Health, in press.

Stadtland, C., & Nedopil, N. (2003). Alkohol und Drogen als Risikofaktoren für kriminelle Rückfälle. Fortschritte der Neurologie und Psychiatrie, 71, 654-660.

Stadtland, C., & Nedopil, N. (2004a). Psychiatrische Erkrankungen und die Prognose krimineller Rückfälligkeit. Der Nervenarzt, Online Publikation, 1-19.

Stadtland, C., & Nedopil, N. (2004b). Vergleichende Anwendung heutiger Prognoseinstrumente zur Vorhersage krimineller Rückfälle bei psychiatrisch begutachteten Probanden. Monatsschrift für Kriminologie und Strafrechtsreform, 87, 77-85.

Status of the Sex Offender Treatment Programs, Fiscal Year 1983-1984, and Addendum. (1984). Tampa, FL: Mental Health Program Office: Florida Department of Health and Rehabilitative Services.

Steadman, H. J. (1973). Follow-up on Baxstrom patients returned to hospitals for the criminal insane. Am.J.Psychiatry, 130, 317-319.

Steadman, H. J. (1983). Predicting dangerousness among the mentally ill. - Art, magic and science. Int.J.Law and Psychiatry, 6, 381-390.

Steadman, H. J., & Morrissey, J. (1981). The statistical prediction of violent behavior - measuring the cost of a public protectionist model. Law and Human Behavior, 5, 263-274.

Steadman, H. J., Mulvey, E. P., Robbins, P. C., Appelbaum, P. S., Grisso, T., Roth, L. H., et al. (1998). Violence by people discharched from acute psychiatric inpatient facilities and by others in the same neighborhoods. Archives of General Psychiatry, 33, 393-401.

Steadman, H. J., Silver, E., Monahan, J., Appelbaum, P., S., Robbins, P. C., Mulvey, E., P., et al. (2000). A classification tree approach to the development of actuarial violence risk assessment tools. Law and Human Behavior, 24, 83-100.

Steinböck, H. (1997). Das Problem schwerer Gewalttaten und deren Prognostizierbarkeit. Recht und Psychiatrie, 15, 67-77.

Steinert, T. (2002a). Die Crux mit der Gewalt. Psychiat Prax, 29, 59-60.

Steinert, T. (2002b). Gewalttätiges Verhalten von Patienten in Institutionen. Vorhersagen und ihre Grenzen. Psychiatrische Praxis, 29, 61-67.

Steinert, T. (2002c). Prediction of inpatient violence. Acta Psychiatrica Scandinavica, 106, 133-141.

Steinert, T., & Gebhardt, R. (1998). Wer ist gefährlich? Probleme oder Validität und Reliabilität bei der Erfassung und Dokumentation von fremdaggressivem Verhalten. Psychiatrische Praxis, 25, 221-226.

Steinert, T., Vogel, W., Beck, M., & Kehlmann, S. (1991). Aggressionen psychiatrischer Patienten in der Klinik. Eine 1-Jahres-Studie an vier psychiatrischen Landeskrankenhäusern. Psychiatr. Prax, 18, 155-161.

Steinert, T., Woelfle, M., & Gebhardt, R. (2000). Aggressive behaviour during inpatient treatment. Measurement of violence during inpatient treatment and asossiation with psychopathology. Acta Psychiatr Scand, 102, 107-112.

Stene, R. J. (1999). Etterforskede lovbrudd. Retrieved Dez. 2000, 2000, from http://www.ssb.no/emner/03/05/a_krim_tab/

Stone, A. A. (1985). The new legal standard of dangerousness: fair in theory, unfair in practice. In:Webster,C.D.;M.H.Ben-Aron,S.J.Hucker(Hrsg.) Danger-ous-ness. (Vol.). Cambridge, London, Cambridge University Press.

Storz, R. (1997). Strafrechtliche Verurteilungen und Rückfallraten (No. 19). Bern: Bundesamt für Statistik.

Stübner, S., Groß, G., Nedopil, N., & Steinböck, H. (2003). Adverse incidents during hospitalisation of mentally ill offenders. Paper presented at the 3rd Annual IAFMHS Conference, Miami Beach, Florida, USA April 9-12,2003.

Swanson, J. W. (1994). Mental disorder, substance abuse and community violence: An epidemiological approach. In J. Monahan & H. J. Steadman (Eds.), Violence and Mental Disorder (pp. 101-136). Chicago: University of Chicago Press.

Swanson, J. W., Holzer, C. E., Ganju, V. K., & Jono, R. T. (1990). Violence and psychiatric disorder in the community: Evidence from the Epidemiologic Catchment Area surveys. Hospital and Community Psychiatry, 41, 761-770.

Taylor, P. (1998). When symptoms of psychosis drive serious violence. Soc Psychiatry Psychiatr Epidemiol, 33, 47-54.

Taylor, P., & Schanda, H. (2000). Violence against others by psychiatric hospital inpatients with psychosis: prevention strategies and challenges to their evaluation. In S. Hodgins (Ed.), Violence among the mentally ill (pp. 251-275). Dordrecht: Kluwer.

Tehrani, J. A., Brennan, P. A., Hodgins, S., & Mednick, S. A. (1998). Mental illness and criminal violence. Soc Psychiatry Epidemiol, 33, 81-85.

Tengstrom, A. (2001). Long-term predictive validity of historical factors in two risk assessment instruments in a group of violent offenders with schizophrenia. Nord J Psychiatry, 55(4), 243-249.

Thornberry, T., & Jacoby, J. (1979). The criminally insane: A community follow-up of mentally ill offenders. (Vol.). Chicago, University of Chicago Press.

Torpy, D., & Hall, M. (1993). Violent incidents in a secure unit. Journal of Forensic Psychiatry, 4(3), 517-543.

UN. (2000). United Nations Surveys on Crime Trends and the Operations of Criminal Justice Systems, 2000, from http://www.uncjin.org/Statistics/WCTS/wcts.html

Urbaniok, F. (2002). Der Therapie-Risiko-Evaluations-Test (TRET) - Ansatzpunkte eines neuen Prognoseinstruments. Zeitschrift für Forensische Psychiatrie und Psychotherapie, 9, 101-136.

Urbaniok, F. (2004). Validität von Risikokalkulationen bei Straftätern - Kritik an einer Methodischen Grundannahme und zukünftige Perspektiven. Fortschr Neurol Psychiat, 72, 260-269.

Van der Weff, C. (1989). Recidivism 1977. Research and Documentation Centre: Ministry of Justice, Netherlands.

Virkkunen, M., Eggert, M., Rawlings, R., & Linnoila, M. (1996). A prospective follow-up study of alcoholic violent offenders and fire setters. Arch Gen Psychiatry, 53(6), 523-529.

Volckart, B. (1999). Zur Bedeutung des hermeneutischen Verstehens in der Kriminalprognose. Recht & Psychiatrie, 17, 58-64.

Wallace, C., Mullen, P. E., Burgess, P., Palmer, S., Ruschena, D., & Browne, C. (1998). Serious criminal offending and mental disorder: case linkage study. British Journal of Psychiatry, 172, 477-484.

Watts, D., Leese, M., Thomas, S., Atakan, Z., & Wykes, T. (2003). The prediction of violence in acute psychiatric units. International Journal of Forensic Mental Health, 2, 173-180.

Weber, F. (1995). Die Vorhersage von Gefährlichkeit bei Par. 63 StGB Patienten. Recht und Psychiatrie, 13, 128-138.

Weber, M. M. (1985). Prognosegutachten und Legalbewährung. Paderborn: Wilhelm Fink Verlag.

Webster, C. D., Douglas, K. S., Eaves, D., & Hart, S. (1997). The HCR-20 Scheme The Assessment of Dangerousness and Risk (2nd ed.). Vancouver: Simon Fraser University and Forensic Psychiatric Services Commission of British Columbia, Deutsche Übersetzung: Müller-Isberner,R., Gonzalez-Cabeza,S., Haina, Eigenverlag.

Webster, C. D., & Eaves, D. (1995). The HCR-20 Scheme The Assessment of Dangerousness and Risk. Vancouver: Simon Fraser University and Forensic Psychiatric Services Commission of British Columbia, Deutsche Übersetzung: Müller-Isberner,R., Gonzalez-Cabeza,S., Haina, Eigenverlag.

Webster, C. D., Martin, M.-L., Brink, J. H., Nicholls, T. L., & Middleton, C. (2004). Short-Term Assessment of Risk and Treatability (Start). Hamilton: Forensic Psychiatric Services Commission.

Welzel, T. (1990). Lockerungen im Maßregelvollzug - Wege aus der Unvernunft? Bewährungshilfe, 3, 253.

Whittington, R., & Patterson, P. (1996). Verbal and non-verbal behaviour immediately prior to aggression by mentally disordered people: enhancing the assessment of risk. J Psychiatr Ment Health Nurs, 3, 47-54.

Wiederholt, I. C. (1989). Psychiatrisches Behandlungsprogramm für Sexualtäter in der Justizvollzugsanstalt München. Zeitschrift für Strafvollzug und Straffälligenhilfe(38), 231-237.

Wilkinson, R. A., Stickrath, T. J., Ritchie-Matsumoto, P., & Parks, E. (Writer) (1997). Supervision Outcomes of Interstate Compact Cases. In O. D. o. R. a. Correction (Producer).

Wille, R., & Beier, K. M. (1989). Castration in Germany. Annals of Sex Research, 2, 103-133.

Wolfe, R. W., & Marino, D. R. (1975). A program of behavior treatment for incarcerated pedophiles. American criminal law review, 13(1), 69-83.

Wolfgang, M., Figlio, R., & Sellin, T. (1972). Delinquency in a birth cohort. Chicago: University of Chicago Press.

Yudolfsky, S., Silver, J., Jackson, W., Endicott, J., & Williams, D. (1986). The Overt Aggression Scale for the objective rating of verbal and physical aggression. Am J Psychiatry, 143, 35-39.

15. Sachwortregister

- A -

Abartigkeit, schwere andere seelische 250
Abhängigkeit (Substanz-) 174, 220, 271, 286, 294
Affekt 142, 144, 217, 292
Affektivität 105f., 245, 247
Aggression 166, 168, 172, 183, 266, 290
Alkohol 62, 118, 123, 175, 180, 233, 239, 291
Alkoholanamnese 108
Alkoholmissbrauch 109, 111, 126, 143, 154, 156, 174, 233ff, 260ff 270ff, 282, 286
Alter 70, 72f, 95, 104, 106f, 117ff, 125ff, 140, 167, 176, 183, 187, 217
Alterungsprozess 224
Anamnese 43, 110f, 213, 233
Anlasstat 115, 224, 267, 293
Anstalt, sozialtherapeutische 35, 94, 130, 137, 187, 195, 197f, 215, 218
Antriebsstörungen 16, 288, 294
Aufenthaltsdauer 137
Auflagen 30, 38f, 67, 81, 103f, 110, 111, 118, 126, 143, 202, 217, 220, 260, 282, 287

- B -

Bagatellisierung 114
Basisraten 49ff, 56, 65ff, 107, 124, 126, 132, 146, 149, 173, 206, 218, 246, 259, 284, 293
Beeinträchtigung 242, 286, 295
Befangenheit 20
Befund 30, 111, 178f, 203, 215, 236, 256
Behandlung 37, 39, 84, 92, 95, 102, 131ff, 140, 142, 144, 147, 192ff, 197ff, 215, 221ff, 278, 289, 296f

Behandlung, ambulante 147f, 292
Behandlung, ärztliche 15, 164
Behandlung, stationäre 154, 163, 173f, 185
Behandlungsauflagen 39
Behandlungsaussichten 22, 24
Behandlungsbereitschaft 114
Behandlungserfolg 111, 193, 221
Behandlungsprognose 16, 64, 131ff, 149, 200
Behandlungsverweigerung 193
Behandlungsindikation 133
Belastungsfaktoren 117
Betreuung 102, 146, 227, 279
Betrug 94f, 130, 151, 246f, 268
Bewährung 16f, 19, 26, 29f, 33f, 40, 46, 72, 124, 143, 181, 208
Bewährungsauflagen 67, 111, 118, 126, 215, 220, 282, 287
Bewährungshelfer 30, 38, 92, 120f, 261, 290, 297
Bewährungsstrafen 84
Bewährungsverstoß 79
Bewährungsversagen 108, 113, 120, 152, 246, 293
Bewährungswiderruf 109
Bewusstseinsstörung, tiefgreifende 250, 254
Brandstiftung 66, 77, 79f, 151, 174f, 180, 285
Bundesgerichtshof (BGH) 20, 31
Bundesverfassungsgericht 20, 44, 53
Bundeszentralregister 17, 122, 130, 150, 152, 188, 240, 267

- C -

Compliance 111, 114, 126, 142, 177f, 217, 262, 283, 291

- D -

Delinquenzanamnese 43, 209
Delinquenzbereitschaft 144
Delinquenzgenese 60, 147, 196ff, 200, 205f, 258, 262
Delinquenzmuster 232
Delinquenzrisiko 106
Demenz 130, 168f

Depravation 144, 271
Depression 213
Devianz, sexuelle 116, 197
Diagnose 106, 140, 152, 154ff, 168f, 174, 176, 178, 204, 220, 271, 286f
Diebstahl 96f, 130, 151, 179, 210ff, 218, 267ff
Dissimulation 288
Dissozialität 59, 101, 144, 183, 197, 240, 258, 269, 294
Disziplinarmaßnahmen 73f
Dokumentation 147, 150, 167, 174, 203, 282
Drogen 62, 80, 97f, 118
Drogendelinquenz 80f, 97f, 151, 175
Drogenentwöhnungstherapie 135
Drogenmissbrauch 111, 126, 143, 174, 217, 220, 282, 286
DSM 100, 108f, 154, 188, 204, 220, 238, 286f

- E -

Einweisung 62, 200, 261, 279
Einweisungsprognose 131ff, 149
Emotion 117
Emotionale Stabilität 126, 135, 217, 288
Empfangsraum, sozialer 115, 148, 297
Empathie 103ff, 136, 142, 271, 294
Enthemmung 130
Entlassung 17f, 28, 42, 45, 59, 61, 69, 117, 120, 127, 134, 154, 180ff, 186f, 193, 199f, 210, 216, 227, 248, 251, 279, 289ff, 297
Entlassungsalter 127, 129
Entlassungshindernisse 146f
Entlassungspläne 142
Entlassungsprognose 131f, 137f, 146ff, 164, 205
Entwöhnungsbehandlung 135
Entziehungsanstalt 19, 24, 26ff, 32f, 36, 39, 42, 134, 174, 200, 267
Erfahrungswissen 201, 216, 279
Erprobung 137, 147, 149, 179
Erziehungsstil 111
Ethik 44
Exhibitionismus 67, 96, 188
Exploration 21, 43, 204, 219, 239, 256f, 264

- F -

Fähigkeiten, kognitive 114
Faktoren, protektive 60, 110, 112, 125, 133, 135f, 140, 149, 183, 197, 199, 205
Fehleinweisung 36
Fehler 170, 222
Fehlerquellen 68
Fehlerquote 50ff, 59
Fehlhaltung 63
Forschung 42, 44, 54, 60, 100, 110, 125, 127, 135, 148, 173, 184, 192ff, 244ff, 280
Freiheitsentziehung 41
Freiheitsentzug 19, 31, 40f, 52f, 84, 190, 276, 277
Freiheitsstrafe 29, 31ff, 72, 80, 190
Freiheitsstrafe, lebenslange 19
Führungsaufsicht 19, 29ff, 39f, 279

- G -

Gefährlichkeit 34, 44f, 66, 80, 109, 172, 192, 304, 214
Gefährlichkeitsprognose 15ff, 45, 60, 111, 162
Gewaltdelikte 65, 75ff, 95, 153, 162, 180, 247
Gewaltdelikte, sexuelle 120, 186, 219, 258
Gewalttätigkeit 17, 44, 61, 112, 119, 130, 142, 154, 168ff, 218, 259, 271
Gewalttätigkeitsrisiko 62
Gutachtenauftrag 227, 238, 247f, 266

- H -

Hang 27f, 35, 201, 232
Hangtäter 201f
Hare, Robert 45, 61, 99ff, 126, 174, 202, 244f
Hauptverhandlung 19, 25, 200, 209, 254
HCR-20 46, 60, 99ff, 109ff, 124ff. 135, 144, 148, 150ff, 174, 176, 189f, 245f, 258ff, 272, 277
Heranwachsende 73, 112, 287
Heroin 228ff

Hypothese 58ff, 141, 147ff, 196ff, 205f, 258, 262, 266, 278, 284
Hypothesenbildung 196ff

- I -

Identifikation 121, 133, 139, 145, 147
ILRV 57, 99, 122ff, 135, 144, 148, 150, 153ff, 176, 245f, 272, 281ff
Infantizid 80
Integration 202, 262
Intelligenz 239
Interraterreliabilität 110, 120
Interview 120f, 172
Inzest 90ff, 123, 129

- J -

Jugendalter 104, 111
Jugenddelinquenz 240
Jugendgerichtsgesetz 103
Jugendkriminalität 101, 103
Jugendliche 71ff, 87, 120, 135, 151, 287, 293
Jugendstrafanstalt 71, 210
Jugendstrafe 72, 210

- K -

Kastration 85, 87, 213ff
Kindsmissbrauch, sexueller 90ff, 96, 119, 129, 143, 186
Kokain 233
Komorbidität 17, 143
Kompetenz, klinische 115, 277
Kompetenz, soziale 115, 122, 170, 183f, 294
Konfliktpotential 171
Konfliktreaktion 115
Konfliktsituation 289, 295, 297
Kontrolle 59,136, 148, 183, 193, 195, 201, 279, 283, 297
Kontrollfunktionen 126, 281, 290

Konzept, hypothesengeleitetes 60ff, 125, 197ff, 206, 277f, 286
Konzept, idiographisches 59, 124, 195, 249
Konzept, nomothetisches 60, 63, 249
Körperverletzung 66, 75, 80ff, 151, 174, 180, 208, 230, 241, 246ff, 268, 274
Krankenhaus, psychiatrisches 24, 26, 29, 32ff, 61, 80, 151, 208, 211, 227, 249, 267
Krankheitseinsicht 124, 126, 144, 217, 221, 260, 262, 282, 287
Krankheitsprognose 15
Kriminalitätsbelastungsziffer 65
Kriminalprognose 15ff, 36, 42f, 201, 262
kriminogen 125f, 144f, 217, 225, 246, 259, 282, 285, 290, 295, 297f
Kriminologie 100
Krisenintervention 41, 279
Kriterienkatalog 46f, 115f, 127, 195, 205

- L -

Lebensstil, krimineller 144
Legalbewährung 148
Legalprognose 15f, 189
Leidensdruck 215, 221
Lockerung 37, 59, 114f, 131, 137ff, 173, 179ff, 198f, 255, 260, 297
Lockerungshindernisse 143ff, 173, 184
Lockerungsprognosen 131, 137ff, 147, 149, 163f, 179, 181, 205
Lockerungsmaßnahmen 139, 163, 184
Lockerungsmissbrauch 139ff, 183
LSI-R 117f, 128, 132, 135, 195

- M -

Manie 168
Maßnahmen, ambulante 279
Maßnahmen, therapeutische 196, 201,215, 226
Maßregel 22ff, 42, 46, 180, 208
Maßregel, Reihenfolge 31f
Maßregelvollzug 22f, 34, 42ff, 84, 102, 127, 132, 137ff, 154, 164, 167, 173, 179ff, 197f, 212, 274ff

Maßregelvollzugseinrichtung 45, 102, 143, 173
Maßregelvollzugsgesetz 37, 46
Metaanalyse 68, 99, 118, 159, 165, 186f, 193
Methodik 41ff
Methodenkritik 25, 165
Methode, intuitive 41f
Methode, klinische 41f
Methode, statistische 41f
Minderbegabung 170
Minderjährige 67
Missbrauch, sexueller 122, 186, 193
Missbrauch, sexueller (von Kindern) siehe Kindsmissbrauch
Motivation 182, 224, 291
Motivation, kriminogene 124, 217
Motivation, deviante 124, 217

- N -

Nachreifung 124, 297
Nachsorge 148, 261, 278f, 290f, 297
Narzissmus 183
Negativsymptome 16
Neonatizid 80
Neuroleptika 16
Neurose 211
Nötigung 66, 230
Nötigung, sexuelle 208, 235, 247f

- O -

Offenbarung 266
Öffentlichkeit 163f, 208
Operationalisierung 119, 125, 184, 281f
Opfer 27f, 66f, 108ff, 171, 178, 187, 202, 281ff
Opfer, familiärer 112
Opfertyp 90

- P -

Pädophilie 89, 123, 143, 193, 262
Paraphilie 204, 294
PCL-R 47, 54, 56, 61, 97ff, 124ff, 143, 150, 154ff, 174, 176, 189f, 246, 272f, 283
Persönlichkeitsstörung 100f, 108f, 126, 154f, 168f, 174, 180, 209, 262, 287
Persönlichkeitsstörung, dissoziale 100, 187
Phänomenologie 185
Phantasien, sadistische 116, 213, 219, 221
Prävention 130, 166, 194,
Primärpersönlichkeit 215, 237
Prognoseforschung 59, 109, 184, 192, 220, 272
Prognosekriterien 103ff, 123ff
Prognosemethode 44, 48f, 58, 134
Prognosemethode, intuitive 41f
Prognosemethode, klinische 41f
Prognosetafel 42
Psychiatrie 15ff, 99
Psychologie 23, 44f, 102, 107, 203, 294
Psychopathie 61, 99ff, 109, 159ff, 244
Psychopathiekonzept 99ff
Psychopathie-Checkliste 100, 103
Psychose 30, 286
Psychose, organische 140, 154f, 168f
Psychose, schizophrene 153
Psychotherapie 39, 87

- Q -

Qualitätssicherung 181
Qualitätskontrolle 112,198, 203

- R -

Rechtsbrecher, psychisch kranke 68, 128, 144
Reintegration 135, 291

Reliabilität 101, 112
Resilience 136
Risikofaktoren, aktuarische 45f, 63, 109, 127, 172f, 178
Risikofaktoren, dynamische 63, 101, 110, 120f, 128, 133ff, 141, 144ff, 173, 182, 184f, 193f
Risikofaktoren, statische 63, 99, 101, 109ff, 128, 132ff, 143, 145, 149, 170, 182, 184, 197
Risikoabschätzung 195f
Risikoabwägung 127
RRS 122f
Rückfalldelinquenz 187
Rückfallprognose 15ff, 26, 36, 42f, 52, 63, 99, 103, 111, 122, 125, 134, 138, 153ff,164, 181, 193, 196f, 201, 276, 284
Rückfallrate 50ff, 65ff, 107, 117, 129f, 180, 185f, 193, 195, 202, 205f, 277, 279f
Rückfalltäter 244, 248
Sachbeschädigung 66, 175, 179
Sachverständiger 19ff, 279
Sadismus 116, 218ff, 255
Schizophrenie 15ff, 55, 108f, 153ff, 166f, 174
Schuldfähigkeit 26, 151, 188
Schuldfähigkeit, verminderte 26, 40, 204
Schuldfähigkeitsbegutachtung 20, 150, 203
Schuldgefühle 142, 271
Schuldunfähigkeit 26, 40, 151, 204
Selbstkritik 124, 126, 217, 282, 288
Seriendelikte 116
Sexualdelikt 66f, 83ff, 109ff, 141ff, 174f, 180f, 185ff, 192, 210, 297
Sexualität 116, 121, 214
Sexualstraftäter 46, 67f, 83ff, 94f, 99, 109, 115ff, 128, 133, 135, 150ff, 185ff, 205
Sicherungsverwahrung 21ff, 42, 80, 127, 162, 201, 208ff, 227ff, 279
Sicherungsverwahrung, vorbehaltene 27
Sicherungsverwahrung, nachträgliche 28, 162
SONAR 120f, 128
SORAG 109, 128, 150
Sozialprognose 15f
Sozialverhalten 117
START 112ff
Static-99 99, 118ff, 127ff, 150, 187ff, 257

Static-2002 118f
Steuerungsfähigkeit 242, 248
Strafhaft 67, 71, 117, 233
Strafprozessordnung 19ff
Strafverfahren 19, 25, 203, 255, 276
Strafvollstreckungskammer 31, 36, 268
Strafvollzug 19, 27, 29, 31, 37, 102, 197
Strafvollzugsgesetz 22
Substanzmissbrauch 17, 112, 140, 145, 154f, 159, 168f, 174, 183, 294
Sucht 27, 36, 144
Suchtbehandlung 132
Suchterkrankung 183
Süchtige 27
Suchtmittelmissbrauch 298
Suizidversuch 62, 174f, 180
SVR-20 112f, 128, 150, 189f, 258

- T -

Tatgeschehen 21
Tatplanung 112, 122f
Testpsychologie 294
Therapie, ambulante 147, 292
Therapiekonzepte, hypothesengeleitete 199
Therapiemotivation 124, 144, 217, 221, 260, 282, 287
Tötungsdelikte 66f, 75ff, 138, 151, 153, 180, 217, 285
Triebstärke 121

- U -

Unterbringung 16ff, 22ff, 80, 106, 123f, 131, 132f, 144ff, 164, 180, 187, 200, 279, 289, 292
Unterbringung im psychiatrischen Krankenhaus 26, 28, 80, 208
Unterbringung in der Sicherungsverwahrung 27
Unterbringung, präventive 16
Unterbringungsdauer 46
Unterbringungsgesetz 17

- V -

Vergewaltigung 66f, 75, 77, 82, 89, 93ff, 119, 129, 151, 174, 186, 208
Vergewaltigungstäter, Typologie 224
Verhältnismäßigkeitsgrundsatz 26, 53, 205, 256, 257
Verwahrlosung 210
Vollstreckungsreihenfolge 32
Vollzugslockerung 45, 180, 182, 199
Voyeurismus 188
VRAG 46, 99ff, 106ff, 128, 132, 150, 195, 246, 272

- W -

Wahn 144, 288, 294
Wahrscheinlichkeit 15ff, 22, 28, 35, 55ff, 67, 83, 106f, 116f, 122, 131ff, 154, 206, 232, 277, 279
Wahrscheinlichkeitsaussagen 53ff, 58
Wesensänderung 168
Widerspruch 196

- Z -

Zukunftsorientierung 288
Zukunftsperspektiven 124, 216
Zukunftsplanung 113, 297